DIE NEUE **FARB**BERATUNG

Mode ■
■ Make-up
Haare ■ **DIE NEUE**
■ Muster ■ Materialien

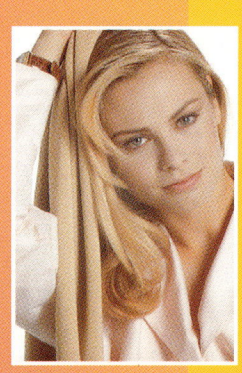

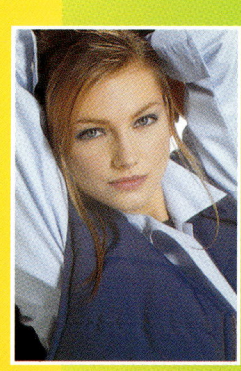

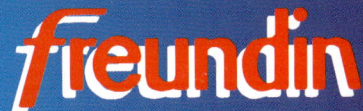

FARBBERATUNG

Gisela Watermann
Franziska Zingel

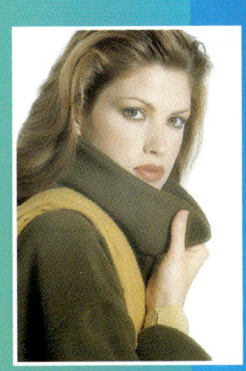

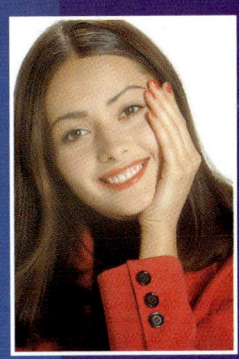

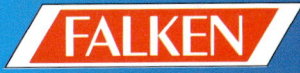

In Kooperation mit freundin sind unter anderem
erschienen:
Farbberatung (4520)
Originelle Geschenke (4547)
Hochzeit feiern (4702)
Das perfekte Make-up (4727)
Typ & Frisur (4695)
Farbberatung für die Wohnung (4743)
Snacks (4521)
Schnelle Küche (4718)
Bodyfitneß (4758)

Fotonachweis:

Titel: Peter Pfander, Michael Fuchs.
Seiten 2/3: Peter Pfander. Seite 14: Gik Piccardi. Seite 16:
Peter Pfander. Seite 18: Otto Rauser. Seite 20:
Peter Pfander. Seite 23, 24 und 26: Antje Pesel. Seite 28:
Gerald Klapka. Seite 30: Michael Leis. Seite 34 – 101:
Peter Pfander.
Sachfotos (Make-up, Muster, Materialien): Michael Fuchs,
München.

Die Deutsche Bibliothek – CIP-Einheitsaufnahme

Die **neue Farbberatung** : Mode, Make-up, Haare, Muster,
Materialien / Gisela Watermann/Franziska Zingel. [Hrsg.:
Eberhard Henschel]. – Niedernhausen/Ts. : FALKEN, 1994
   (Freundin : Der grosse Ratgeber)
   ISBN 3-8068-4782-7
NE: Watermann, Gisela; Zingel, Franziska;
Henschel, Eberhard [Hrsg.]

ISBN 3 8068 4782 7

© 1994 by Falken-Verlag GmbH, 65527 Niedernhausen/Ts.
Die Verwertung der Texte und Bilder, auch auszugsweise,
ist ohne Zustimmung des Verlags urheberrechtswidrig
und strafbar. Dies gilt auch für Vervielfältigungen, Über-
setzungen, Mikroverfilmung und für die Verarbeitung mit
elektronischen Systemen.
Herausgeber: Eberhard Henschel, Chefredakteur freundin
Produktion: Edda Küffner, stellvertretende Chefredak-
teurin freundin-Bücher
Redaktion: Edda Küffner/freundin,
Monika Cremer/FALKEN Verlag
Gestaltung: Rudi Gill, München, unter Mitarbeit von
Brigitte Schön
Modestyling: Dagmar Bily
Stoffe: Karstadt, München
Herstellung: Sabine Vogt/FALKEN Verlag
Die Ratschläge in diesem Buch sind von der Redaktion
freundin und vom Verlag sorgfältig erwogen und geprüft,
dennoch kann eine Garantie nicht übernommen werden.
Eine Haftung der Redaktion freundin bzw. des Verlags und
seiner Beauftragten für Personen-, Sach- und Vermögens-
schäden ist ausgeschlossen.
Satz: Raasch & Partner GmbH, Neu-Isenburg
Druck: Chemnitzer Verlag und Druck GmbH

817 2635 4453 6271

Manche Farben stehen Ihnen gut und lassen Sie frisch und dynamisch aussehen. In anderen wirken Sie blaß und abgespannt. Diese Erfahrung haben Sie sicher auch schon gemacht – und vermutlich nicht nur einmal. Vielleicht haben Sie im Laufe der Zeit sogar ein gewisses Gespür dafür entwickelt, welche Farben es sind, nach denen zu suchen sich für Sie lohnt. Trotzdem haben Sie wahrscheinlich gemerkt, daß es mehr oder weniger Glückssache blieb, ob Sie genau diese Farben erwischten. Mit dieser Unsicherheit wird dieses Buch Schluß machen. Denn es gibt eine relativ einfache Methode, das Problem Farbe in den Griff zu bekommen: die sogenannte Jahreszeitentheorie. Sie geht davon aus, daß es vier Farbtypen gibt, und ordnet sie – wie auch die Farben selbst – den Jahreszeiten Frühling, Sommer, Herbst und Winter zu. Wie diese Theorie im einzelnen funktioniert, erklärt Ihnen dieses Buch. Es hilft Ihnen zunächst, Ihren Farbtyp anhand des natürlichen Kolorits von Haaren, Haut und Augen sicher zu diagnostizieren und zeigt Ihnen dann anhand der Standardfarben Rot, Blau, Grün, welche Nuancen jeder dieser Farben für Ihren Farbtyp richtig sind. Dabei lernen Sie, künftig selbst zu beurteilen, ob eine Farbnuance zu Ihrem Typ paßt oder nicht. Das ist hochinteressant und macht enorm viel Spaß. Vor allem, wenn der Erfolg sichtbar wird: ein Kleiderschrank, in dem alles zu allem paßt, ein Make-up, das mit Ihrem natürlichen Hautton und Ihrer Garderobe harmoniert und eine Haarfarbe, die Ihr Farbstyling perfekt abrundet. *Edda Küffner*

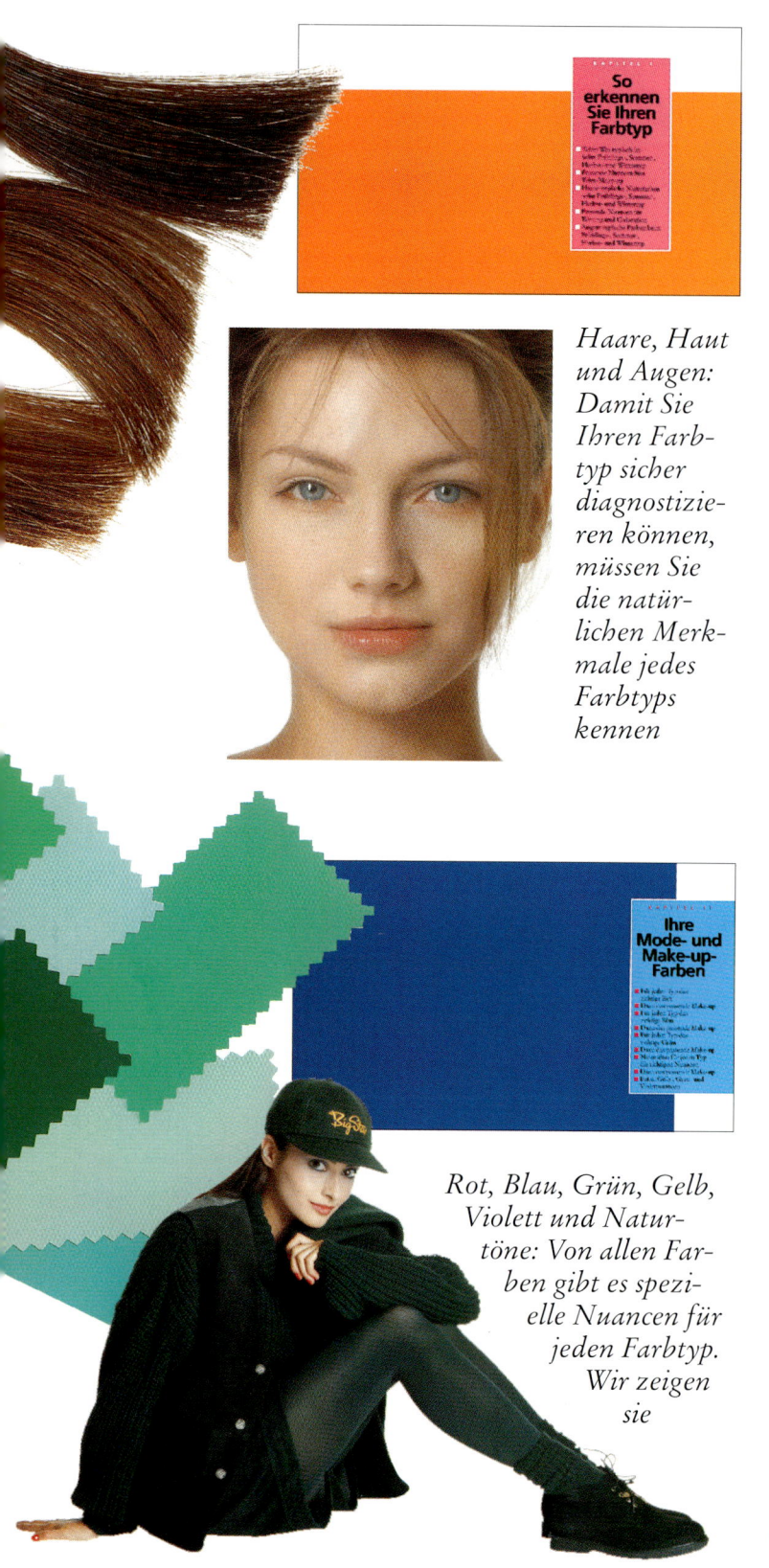

Haare, Haut und Augen: Damit Sie Ihren Farb-typ sicher diagnostizie-ren können, müssen Sie die natür-lichen Merk-male jedes Farbtyps kennen

Rot, Blau, Grün, Gelb, Violett und Natur-töne: Von allen Far-ben gibt es spezi-elle Nuancen für jeden Farbtyp. Wir zeigen sie

KAPITEL III:

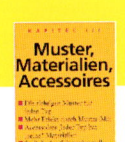

Zum Anschauen und Nachmachen: das passende Make-up für jeden Farbtyp – abgestimmt auf die Nuancen eines Outfits in Rot, Blau, Grün und Naturtönen

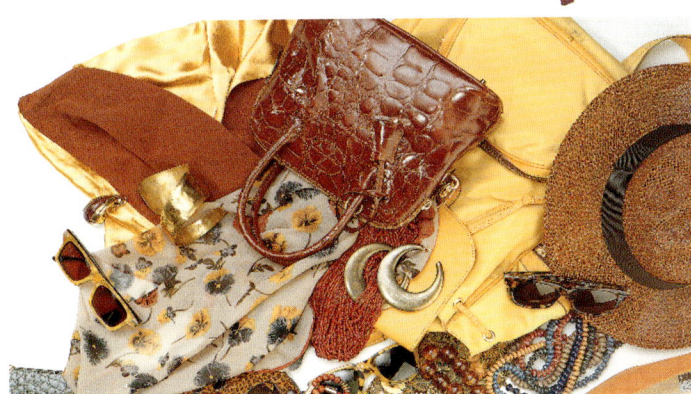

Gehört zum perfekten Styling: Muster und Accessoires, die auch im Stil zum Farbtyp passen

Auf die Nuance kommt es an

Jeder Typ kann jede Farbe tragen (von wenigen Ausnahmen abgesehen) – zwar nicht in allen Nuancen, aber in allen zum Farbtyp passenden – das ist die Kernaussage der Farbberatung. Angesichts von Millionen Farbschattierungen ist es allerdings fast unmöglich, diese passenden Nuancen ohne eine gewisse Systematik treffsicher herauszufiltern. Aber diese Systematik gibt es. Sie basiert auf der relativ einfachen Feststellung, daß es nur drei „bunte" Grundfarben gibt, nämlich Gelb, Rot, Blau, sowie zwei „unbunte", nämlich Schwarz und Weiß. Alle übrigen Farben und ihre Nuancen entstehen durch Mischungen dieser Farben. Dabei ergibt sich eine wichtige Einteilung:

■ Farbmischungen, in denen Rot und Gelb dominieren, werden als „warm",

■ Farbmischungen mit hohem Blauanteil werden als „kalt" empfunden.

Grundlage der Farbberatung: die Jahreszeitentheorie

Diese Einteilung macht sich die „Jahreszeitentheorie" zunutze. Sie geht von der Beobachtung aus, daß sich kalte und warme Farben in der Natur von Jahreszeit zu Jahreszeit in charakteristischer Weise abwechseln, und zwar von warm (Frühling) über kalt (Sommer) und warm (Herbst) zu kalt (Winter). Mit den Temperatu-

ren, die in diesen Jahreszeiten herrschen, hat diese Einteilung nichts zu tun, sie stützt sich auf die Beobachtung, daß

■ im Frühling besonders viele gelbgrundige Farben das Bild der Natur bestimmen,

■ im Sommer dagegen viele blaugrundige, die wie durch

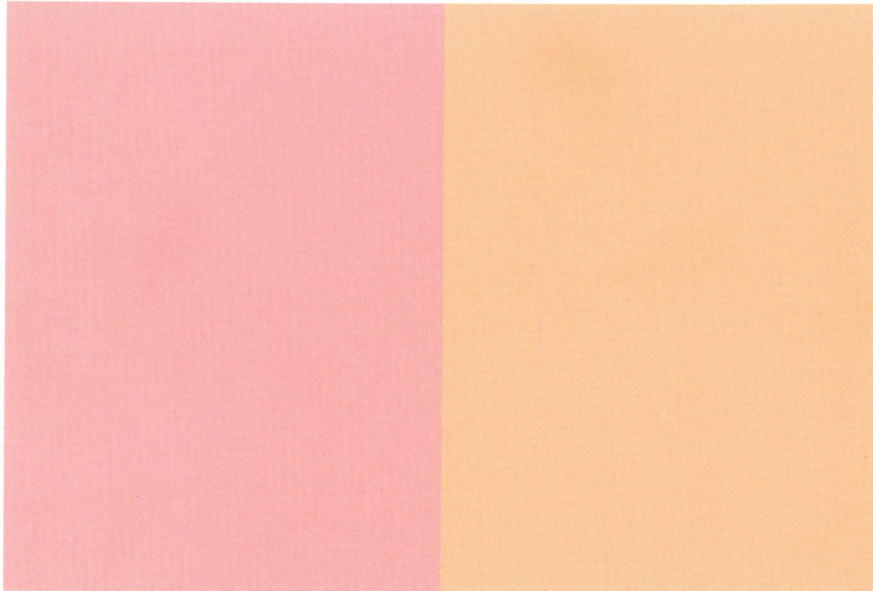

Hitze ausgebleicht erscheinen,

■ im Herbst erdig-warme Töne und

■ im Winter wieder kalte Farben, diesmal aber in klaren und harten Nuancen.

Alle Nuancen einer Jahreszeit passen zusammen

Eine zweite, wichtige Feststellung der Jahreszeitentheorie:

Wichtig für die Bestimmung des Farbtyps: Harmoniert Ihr Hautton mehr mit einem kühlen Rosé (links) oder einem warmen Lachsrosa (rechts)?

Alle Farbnuancen einer Jahreszeit passen aufgrund des gleichen gelben, roten oder blauen Untertons zusammen. Aus dieser schlichten Tatsache ergibt sich die erstaunliche Farbharmonie, die uns die Natur in jeder Saison vor Augen führt. Sie sollten wir kopieren, wenn wir eine ähnliche Harmonie zwischen unserem Typ und unseren Kleider- und Make-up-Farben herstellen wollen.

Körpereigene Pigmente bestimmen den Farbtyp

Das ist nicht schwierig, denn was für die Farbharmonie in der Natur gilt, gilt auch für die Farben unseres Körpers (Haut, Augen, Haare).

Auch sie passen – naturbelassen – immer perfekt zusammen. Und – das ist das Entscheidende – auch hier lassen sich vier Gruppen bilden, die ebenfalls entweder auf Gelb/ Rot (also warm) oder auf Blau (also kalt) basieren. Diese Parallele macht es sinnvoll, Menschen analog zu den Jahreszeiten in vier Typen einzuteilen und sie „Frühling", „Sommer", „Herbst" und „Winter" zu nennen.

Die große Frage: Welcher Farbtyp bin ich?

Die Kunst besteht nun darin, herauszufinden, welchem Farbtyp man sich zuordnen sollte. Dem Frühling? Dem Sommer? Dem Herbst? Dem Winter? Nach der Feststellung, daß es eine kalte und eine warme Farbrichtung gibt und daß sich diese Einteilung auch auf individuelle Körperfarben übertragen läßt, gilt es also, in einem ersten Schritt zu bestimmen, ob die eigene Haut einen eher warmen, gelblich-rötlichen oder einen eher kühlen, bläulich-rosigen Unterton hat. In einem zweiten Schritt wird geklärt, ob unter den warmen bzw. kalten Nuancen eher die farbstarken oder die farbschwachen Nuancen zum eigenen Kolorit passen. Die klassische Farbberatung bedient sich dazu farbiger Tücher in den für jede Jahreszeit charakteristischen Rot-, Blau-, Grün-, Gelb-, Violett- und Brauntönen. Die Wirkung, die die kalten und warmen Nuancen dieser Farben auf den (ungeschminkten) Teint ausüben, ermöglichen die Identifikation des Farbtyps.

■ Paßt der Farbton zum Typ, wirkt die Haut weich und frisch, die Lippen haben ein natürliches Rot, Augenringe

DIE FARBHARMONIE DER NATUR

Bester Lehrmeister in Sachen Farbharmonie ist die Natur. Betrachten wir eine Blumenwiese im Sommer, die Verfärbung der Blätter im Herbst, das Gefieder bunter Vögel: Wie viele und welche Farben die Natur auch zusammenstellt, das Ergebnis empfinden wir als harmonisch und schön. Das gilt auch für die Farben unserer Haut, unserer Haare und unserer Augen – von Natur aus paßt alles perfekt zusammen (siehe auch die Fotos auf den Seiten 14 bis 31). Disharmonien treten erst auf, wenn vom natürlichen Harmonieprinzip abgewichen wird. Das Bild unserer Straßen und der Einrichtung von öffentlichen wie privaten Räumen liefert ausreichend Anschauungsmaterial. Aber auch an uns selbst und an anderen Menschen beobachten wir immer wieder, wie eine falsche Nuance im Haar, auf den Lippen oder an einem Kleidungsstück die natürliche Farbharmonie empfindlich stört.

und Äderchen fallen kaum auf, die Augen glänzen, und ihre Farbe kommt deutlich zur Geltung.

■ Harmoniert die Nuance nicht mit dem Typ, sieht das Gesicht müde und blaß aus, die Lippen bekommen einen Blaustich, Augenringe und Äderchen treten hervor, die Augen wirken stumpf und glanzlos.

Der erste Schritt zur Entscheidung

Dies zu beurteilen, ist nicht ganz leicht. Es gibt jedoch eine einfache Variante dieses Tests, die auch ein Laie durchführen kann und die zumindest eine Entscheidung darüber bringt, ob man dem warmen (Frühling/Herbst) oder dem kalten Farbbereich (Sommer/Winter) angehört. Was Sie für diesen Test brauchen, ist ein bläulich rosa und ein gelblich lachsrosa Tuch oder zwei möglichst große Bögen Papier in diesen Farben (siehe auch die Farbmuster auf der gegenüberliegenden Seite). Beide hält man sich bei Tageslicht abwechselnd vor Gesicht und Hände. Noch einmal:

■ Frühlings- oder Herbsttyp sind Sie, wenn Ihre Haut beim Anlegen von Blaurosa gräulich und blaß wirkt und die Lippen einen unnatürlichen Blaustich bekommen. Lachsrosa dagegen läßt die Haut frisch und gesund erscheinen, ihr goldener Unterton tritt deutlich hervor.

■ Sommer- oder Wintertyp sind Sie, wenn Ihre Haut beim Anlegen von Blaurosa klar und frisch erscheint, während der gelbliche Lachston den Teint müde erscheinen und Äderchen oder Augenringe hervortreten läßt.

Nachdem Sie auf diese Weise herausgefunden haben, ob Ihr Typ mit warmen oder mit kalten Farben harmoniert, muß eine zweite Entscheidung getroffen werden, nämlich die zwischen Frühlings- und Herbstyp bzw. zwischen Sommer- und Wintertyp.

Dieser Unterscheidung ist das ganze Kapitel I gewidmet – (siehe Seite 12 bis 29). Hier zeigen und beschreiben wir alle Details, auf die Sie bei der Identifikation Ihres Farbtyps achten müssen.

Kapitel II zeigt dann, welche Nuancen aus dem Rot-, Blau-, Grün- und Braunbereich für Ihren Farbtyp die richtigen sind – und zwar jeweils für die Kleidung und fürs Make-up.

Hier wird dann noch einmal ganz deutlich, worin sich die beiden „warmen" und die beiden „kalten" Jahreszeiten unterscheiden:

■ Frühlingsnuancen sind gelbgrundig und deshalb lichter und heiterer als die vom Grundton her verwandten Herbstnuancen.

■ Herbstnuancen sind rotgrundig und deshalb satter, schwerer, erdiger als die verwandten Frühlingsnuancen.

■ Sommernuancen sind immer blaugrundig, aber gedeckter, leichter, verwaschener als die vom Grundton her verwandten Winternuancen.

■ Winternuancen sind ebenfalls immer blaugrundig, aber härter und klarer als die verwandten Sommernuancen.

Die Kunst, warme und kalte Farben zu mischen

Alle Nuancen, die einer Jahreszeit zugeordnet sind, passen zusammen und lassen sich beliebig kombinieren. Das klingt eindeutig und ist es bei näherem Hinsehen doch nicht, denn – wir erinnern uns:

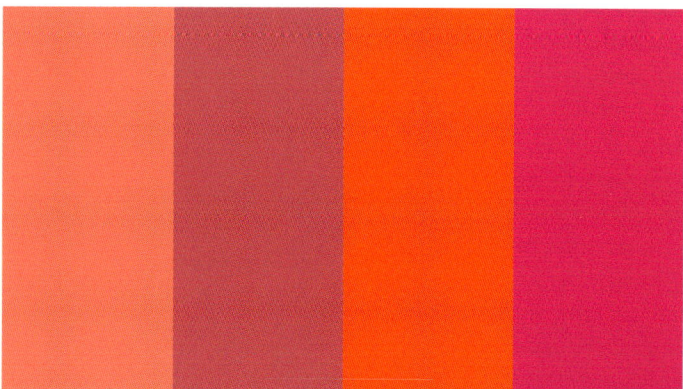

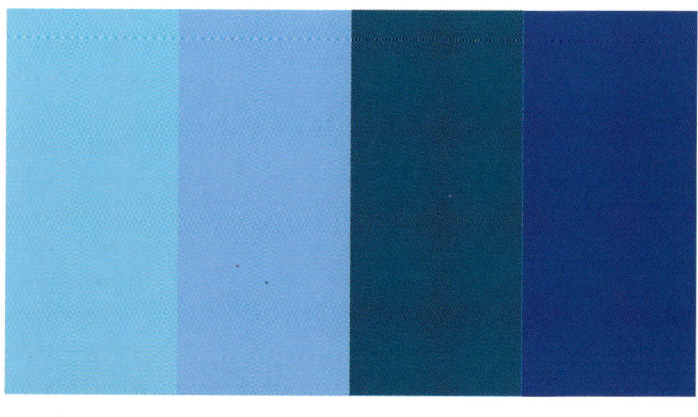

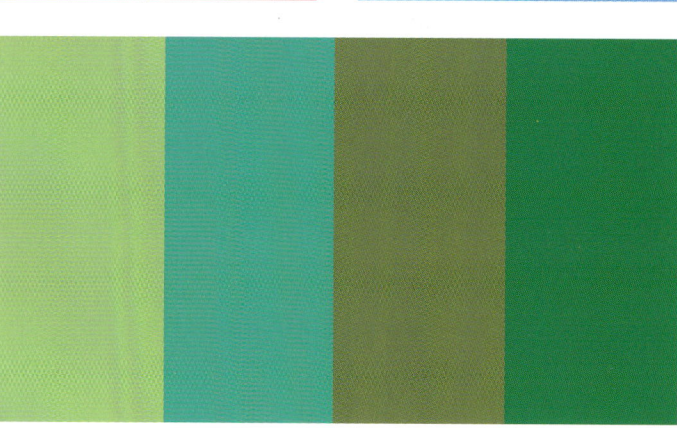

Charakteristische Jahreszeiten-nuancen von Rot, Blau und Grün. Wichtig: Die Frühlings- und Herbstnuancen haben jeweils einen warmen, gelblichen, die Sommer- und

Winternuancen einen kalten, bläulichen Unterton. Pastellnuancen entstehen durch Aufhellung mit Weiß, dunkle Töne durch Abdunklung mit Schwarz

- Blau ist eine kalte Farbe,
- Rot und Gelb sind warme Farben.

Streng genommen würde das heißen, daß Rot- und Gelbnuancen nur in der Frühlings- und Herbstpalette auftauchen dürften, die ganze Sommer- und Winterpalette dagegen nur aus Blau- und Grüntönen bestünde. So ist es aber nicht, denn die Maxime der Farbberatung heißt ja: „Jeder Typ kann jede Farbe tragen – es muß nur die richtige Nuance sein." Es muß also auch Blaunuancen in der Farbpalette der „warmen" Jahreszeiten geben und Rot-Gelb-Nuancen in den Farbpaletten von Sommer und Winter. Selbstverständlich gibt es sie auch, und die Auflösung des scheinbaren Paradoxons ist ganz einfach:

- Wenn Blau in den „warmen" Frühlings- oder Herbstpaletten auftaucht, hat es einen leichten (Frühling) oder starken Rotstich (Herbst) und paßt sich so der warmen Grundstimmung dieser Jahreszeiten an. Umgekehrt gilt: Die Rotnuancen in den „kalten" Jahreszeiten Sommer und Winter haben eine kräftige Beimischung von Blau und fügen sich dadurch in die kühle Grundstimmung dieser Jahreszeiten ein.

Was tun, wenn es so aussieht, als sei man ein Mischtyp?

Allen Merkmalen zum Trotz kann es bei der Typbestimmung vorkommen, daß man sich nicht eindeutig einer Jahreszeit zuordnen kann und sich für einen Mischtyp hält. Solche Mischtypen gibt es aber nicht. Was dagegen vorkommt, sind unterschiedlich stark ausgeprägte Kontraste zwischen Haut, Haaren und Iris innerhalb eines Typs. Denn von jedem Farbtyp gibt es zartere, hellere und ausgeprägtere, dunklere Varianten. So kann ein Frühlingstyp mit dunkleren, ausgeprägten Goldtönen in Haut und Haar durchaus zu den lichten Nuancen aus der Herbstpalette greifen. Umgekehrt passen zu einem zarten, ganz hellhäutigen Herbsttyp auch viele der weichen, gedämpften Töne der Frühlingspalette. Ähnliches gilt für Sommertypen mit dunklerem Kolorit, denen sehr gut die zarten Nuancen der Winterfarben stehen. Und – als große Ausnahme von der Regel – kann sich ein sehr ausgeprägter Wintertyp mit klaren, kräftigen Kontrasten zwischen Haut-, Haar- und Augenfarbe sogar bei den lebhaftesten Nuancen der Frühlingspalette bedienen.

WARUM GREIFEN WIR SO LEICHT ZU FALSCHEN FARBEN?

Daß wir uns von bestimmten Farben wie magisch angezogen fühlen, während wir andere ablehnen, liegt an den Energieschwingungen, die von jeder Farbe ausgehen und auf die wir mit Körper und Seele reagieren. Diese Wirkung versucht heute sogar die alternative Medizin wieder zu nutzen, indem sie die Bestrahlung mit farbigem Licht als sanftes Mittel der Therapie einsetzt. So zum Beispiel Rotlicht bei Erkältungserscheinungen, Hautkrankheiten oder Muskelbeschwerden, gelbes Licht bei Störungen der Verdauungsorgane, blaues Licht bei nervösen Störungen, Streß oder Schlaflosigkeit.

Farben führen auch zu ganz spezifischen seelischen Befindlichkeiten. So wirkt Rot auf die meisten Menschen belebend, Gelb heitert auf, Blau beruhigt. Verstärkt werden solche Wirkungen durch die jeweilige Gemütslage, durch Wetterverhältnisse und Lichtstimmungen, vor allem aber durch das angeborene Temperament (Choleriker, Sanguiniker, Phlegmatiker, Melancholiker – eine Einteilung, die auf den griechisch-römischen Arzt Claudius Galenus zurückgeht).
Diesen vier Temperamenten wurden später Farben zugeordnet.

- *Rot dem Choleriker,*
- *Gelb dem Sanguiniker,*
- *Grün dem Phlegmatiker,*
- *Blau dem Melancholiker.*

Diese Einteilung macht durchaus Sinn: Während ein extrovertierter Mensch (Choleriker, Sanguiniker) schon vom Naturell her zu heiteren, auffälligen Farben tendiert und sich leicht von der Heiterkeit eines strahlenden Sonnentags oder von einem fröhlichen Ereignis anstecken läßt, geben eher zurückhaltende Charaktere (Phlegmatiker, Melancholiker) den kühlen, gedeckten Tönen den Vorzug. Stimmungstiefs, trüber Himmel und triste Umgebung bestärken sie darin noch.

KAPITEL I

So erkennen Sie Ihren Farbtyp

- Teint: Was typisch ist beim Frühlings-, Sommer-, Herbst- und Wintertyp
- Passende Nuancen fürs Teint-Make-up
- Haare: typische Naturfarben beim Frühlings-, Sommer-, Herbst- und Wintertyp
- Passende Nuancen für Tönung und Coloration
- Augen: typische Farben beim Frühlings-, Sommer-, Herbst- und Wintertyp

Teint: Typisch FRÜHLING!

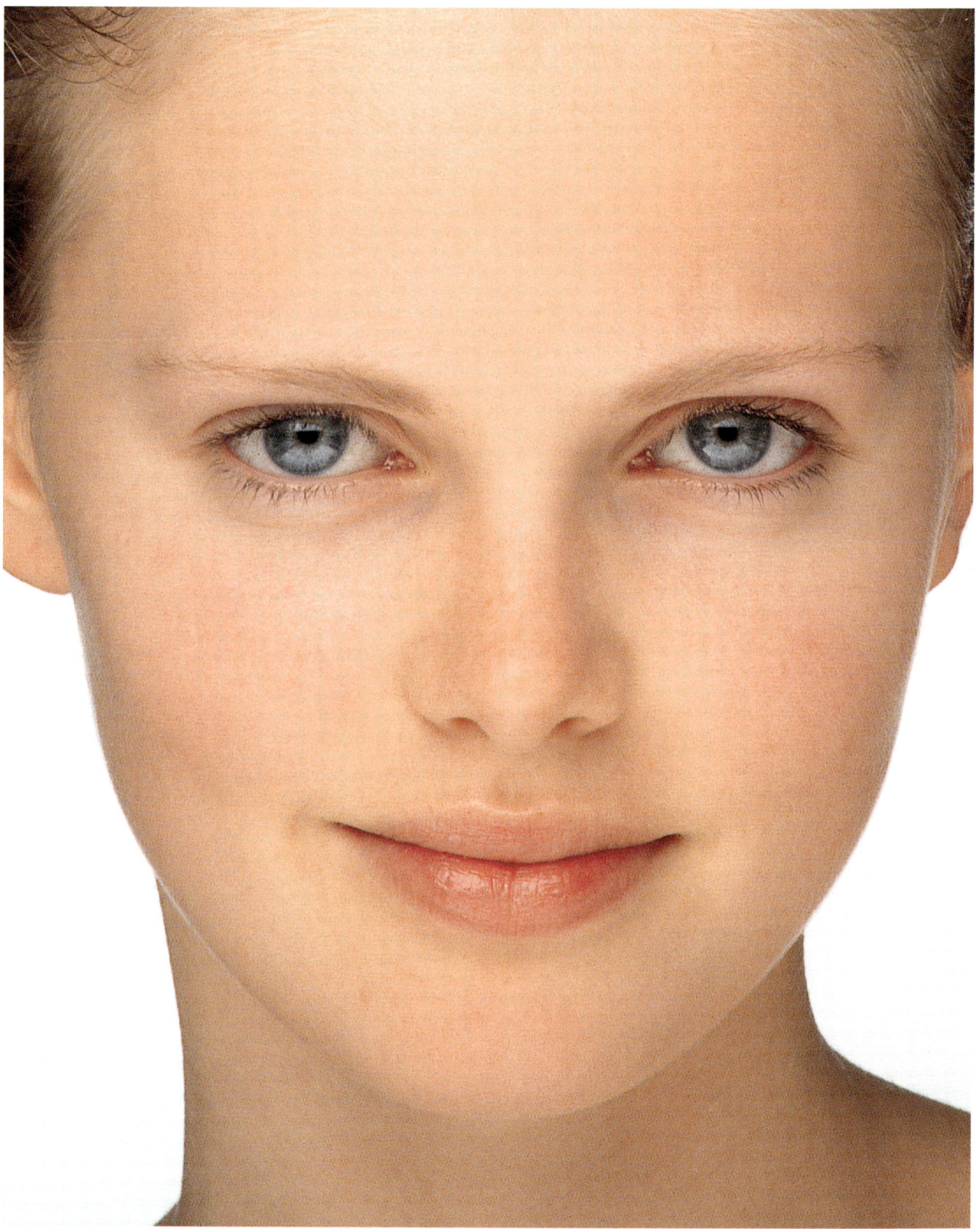

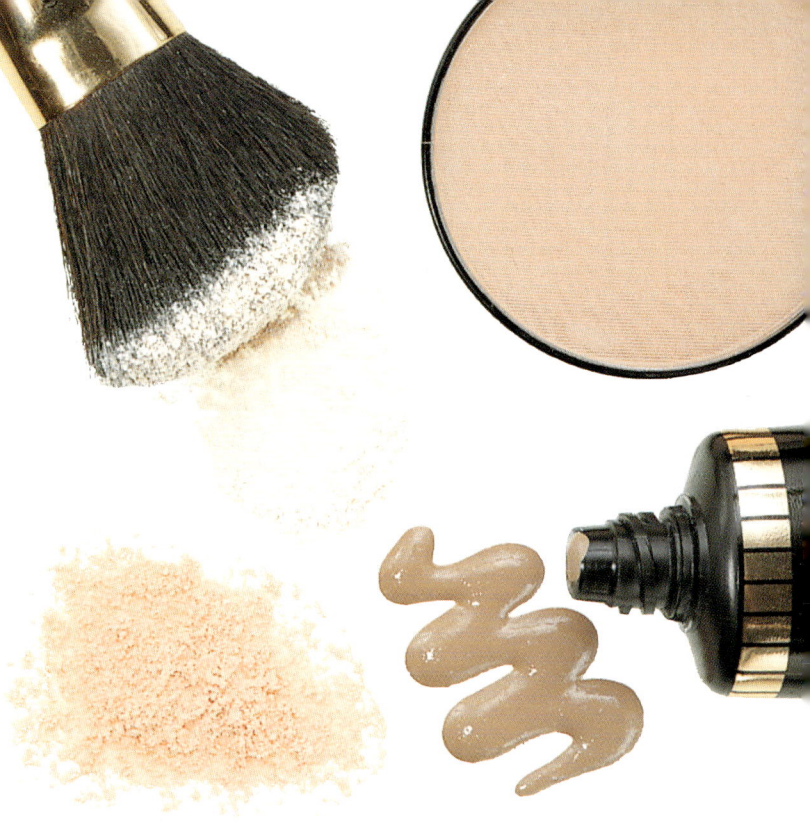

Typisch für den Teint der Frühlingsfrau ist eine transparente Blässe mit zartgoldenem Unterton. Oft ist die Haut von feinen Rötungen durchzogen. Sie wirkt jedoch niemals bläulich, sondern hat einen warmen Pfirsichton. Dieser Eigenart des Teints verdankt der Frühlingstyp seine frische, natürliche Ausstrahlung. Auch die Lippen haben immer ein zartes, warmes Rot, das sich deutlich von der zart-bläulichen Lippenfarbe der „kühlen" Jahreszeitentypen Sommer und Winter unterscheidet. Wenn der Frühlingstyp Sommersprossen hat, sind sie nicht grau-, sondern goldbraun. Wimpern und Brauen haben den rötlich-goldenen Blond- oder Braunton der Haare. Meist sind sie zwar etwas dunkler, jedoch nie mehr als ein, zwei Nuancen. Trotz der Blässe und Zartheit des Teints, bräunt der Frühlingstyp meist gut – er kann sogar knackig braun werden. Die Haut nimmt dann ein warmes, oft ins rötlich spielende Honig- oder Goldbraun an. Der Frühlingstyp unterscheidet

Richtig für den Frühlingstyp sind transparentes Teint-Make-up und Puder in hellen, eher gelblichen als rosigen Beigetönen

sich dadurch deutlich vom schlecht bräunenden Herbsttyp.

Das Teint-Make-up des Frühlingstyps sollte die Natürlichkeit und Transparenz seiner Haut unterstreichen. Es darf deshalb auf keinen Fall farbintensiv und kompakt sein oder zu dick aufgetragen werden. Optimal ist ein cremig-flüssiges Make-up, das nur wenig deckt. Die richtige Farbnuance: sanftes, helles Beige mit leichtem Gelbstich. Wenn die Haut gebräunt ist, darf es etwas dunkler (aber niemals braun) sein. Falsch sind alle Teint-Make-ups, die ins Bläulich-rosa spielen. Auch der Puder sollte transparent sein und einen Stich ins Gelbliche haben.

Der Frühlingstyp, ungeschminkt. Charakteristisch sind der warme Goldton der Haut, das Pfirsichrot von Wangen und Lippen und die hellen Wimpern und Brauen

FRÜHLING: Das sind Ihre Haarfarben

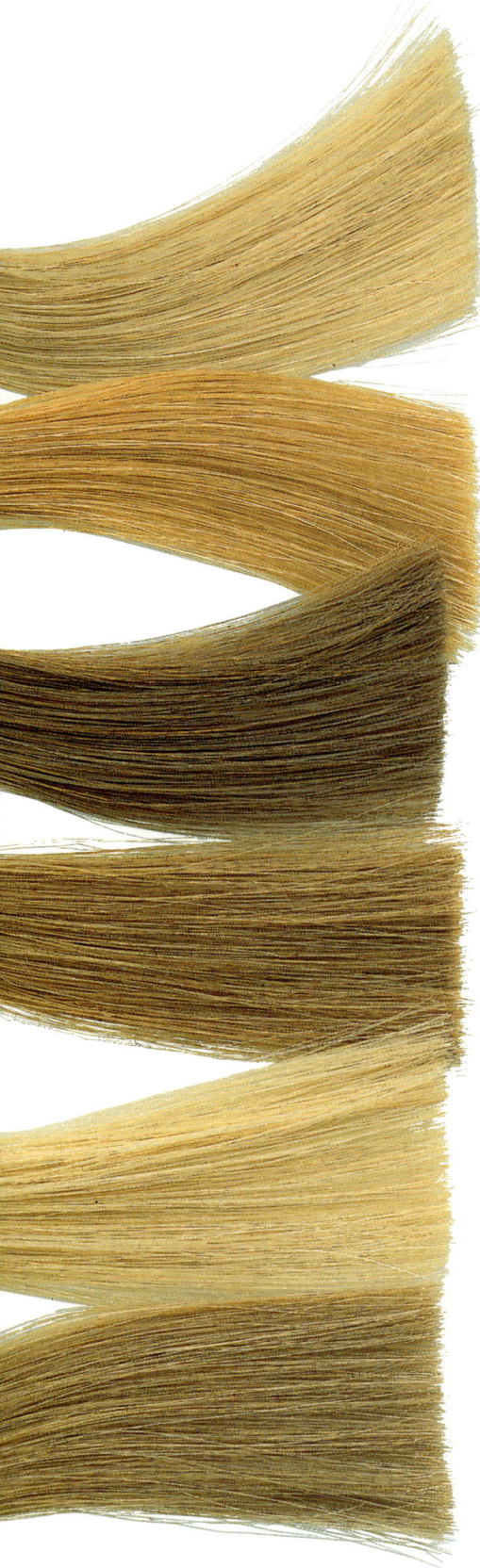

Die häufigste Haarfarbe des Frühlingstyps ist Blond. Es hat immer einen Goldton, der manchmal sogar ins Rötliche spielt. Auch wenn das Haar hell- bis mittelbraun ist, hat es einen warmen, goldgelben oder rötlich-goldenen Unterton. Oft blitzen natürliche Blondsträhnen als zusätzliche Glanzlichter auf. Der Frühlingstyp verdankt die Goldtöne seiner Haare einer Pigmentmischung, in der die gelb-roten Anteile die graubraunen überwiegen. Die Haare enthalten jedoch insgesamt weniger Pigment als beim ebenfalls „warmen" Herbsttyp. Dadurch wirken sie lichter und heller und werden nie dunkler als Honig- oder Goldbraun. Beim Färben oder Tönen muß der Frühlingstyp darauf achten, daß Transparenz und Wärme des goldenen Grundtons erhalten bleiben. Silberblonde Strähnchen beispielsweise wirken zu kühl. Goldgelbe, honigfarbene oder auch kupferrote Nuancen passen sich dem Kolorit des Frühlingstyps dagegen sehr schön an.

Links: Haarfarben in warmen, goldgrundigen Nuancen, die für den Frühlingstyp charakteristisch sind und die er auch wählen sollte, wenn er seine Haare tönen oder färben möchte. Rechts: Das goldblonde Haar des Frühlingstyps harmoniert perfekt mit dem warmen, goldgrundigen Kolorit von Teint, Lippen und Augen

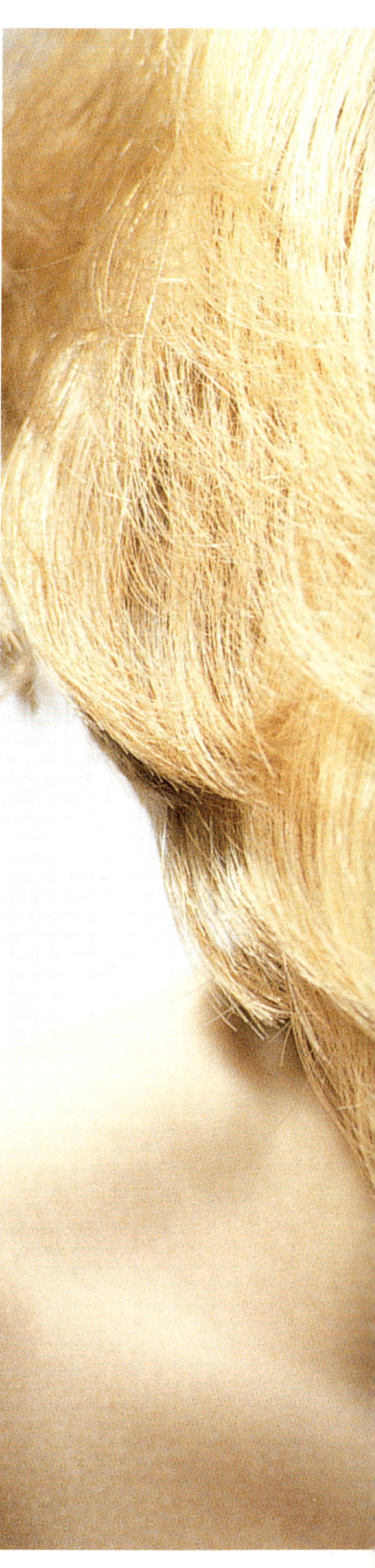

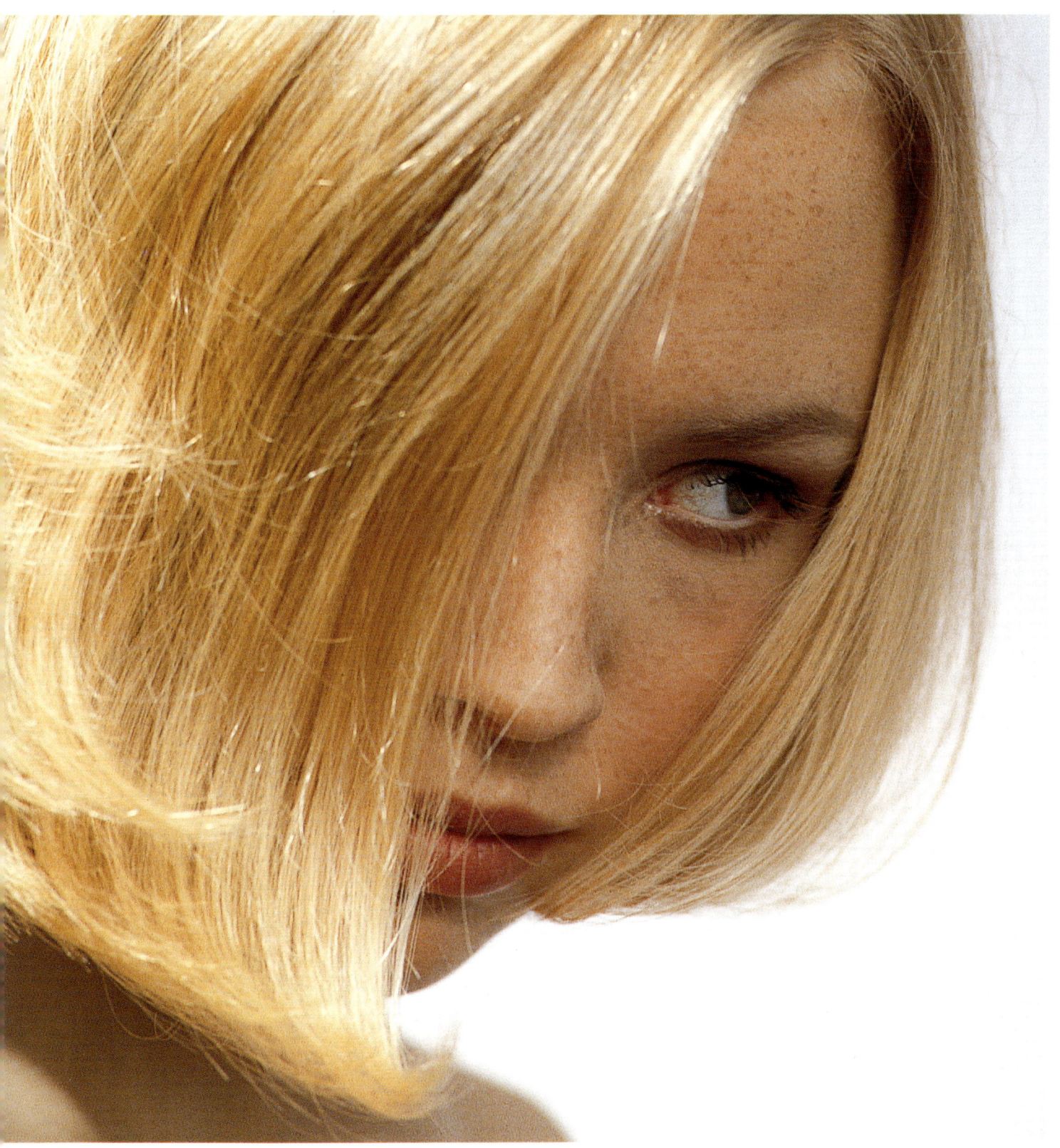

Teint: Typisch SOMMER!

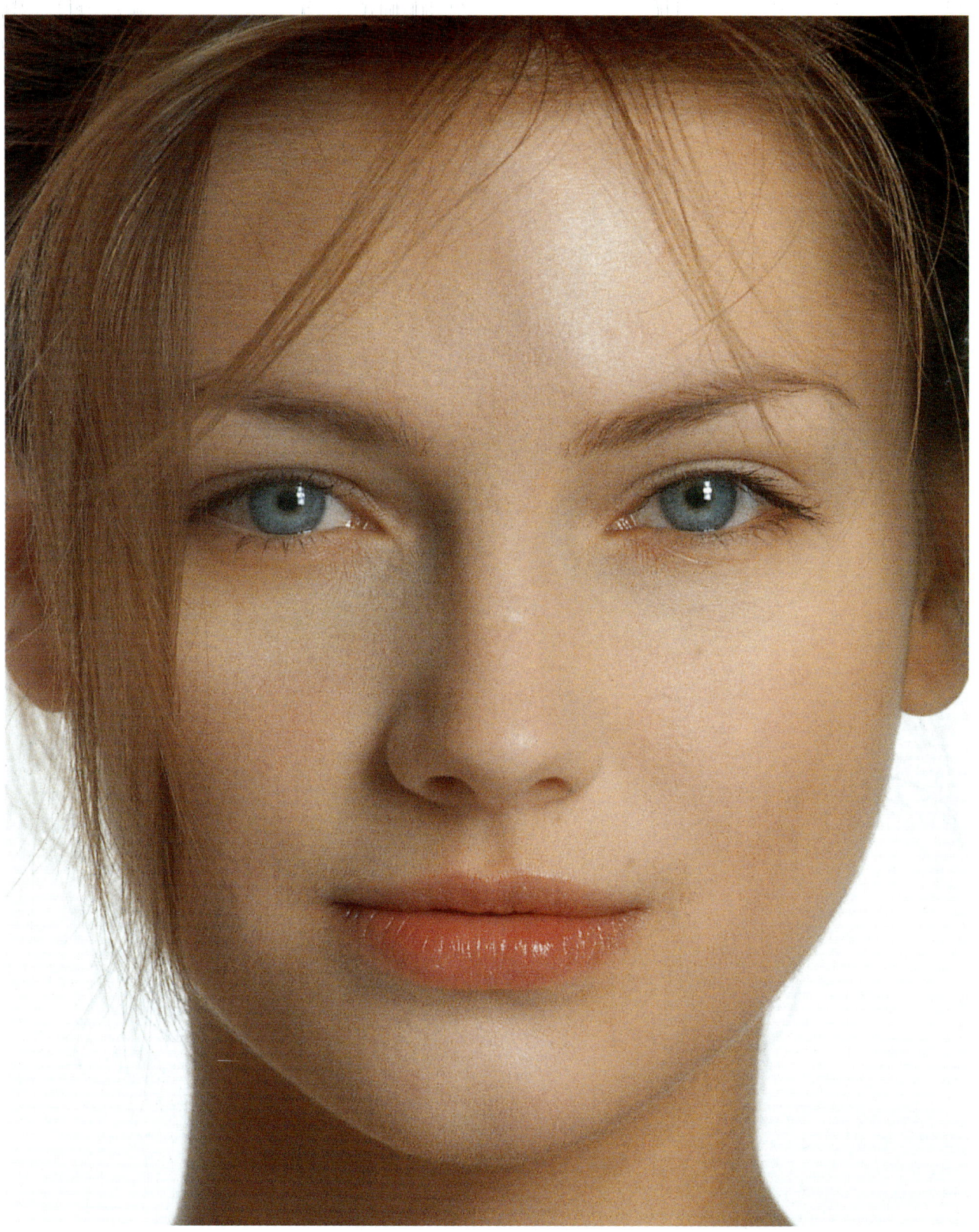

Charakteristisch für den Teint des Sommertyps ist ein kühler Grundton, der die Haut sehr edel und fragil erscheinen läßt. Es ist allerdings nicht ganz leicht, den Sommerteint auf Anhieb zu erkennen, da er in drei Varianten vorkommt: 1. als blasser, ebenmäßiger Porzellanteint, 2. als gut durchblutete Haut mit deutlich durchschimmernden, feinen Gefäßen, die einen kühlen Roséton haben, 3. als Teint mit einem hellen, kühlen Olivton, der schwer zu diagnostizieren ist. Im Zweifelsfall sollte man auf folgende Merkmale achten, die den Sommerteint eindeutig charakterisieren: Muttermale oder Sommersprossen sind immer von einem hellen Grau- oder Aschbraun (niemals Gold- oder Rotbraun). Die Augenbrauen haben, wie die Haare, stets aschfarbige und niemals goldene Untertöne. Das Rot der Lippen ist von einem zarten, eher kühlen Rosé. Mit Ausnahme der sehr blassen, hellen Varianten bräunt der Sommertyp gut. Die Haut nimmt dann einen edlen, kühlen Olivton an, der – anders als beim Frühlings- oder Herbsttyp –

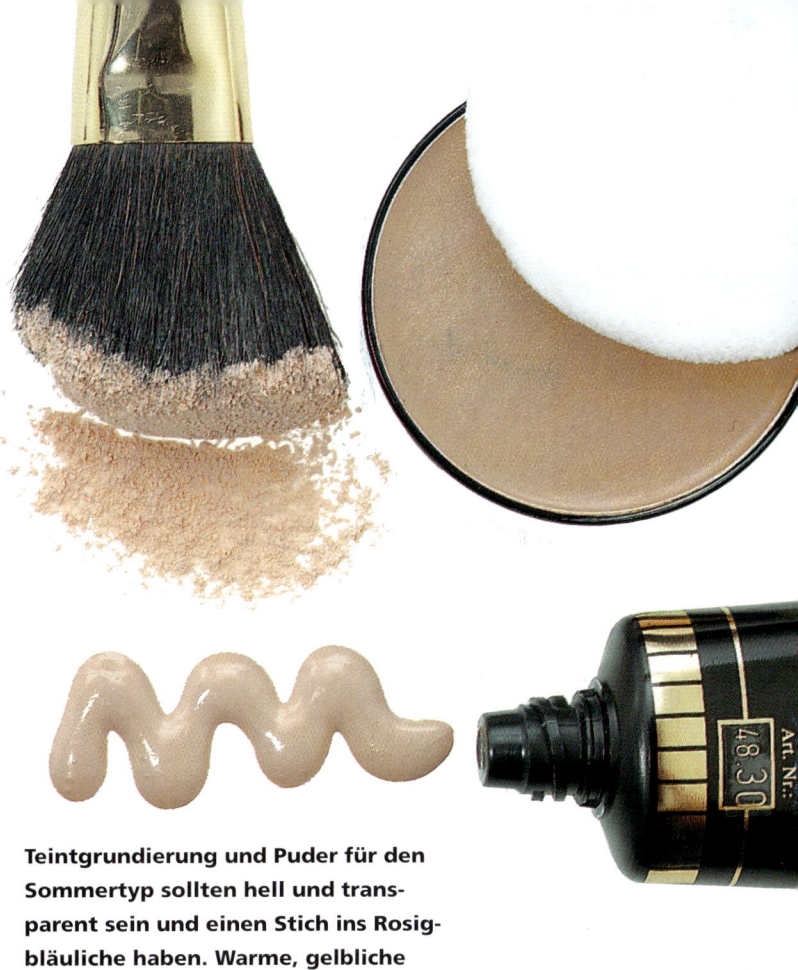

Teintgrundierung und Puder für den Sommertyp sollten hell und transparent sein und einen Stich ins Rosigbläuliche haben. Warme, gelbliche oder gar gelblich-braune Nuancen stehen dem Sommertyp nicht

keinen rötlichen Unterton zeigt. Teint-Make-up und Puder für den Sommertyp haben einen Stich in kühles Rosa, oder sie sind neutral hellbeige. Die exakte Nuance sollte individuell dem Teint angepaßt werden. Rosig-kühle Teintgrundierungen und Puder sind ideal für den Sommertyp mit der klaren, hellen Porzellanhaut. Bei bläulich-rosigem Teint mit durchschimmernden Äderchen ist ein helles, kühles Beige besser. Für Sommerhaut mit hellem, kühlen Olivton eignet sich ein helles, ins Grau spielende Braun. Wichtig ist, daß der Sommertyp nur sehr leichte Make-ups verwendet.

Der Sommertyp völlig ungeschminkt. Charakteristisch: der zarte, transparente Teint, das kühle Rosé der Wangen und Lippen, das aschfarbige Braun der Augenbrauen

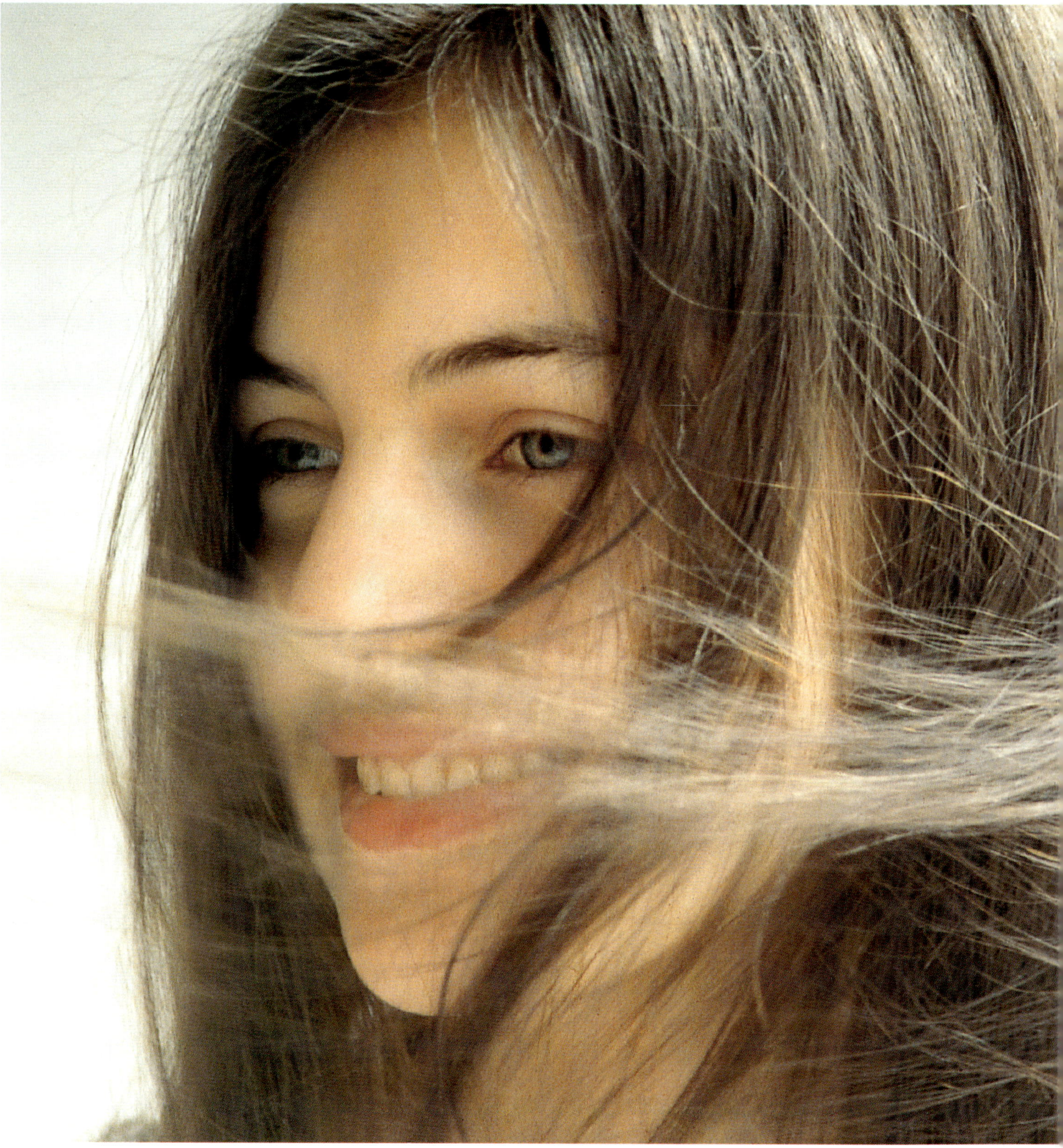

SOMMER: Das sind Ihre Haarfarben

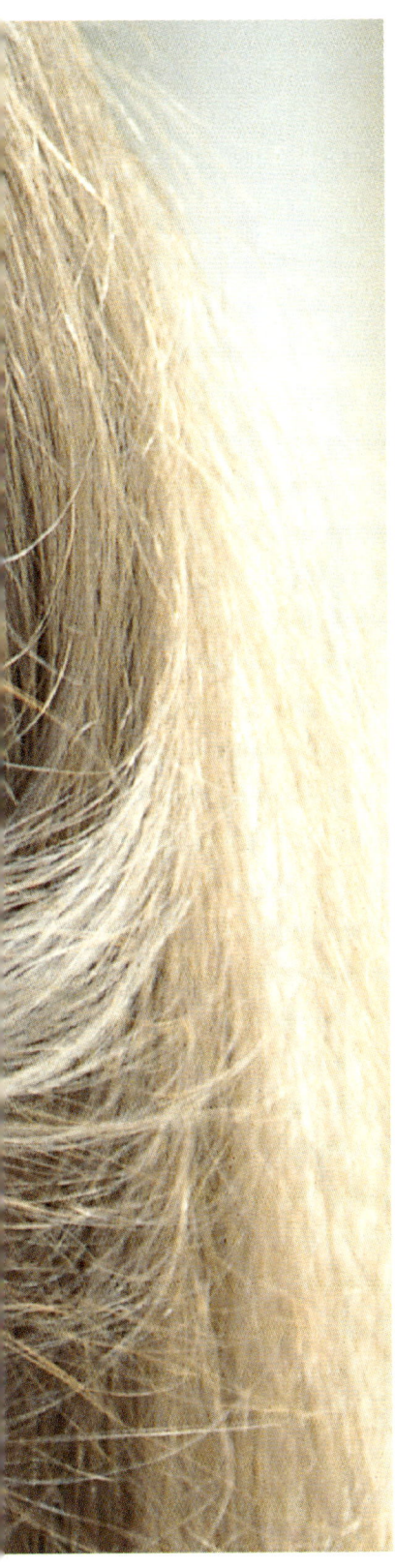

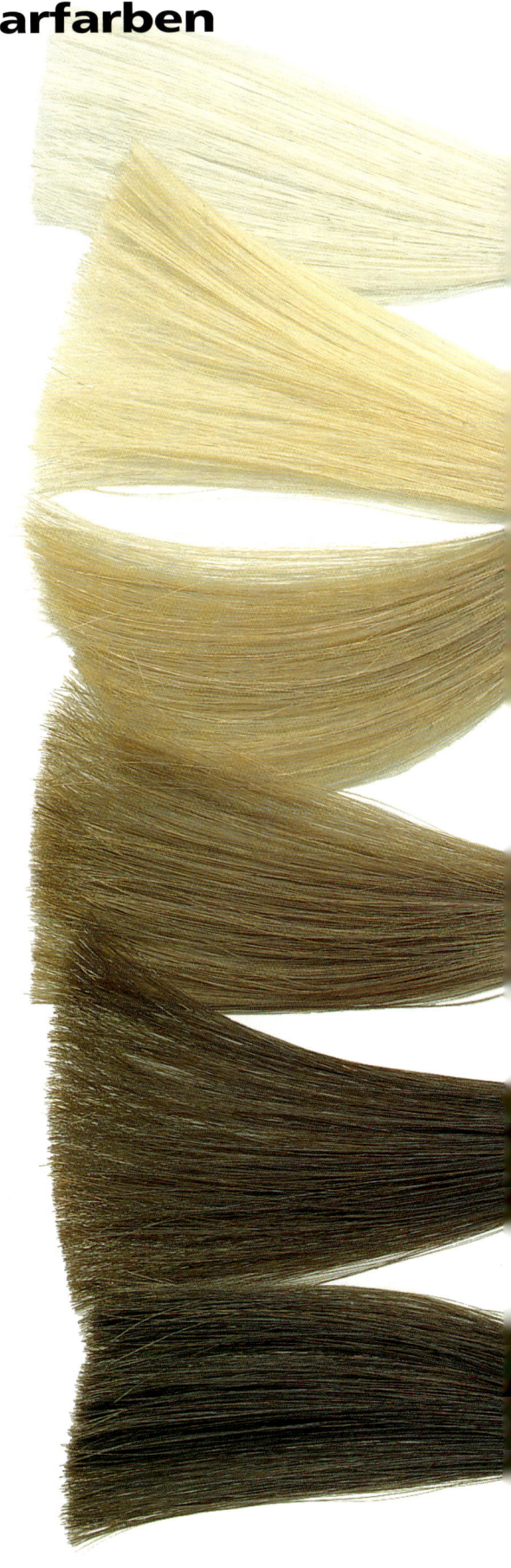

Charakteristisch für die Haarfarbe des Sommertyps ist der aschige Unterton. Er paßt perfekt zum kühlen Kolorit von Teint, Lippen und Augen. Der Aschton entsteht dadurch, daß ein hoher Anteil von Grau-Braun-Pigmenten die Gelb-Rot-Pigmente im Haar überlagert. Beim Sommertyp ist die Menge des Pigments jedoch insgesamt wesentlich geringer als beim ebenfalls „kühlen" Wintertyp, so daß die natürliche Haarfarbe des Sommertyps keine dunklere Nuance als ein mittleres bis dunkles Aschbraun erreicht. Helle Blondtöne, die beim Sommertyp ebenfalls vorkommen, wirken aschig-silbrig. Wenn der Sommertyp sein Haar tönen oder färben möchte, sollte er unbedingt innerhalb dieses Farbbereichs bleiben. Ideal sind silber- und platinblonde oder silbergraue Strähnchen. Rotnuancen sollten einen kühlen, bläulichen Schimmer haben. Wichtig ist, daß die Haarfarbe nicht zu dunkel wird und der Kontrast zwischen Haar- und Hautfarbe nicht zu hart ist.

Rechts: Haarfarben in kühlen, aschigen Nuancen, die für den Sommertyp charakteristisch und deshalb auch für Tönungen, Colorationen und Strähnchen geeignet sind.
Links: Der Sommertyp mit einem Aschton im Haar, der mit dem kühlen Kolorit von Teint, Lippen und Augen perfekt harmoniert

Teint: Typisch HERBST!

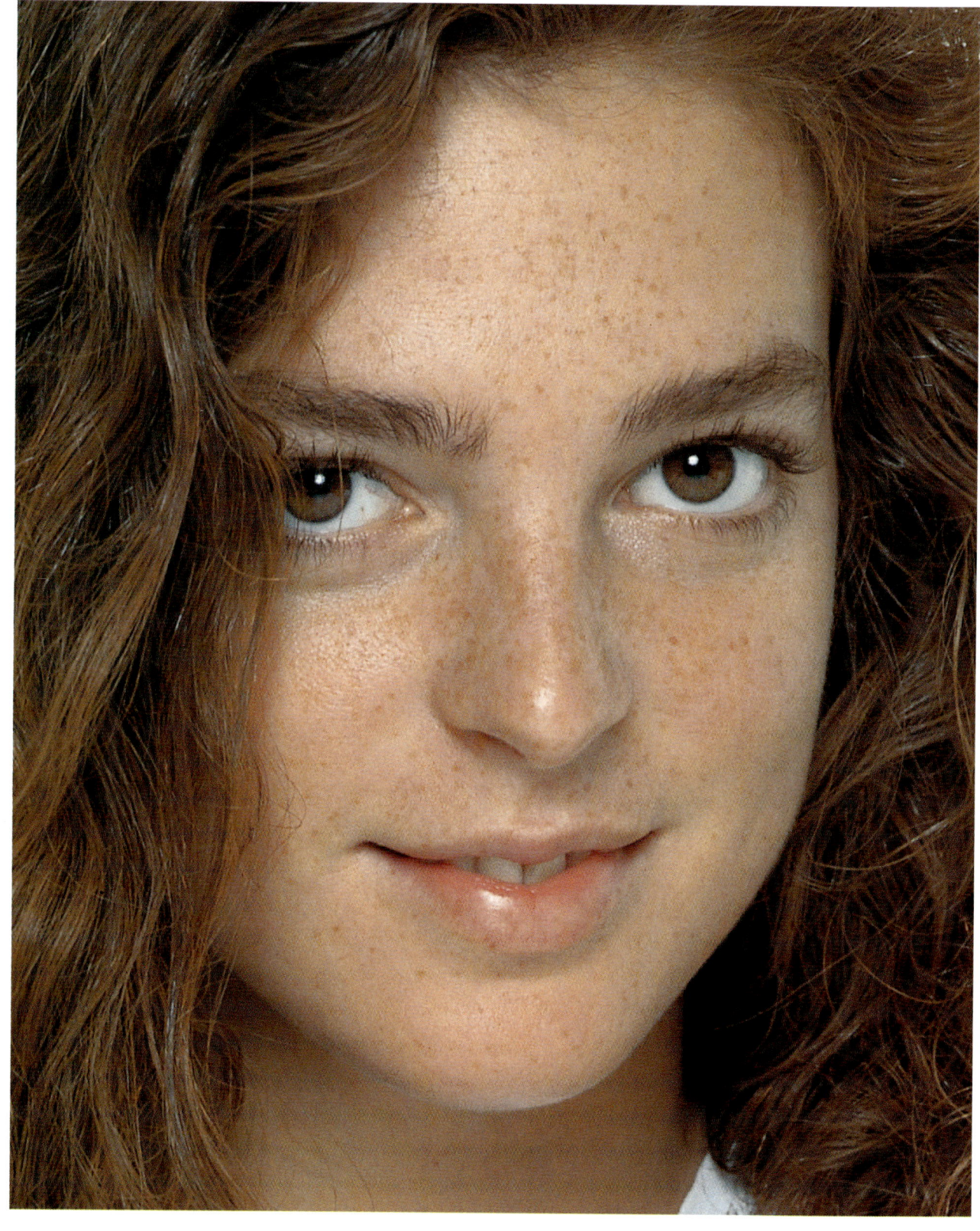

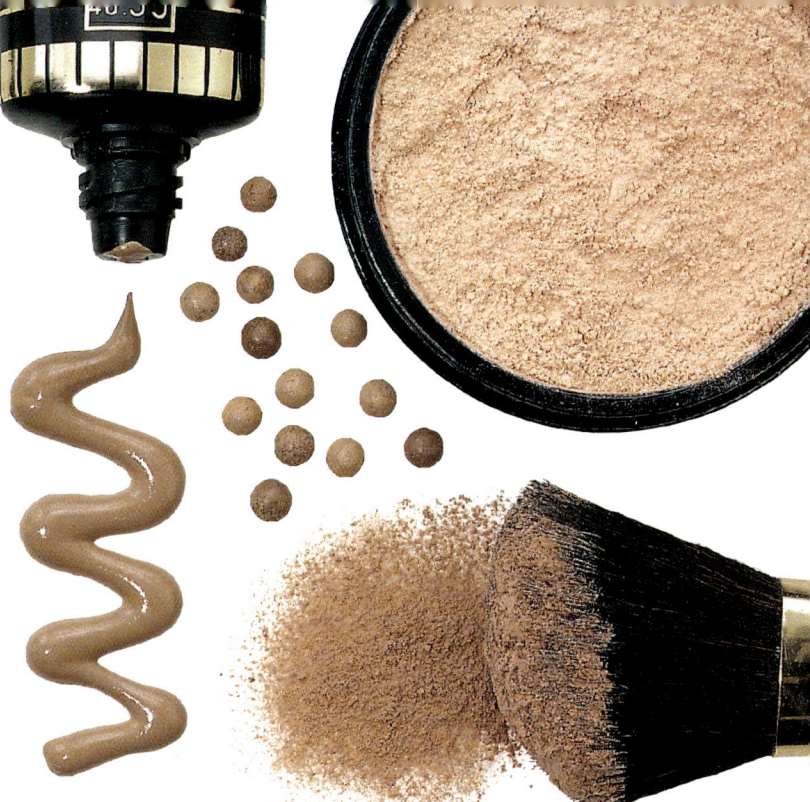

Den Teint des Herbsttyps gibt es in zwei Varianten: 1. Ebenmäßige Haut in hellen, aber warmen Elfenbein- oder Champagnertönen. Ihre Blässe steht in effektvollem Kontrast zu den ausdrucksvollen Farben der meist roten Haare. 2. Ein Teint in kräftigem Goldbeige- oder Pfirsichton. Er ist farbintensiver als der des ebenfalls „warmen" Frühlingsteints. Es fehlt ihm jedoch fast immer das frühlingstypische Pfirsichrosa der Wangen. Viele Herbsttypen neigen zu Sommersprossen und Muttermalen, die ein deutliches Rot- oder Gelbbraun zeigen. Die Augenbrauen gleichen im Ton den Haaren oder weichen nur eine Nuance davon ab. Die Augen der rotblonden Herbsttypen sind oft von einem dichten, aber hellen Wimpernkranz umgeben, der sie leicht konturlos erscheinen läßt. Alle Herbstfrauen haben ein warmes, kräftiges Lippenrot – und alle bräunen schlecht! Sonne ruft meist nur Rötungen hervor und sollte gemieden werden.

Teint-Make-up und Puder, wie sie zum goldgrundigen Teint des Herbsttyps passen. Sie haben einen Stich ins Gelblichrötliche, sind dabei aber hell und transparent

Links: Ein typischer Herbstteint mit heller, gelbgrundiger Haut und rotbraunen Sommersprossen. Weitere, charakteristische Erkennungszeichen: warmes, intensives Lippenrot und Augenbrauen im rotgrundigen Ton der Haare

Herbsttypen sollten mit Teint-Make-up besonders sparsam umgehen. Und: Das Make-up sollte betont transparent sein, damit der helle, ausdrucksvolle Teint sichtbar bleibt. Pigmentreiche Kompakt-Make-ups sind falsch, leichte Flüssig-Make-ups richtig. Sommersprossen sollten auf keinen Fall zugedeckt werden. Die richtige Make-up-Nuance für den Herbstteint ist helles Beige mit einem Stich ins Gelbe oder Hellbraune. Alle rosig-kühlen Teint-Make-ups sind falsch. Dasselbe gilt für Puder.

HERBST: Das sind Ihre Haarfarben

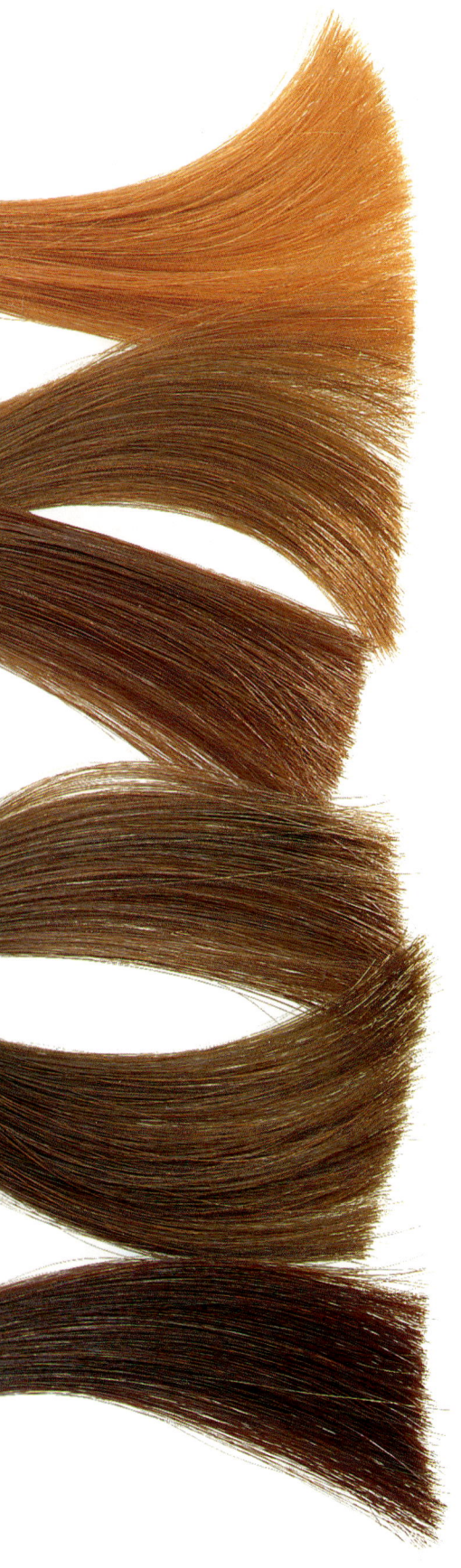

Die Haarfarben des Herbsttyps zeichnen sich aus durch satte, intensive Rot- und Rotgoldnuancen, die perfekt mit dem oft sommersprossengesprenkelten Teint und den ausdrucksvollen Augenfarben harmonieren. Dieses aparte Kolorit verdankt der Herbsttyp einem hohen Anteil an roten und gelben Pigmenten. Bei ihm sind sie dichter gepackt als im transparenter wirkenden Goldhaar des farbverwandten Frühlingstyps. So können beim Herbsttyp die Haare auch dunklere Nuancen annehmen. Wenn er seine prachtvollen Naturtöne durch Tönungen oder Colorationen intensivieren oder verändern möchte, sollte unbedingt der warme, rötlich-goldene Schimmer erhalten bleiben. Infrage kommen deshalb vor allem warme Honig- und Rotgoldnuancen. Kühle Silberblond- oder Blautöne wie Mahagoni verleihen dem Haar einen kühlen Touch. Sie lassen den Herbsttyp blaß aussehen und bilden einen unschönen Kontrast zum warmen Ton des Teints.

Links: Haarfarben in warmen Nuancen von Rotgold bis Kastanienbraun, wie sie für den Herbsttyp charakteristisch sind. An diese Nuancen sollte er sich auch halten, wenn er die Haare tönt, coloriert oder strähnen läßt. Rechts: Eine rotgoldene Lockenmähne, an der man den Herbsttyp erkennt

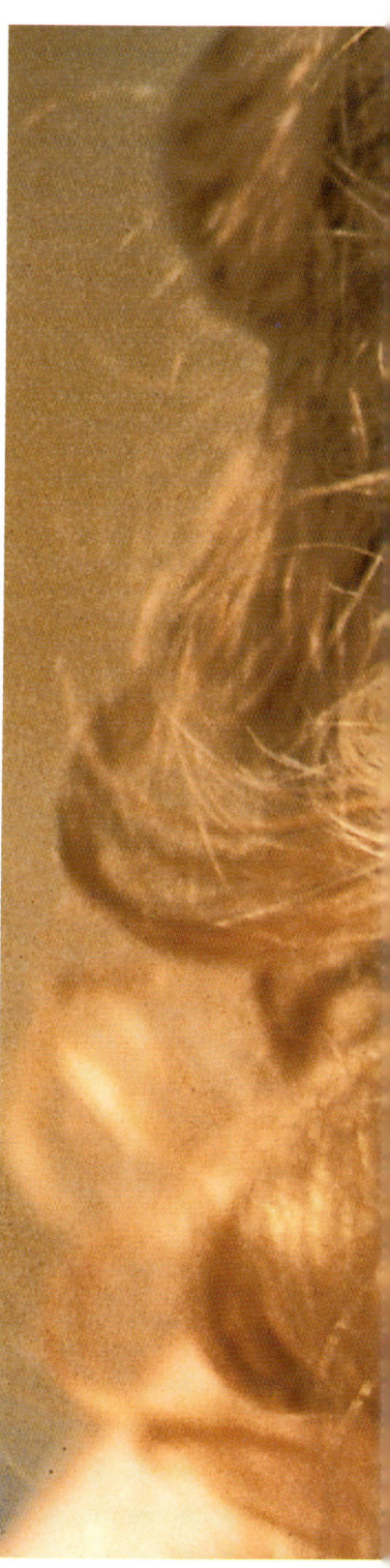

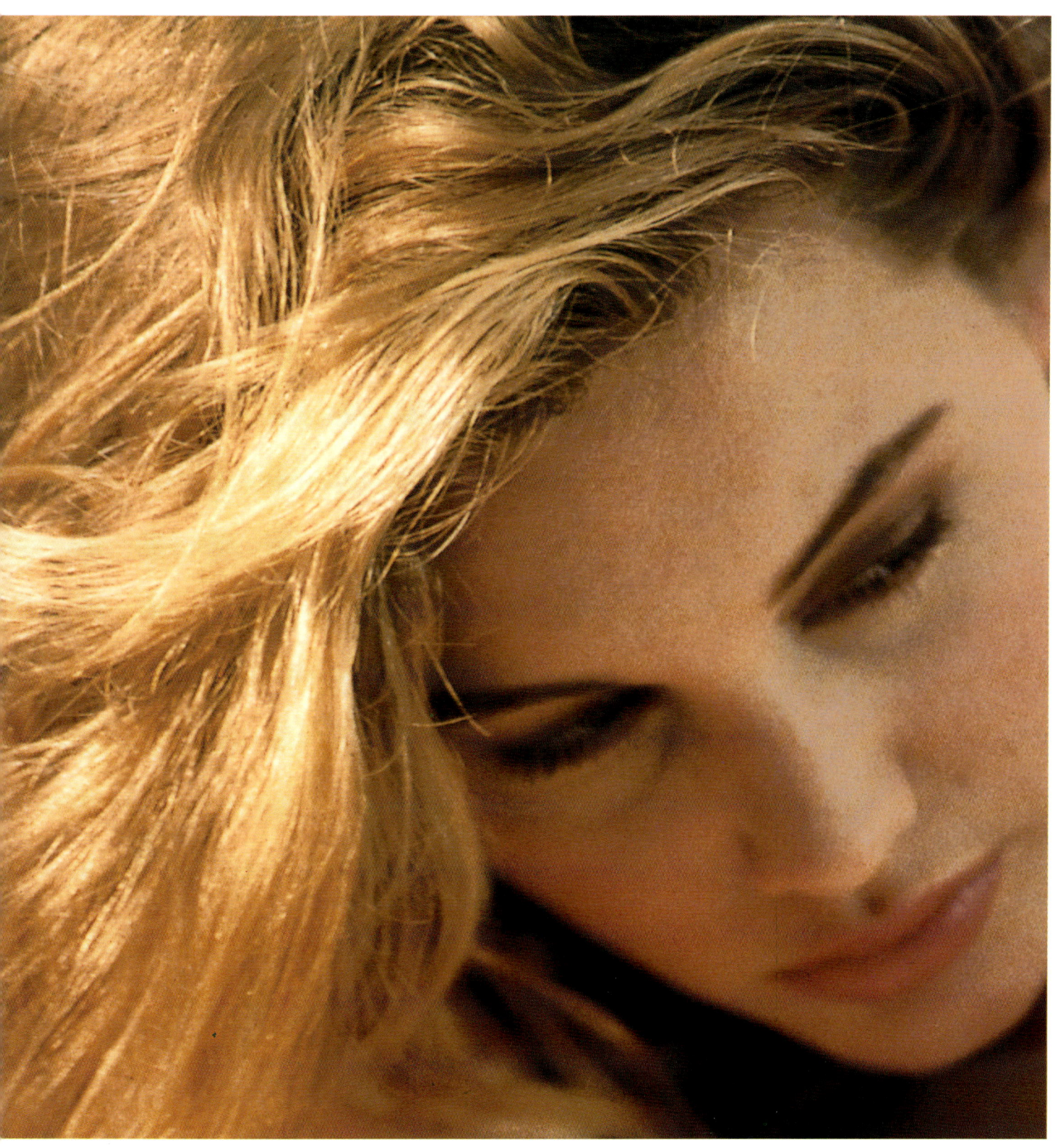

Teint: Typisch WINTER!

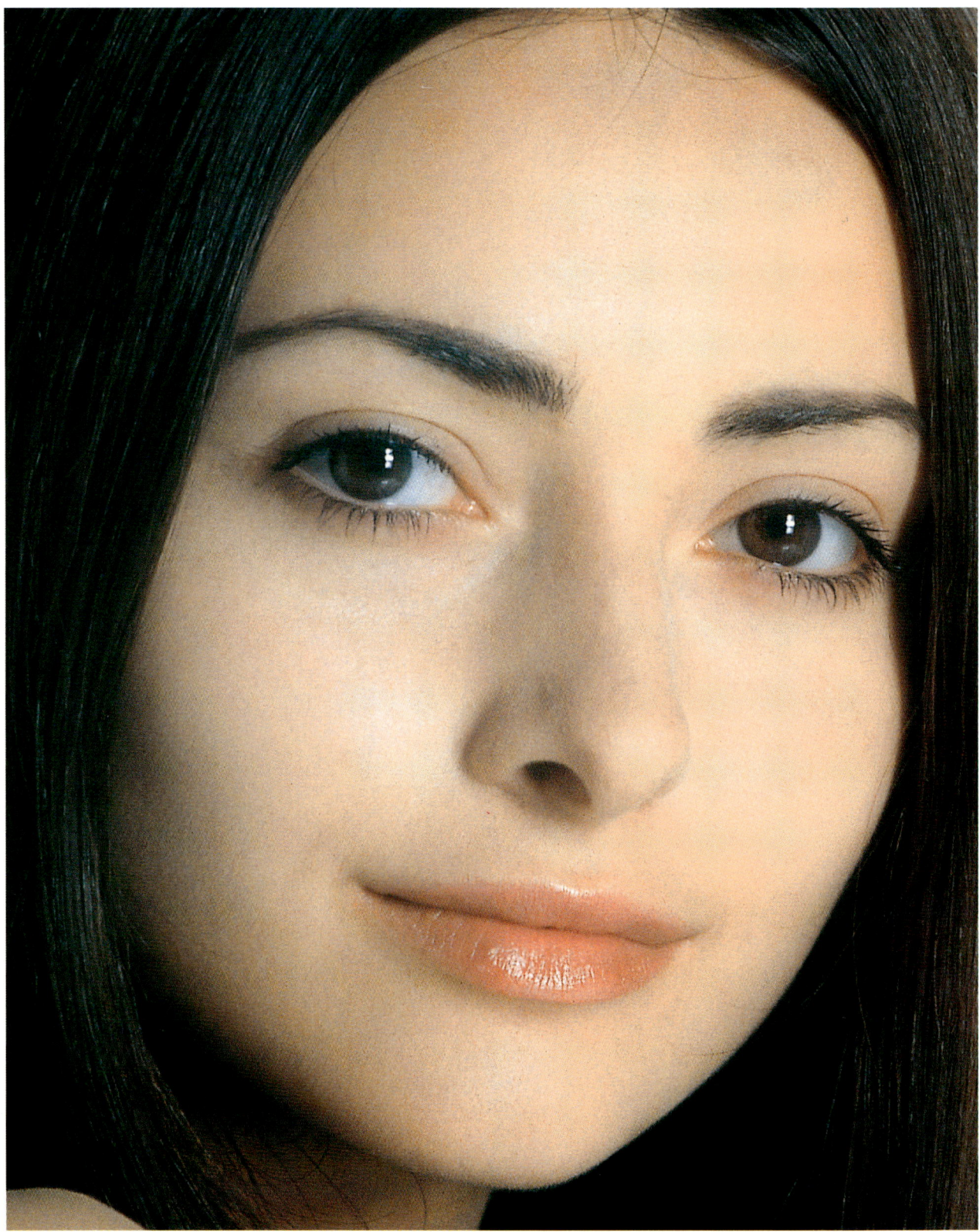

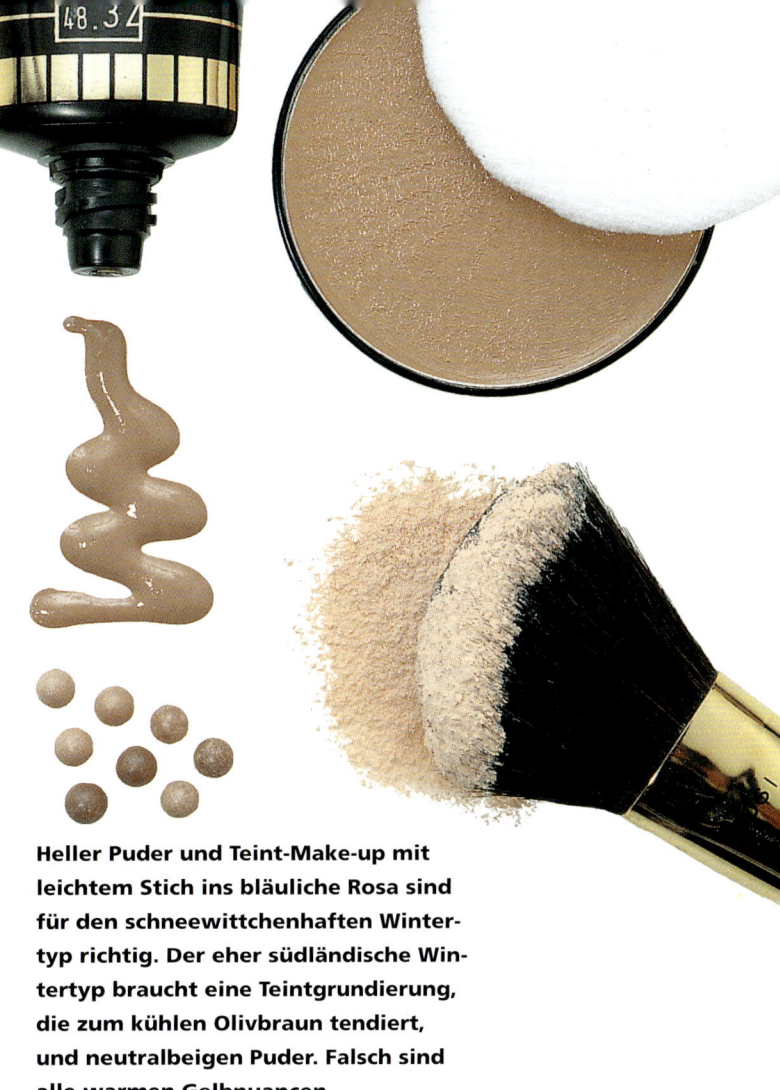

Charakteristisch für den Teint des Wintertyps ist der kühle, bläuliche Unterton und die Ebenmäßigkeit der Hautfarbe. Allerdings gibt es diesen Winterteint in zwei Ausprägungen: 1. Typ „Schneewittchen": Die Haut ist sehr hell und wirkt so transparent und klar wie edles Porzellan. Nur selten wird die Blässe von einem kühlen, rosigen Hauch auf den Wangen belebt. Die Haut bräunt zwar, nimmt aber allenfalls einen zarten, olivigen Braunton an. 2. Typ „Südländerin": Die Haut hat einen kühlen, leicht olivfarbenen Ton, der mit der farbintensiven Variante des Herbsttyps verwechselt werden kann. Ein sicheres Indiz dafür, daß es sich um einen Winterteint handelt, ist jedoch die Pigmentierungsfähigkeit der Haut. Sie bekommt durch Sonne ziemlich schnell eine intensive, olivfarbene Bräune. Gut erkennbar ist der Wintertyp auch an den rassig-dunklen Wimpern und Brauen und am Lippenrot, das eher bläulich als gelblich ist.

Ein klarer, ebenmäßiger Porzellanteint mit leicht bläulichem Unterton ist charakteristisch für den Wintertyp. Der helle Teint sorgt (neben dem dunklen Haar) für den wintertypischen Hell-Dunkel-Kontrast, ebenso die beneidenswert dunklen Wimpern und Brauen. Das Lippenrot ist wie die Haut leicht bläulich

Heller Puder und Teint-Make-up mit leichtem Stich ins bläuliche Rosa sind für den schneewittchenhaften Wintertyp richtig. Der eher südländische Wintertyp braucht eine Teintgrundierung, die zum kühlen Olivbraun tendiert, und neutralbeigen Puder. Falsch sind alle warmen Gelbnuancen

Eine leichte, halbflüssige Grundierung zum Ausgleichen oder Auffrischen ist für den Wintertyp besser als ein kompaktes Präparat mit viel Pigment. Es würde seinen sowieso schon sehr ebenmäßigen Teint unnatürlich aussehen lassen. Für den weißhäutigen Wintertyp („Schneewittchen") sind kühle, helle Beigetöne, im Sommer auch helle, rosige Braunnuancen richtig. Der olivfarbene Wintertyp („Südländerin") sollte dagegen ein helleres oder (im Sommer) auch kräftigeres Olivbeige wählen.

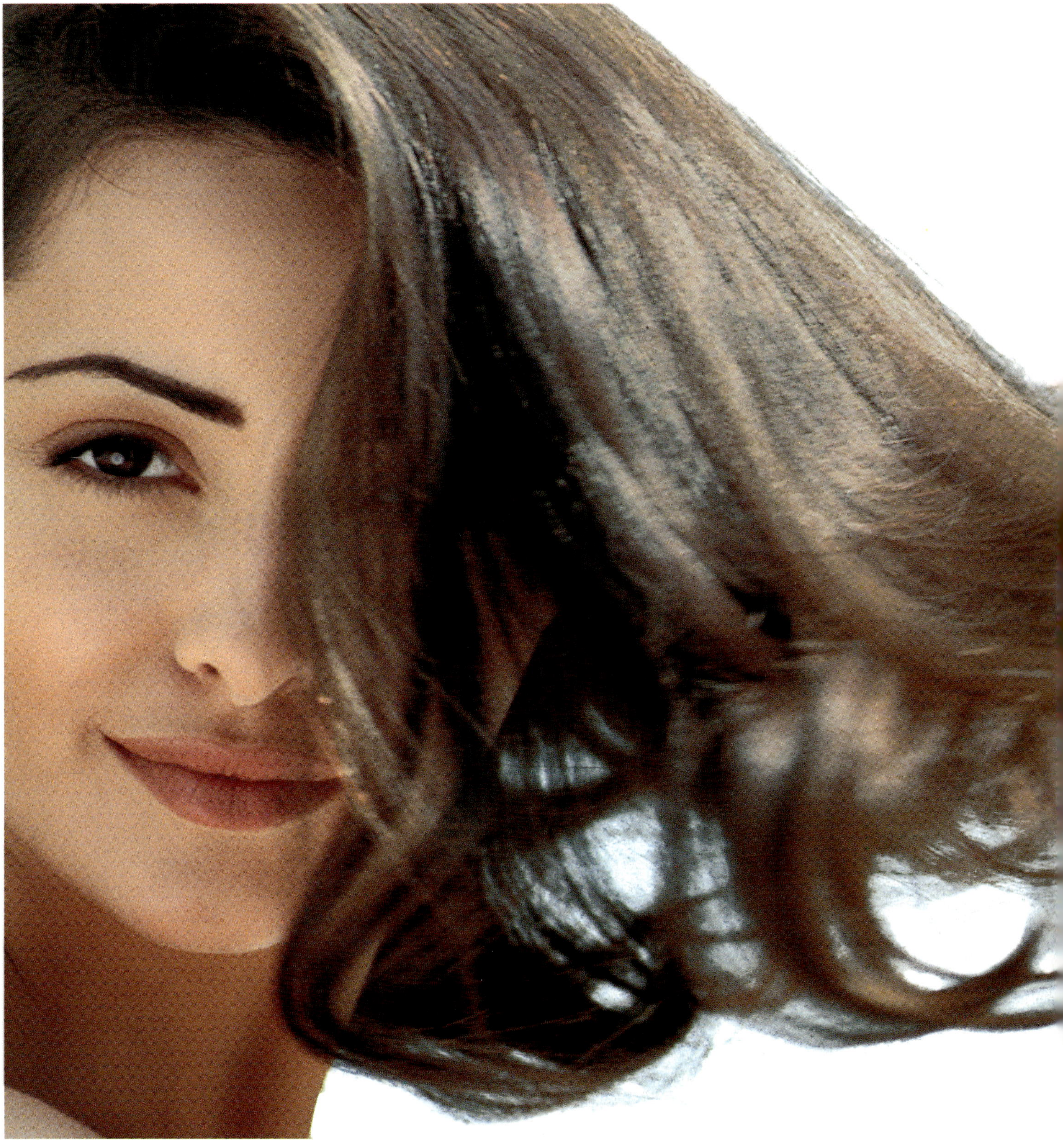

WINTER: Das sind Ihre Haarfarben!

Dunkelbraun, Schwarzbraun oder Tiefschwarz mit natürlich-bläulichem Glanz – so sind die Haare des Wintertyps. Sie stehen zu seinem hellen Porzellanteint im Kontrast, der so ausdrucksvoll ist wie bei keinem anderen Farbtyp. Charakteristisch für alle Winterhaarfarben ist ein kühler, bläulicher oder aschiger Unterton. Wenn der Wintertyp seine Haarfarbe durch Tönen oder Färben verändern möchte, sollte er auf jeden Fall bei eindeutig kühlen, bläulichen Nuancen bleiben. Das gilt auch für Strähnchen. Sollen sie blond sein (was wegen des starken Farbkontrastes problematisch ist), dürfen sie auf keinen Fall gelb oder rotgelb werden. Silberblond, kühles Blau, aber auch Blauviolett können dagegen interessante Akzente setzen. Vorsicht vor Rotnuancen – sie wirken am Wintertyp leicht gewöhnlich. Deshalb sollte er, wenn die Haare unbedingt rot werden sollen, allenfalls zu einem dunklen Aubergine greifen.

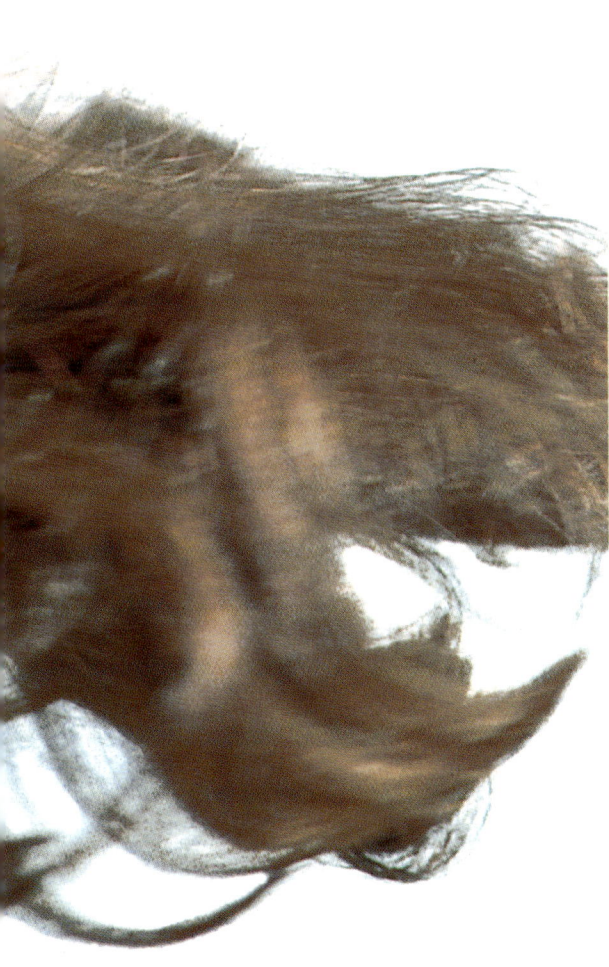

Links: Der Wintertyp mit dunkel-aschbraunem Haar – in einer Fülle, die ebenfalls charakteristisch ist.
Rechts: Typische Haarfarben (Schwarz, Braun) und Nuancen für Strähnchen, die beim Wintertyp gut aussehen

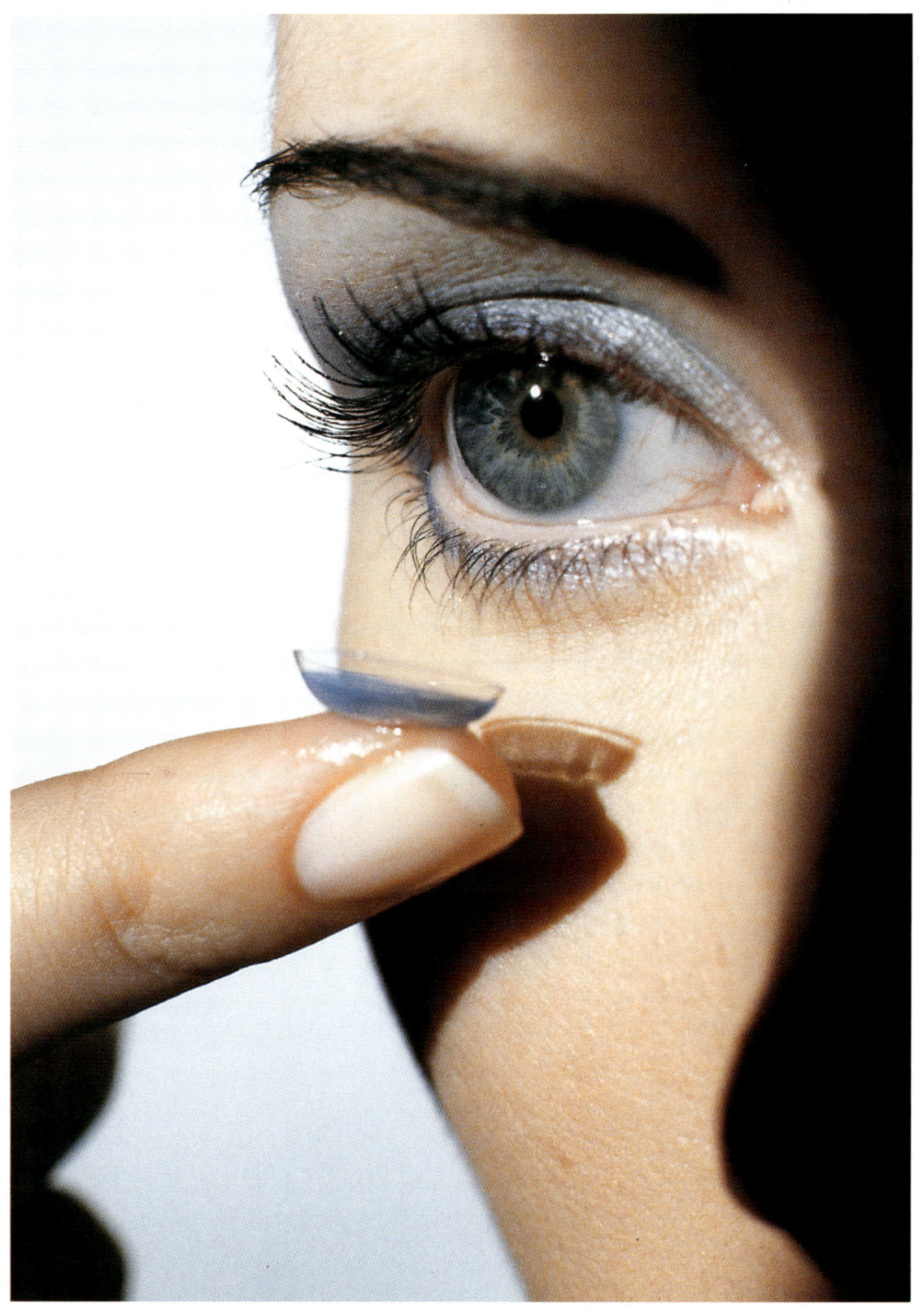

Augen: Jeder Typ hat seine Farben

Frühling und Herbst

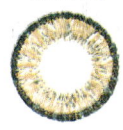

Haselnuß

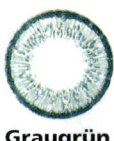

Graugrün

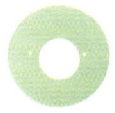

Hellgrün

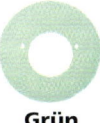

Gelbgrün

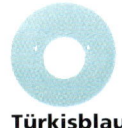

Grün

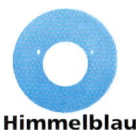

Türkisblau

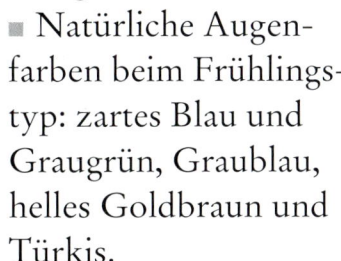

Himmelblau

Mit farbigen Kontaktlinsen läßt sich die Augenfarbe typgerecht betonen

Die Augenfarbe ist kein ganz so sicheres Erkennungsmerkmal für den Farbtyp wie es Teint- und Haarfarbe sind. Aber es gibt doch recht charakteristische Nuancen, an denen man sich bei der Typdiagnose orientieren kann. Eine typgemäße Augenfarbe spielt vor allem dann eine Rolle, wenn man seinen Farbtyp mit farbigen Kontaktlinsen unterstreichen möchte. Wer sowieso Kontaktlinsen trägt, hat hier die Möglichkeit, aus seiner „Sehhilfe" so etwas wie ein modisches Accessoire zu machen. Sogar verändern läßt sich die Augenfarbe auf diese Weise. Will man das tun, sollte man unbedingt innerhalb der Farben seiner Jahreszeit bleiben. Welche das sind, sehen Sie rechts und links auf dieser Seite, wobei jeweils die warmen Farben für Frühlings- und Herbsttyp und die kühlen für Sommer- und Wintertyp zusammengefaßt sind.

■ Natürliche Augenfarben beim Frühlingstyp: zartes Blau und Graugrün, Graublau, helles Goldbraun und Türkis.

■ Natürliche Augenfarben beim Sommertyp: Grau, Graublau, Violettblau, Blaugrün, Dunkelblau, Dunkelbraun und Haselnuß.

■ Natürliche Augenfarben beim Herbsttyp: Bernstein, Haselnuß, Dunkelbraun, Türkis, Türkisblau, Grün und Gelbgrün.

■ Natürliche Augenfarben beim Wintertyp: Eisblau, Türkis, Blau oder Violettblau, Grau, Graublau, Schwarz, Schwarzbraun und Haselnuß.

Sommer und Winter

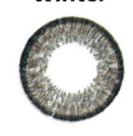

Schwarzbraun

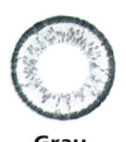

Grau

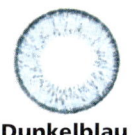

Dunkelblau

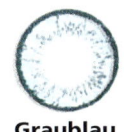

Graublau

Türkis

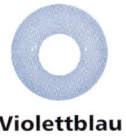

Violettblau

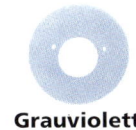

Grauviolett

Blau

KAPITEL II

Ihre Mode- und Make-up- Farben

- Für jeden Typ das richtige Rot
- Dazu das passende Make-up
- Für jeden Typ das richtige Blau
- Dazu das passende Make-up
- Für jeden Typ das richtige Grün
- Dazu das passende Make-up
- Naturtöne: für jeden Typ die richtigen Nuancen
- Dazu das passende Make-up
- Extra: Gelb-, Grau- und Violettnuancen

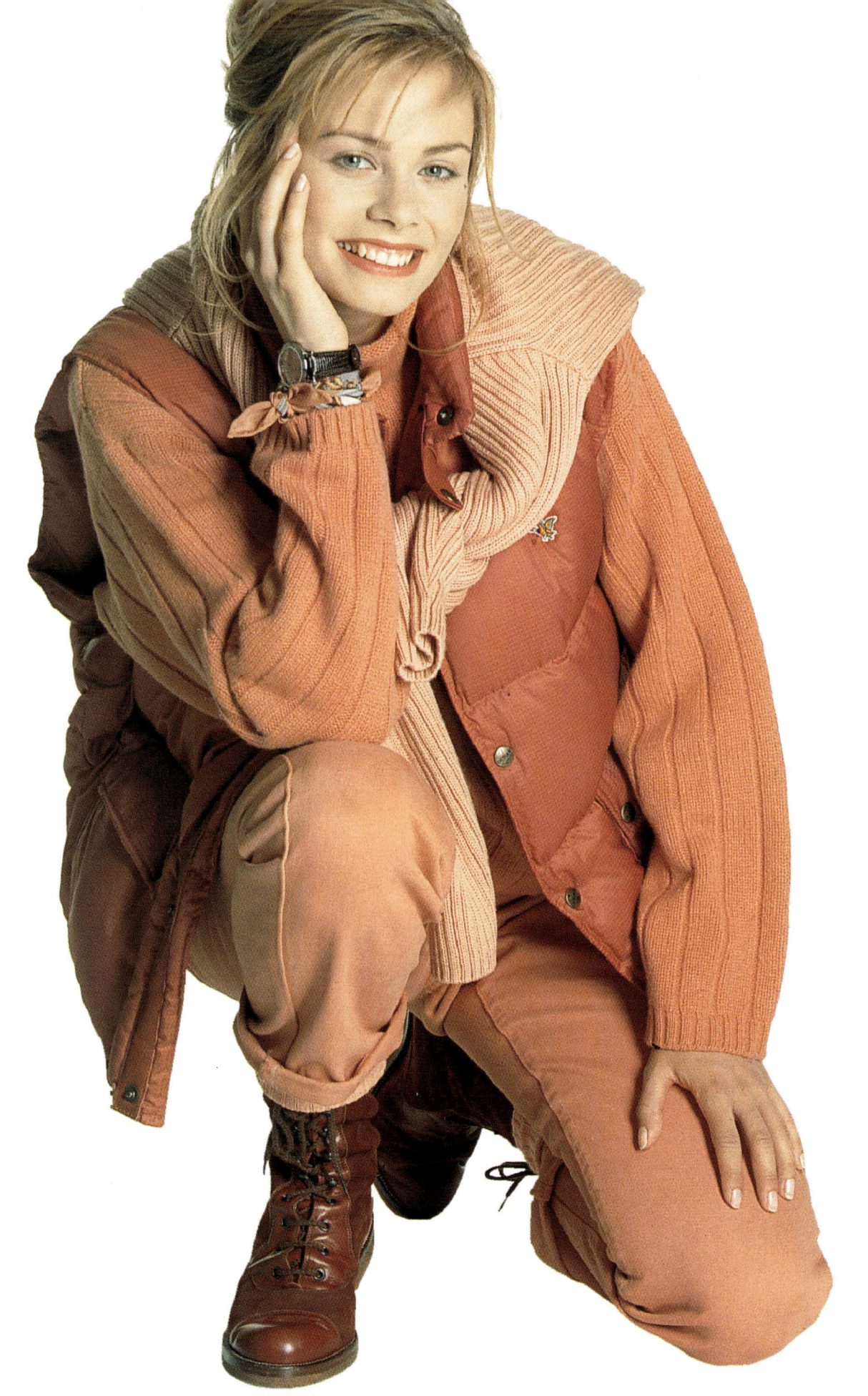

Rotnuancen für den FRÜHLING

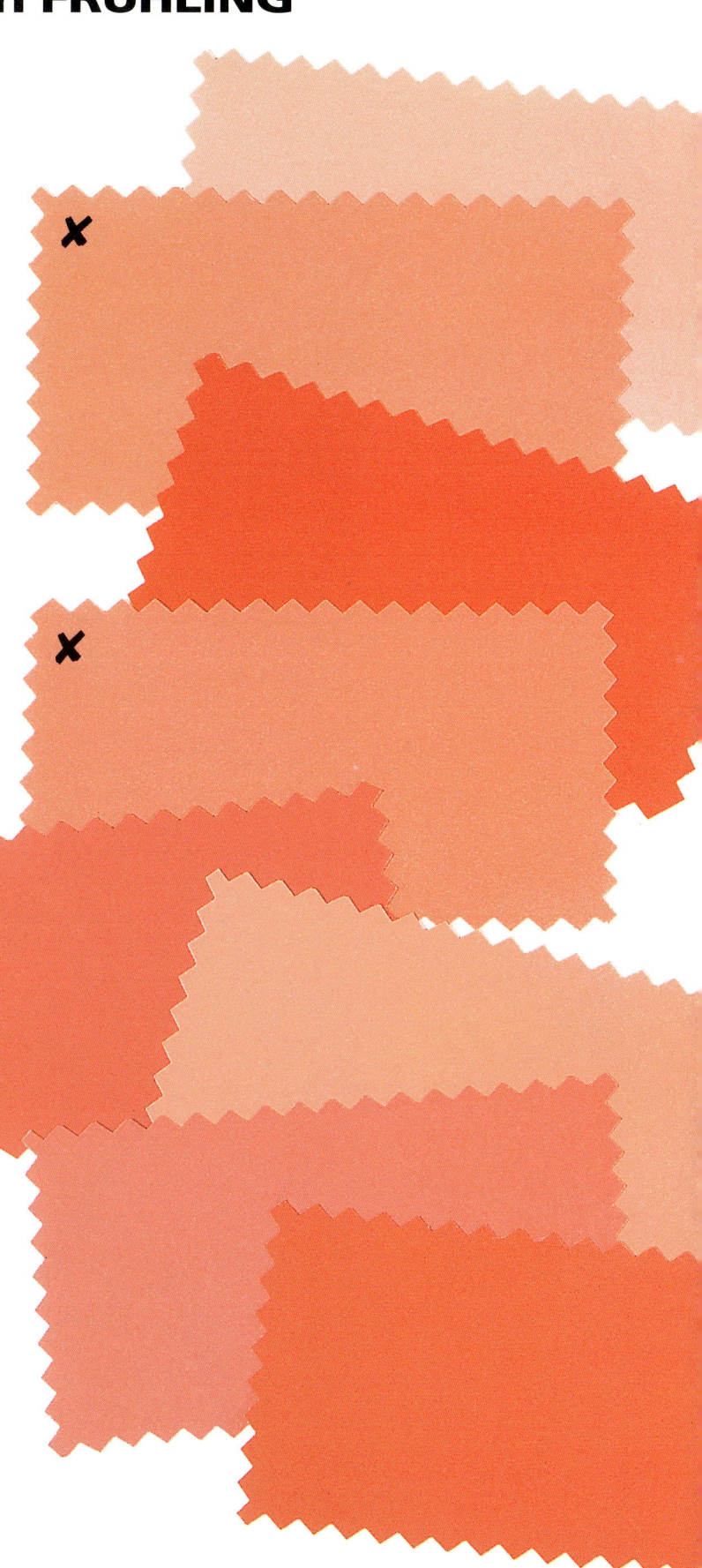

Alle Rottöne, die dem Frühlingstyp gut stehen, haben einen leicht gelblichen Unterton. Sie harmonieren dadurch perfekt mit dem warmen Pfirsichteint des Typs und dem Goldton seiner Haare. Zweites Merkmal der Frühlingsrots ist ihre heitere Leuchtkraft. Anders als die dunklen, erdigen Rotnuancen oder die strahlenden Orangetöne des Herbstes (die ebenfalls aus der warmen Farbskala stammen) erinnern die Rotnuancen des Frühlings an die klaren Rot- und Lachstöne von Blumen und Früchten.

■ Beispiele für Rottöne, mit denen sich der Frühlingstyp kleiden sollte, sehen Sie rechts. Alle diese Rots lassen sich

Links: Der Frühlingstyp, Ton in Ton in Rotnuancen gekleidet. Optimale Kombinationsfarbe für Accessoires wie Schuhe: ein warmes Kastanienbraun aus der Frühlingspalette

perfekt kombinieren und passen auch zu den Frühlingsnuancen aller anderen Farben.

■ Frühlingsrots, die auch der Herbsttyp tragen kann, sind mit x gekennzeichnet.

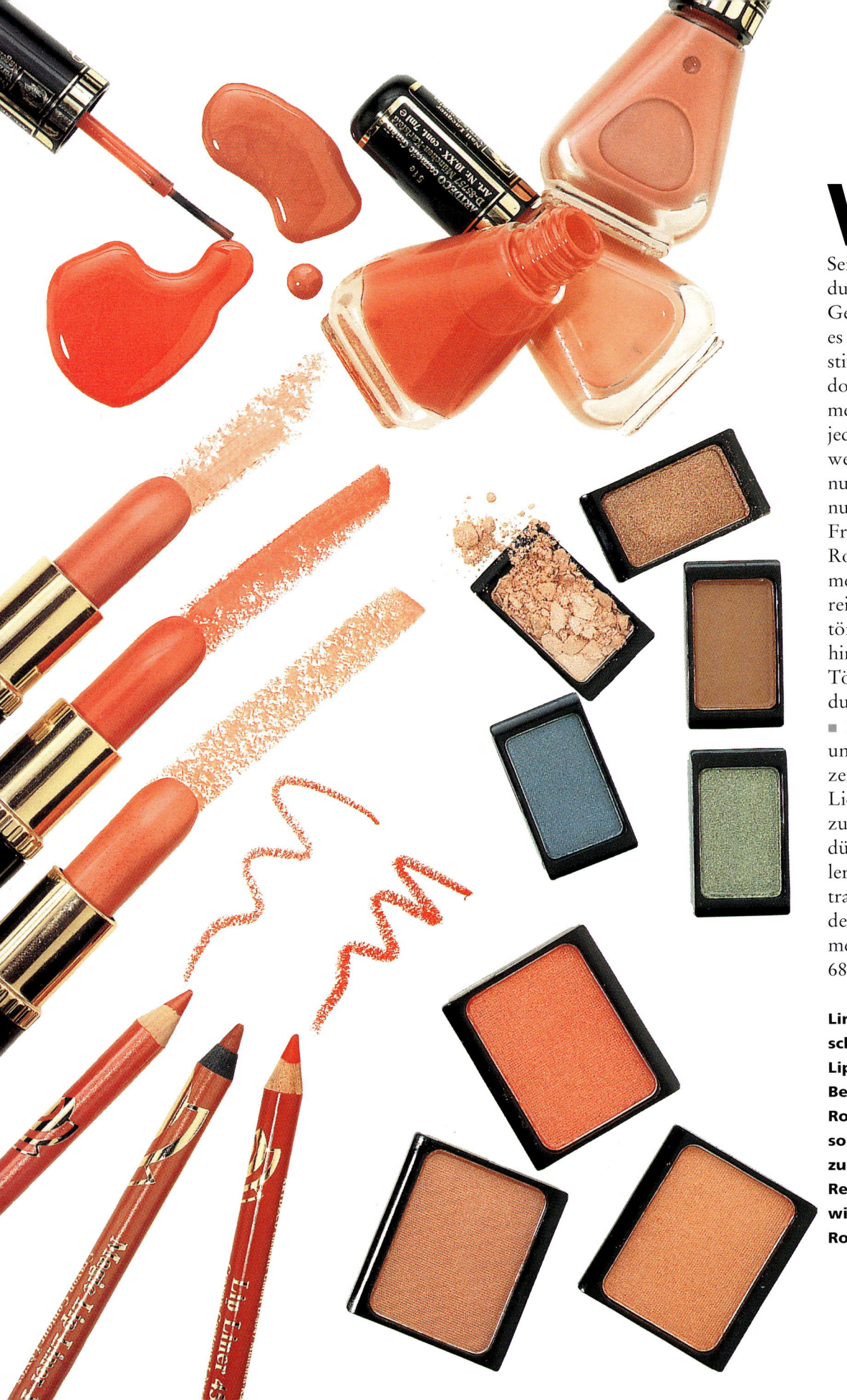

Wenn der Frühlingstyp Rottöne trägt (siehe auf Seite 34) oder ein rotes Kleidungsstück im Outfit den Gesamteindruck bestimmt, ist es am effektvollsten, Lippenstift und Nagellack auf den dominanten Rotton abzustimmen. Das Farbstyling wirkt jedoch nicht unharmonisch, wenn Sie eine andere Rotnuance wählen. Wichtig ist nur, daß sie aus der Palette der Frühlingsrots stammt. Diese Rotnuancen haben einen warmen, gelblichen Unterton und reichen von zarten Lachstönen über kräftige Rots bis hin zu gelblich-bräunlichen Tönen. Alle grellen oder zu dunklen Nuancen sind tabu.

■ Zu kräftigen Lippenstift- und Nagellackfarben nur dezente, fast hautfarbene, matte Lidschattenfarben wählen, bei zurückhaltenden Rottönen dürfen die Lidschatten dunkler sein, sollten aber nur ganz transparent aufgetragen werden. (Farbbeispiele links, mehr davon auf den Seiten 52, 68 und 88.)

Links: Eine Auswahl der schönsten Frühlingsrots für Lippen, Nägel und Wangen. Bei den Rougetönen wichtig: Rouge nur dezent auftragen, so daß keine harten Kontraste zur Haut entstehen.
Rechts: Ein dezentes Make-up, wie es zum Frühlings-Outfit in Rot gut paßt

FRÜHLING: Make-up zu Rot

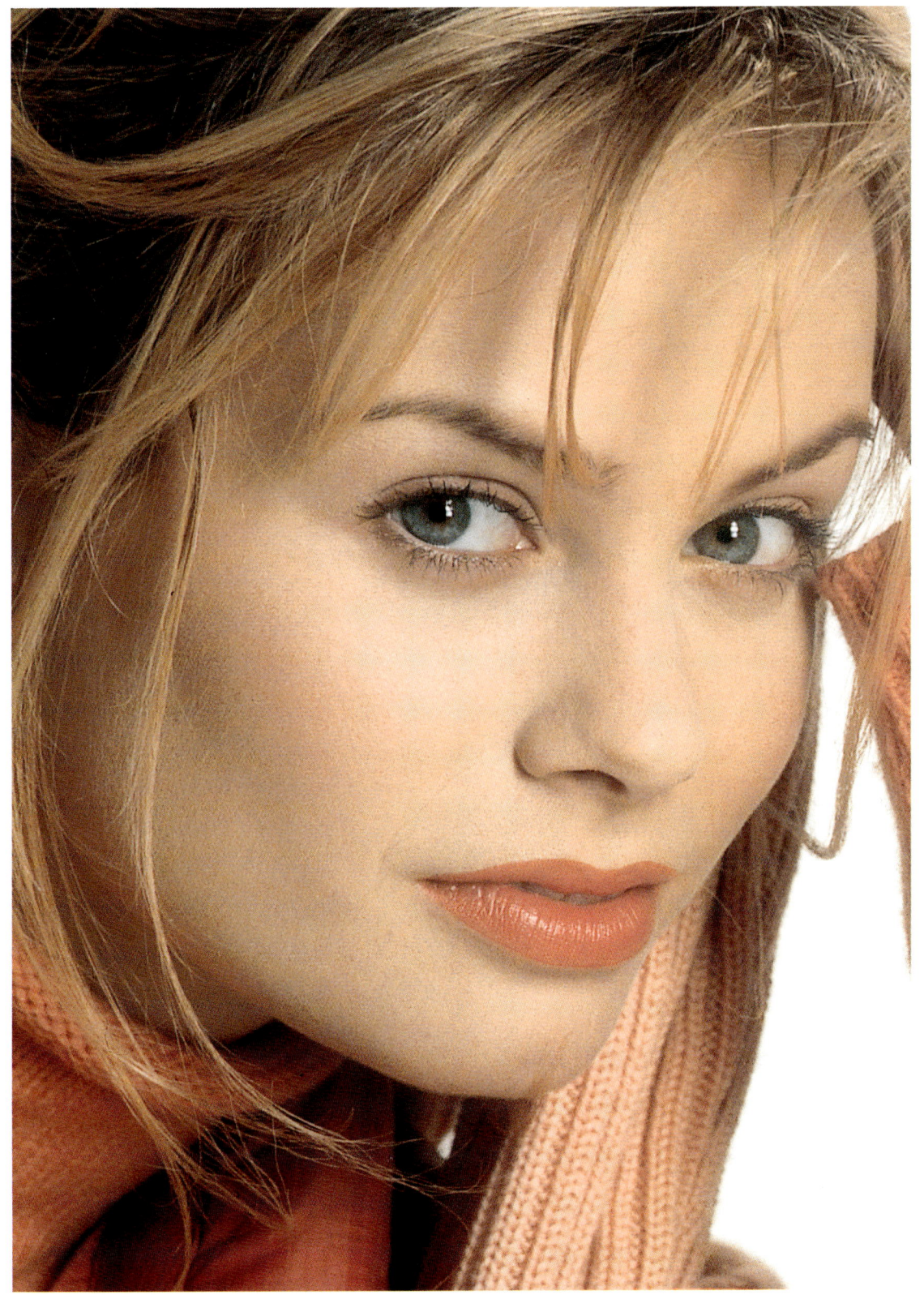

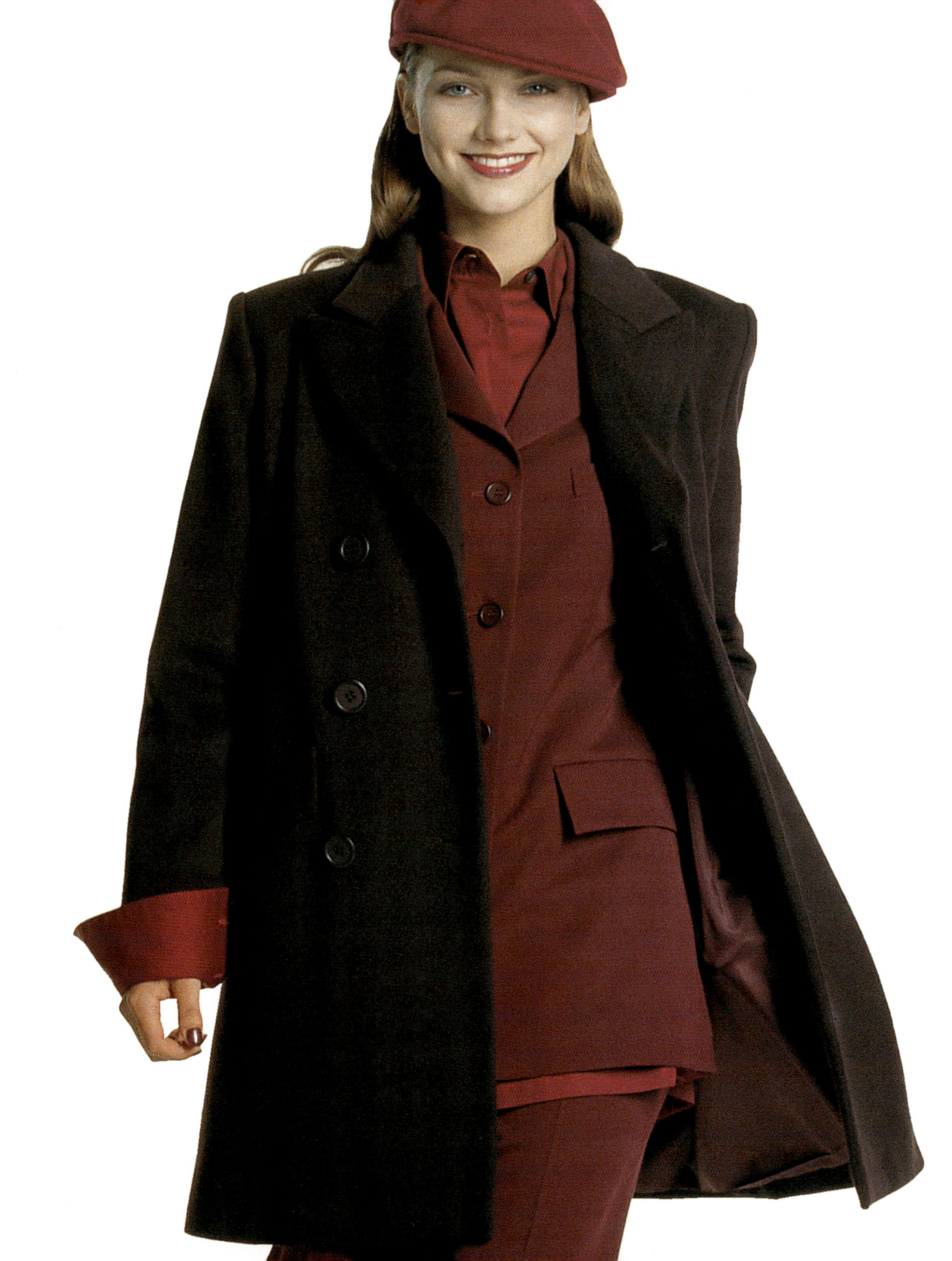

Rotnuancen für den SOMMER

Alle Rottöne, die dem Sommertyp gut stehen, haben einen leicht bläulichen (also kühlen) Unterton. Sie harmonieren dadurch perfekt mit seinem hellen, zart-blaugrundigen Teint und den aschigen Haarfarben. Zweites Merkmal der sommerlichen Rotnuancen ist ihre eher zurückhaltende Farbigkeit, mit der sie sich deutlich von den klaren, kräftigen Rots des (ebenfalls zur kalten Farbskala gehörenden) Wintertyps absetzen. Die gedämpften Rot- und Rosénuancen passen perfekt zu dem natürlichen Kolorit des Sommer-

Links: Der Sommertyp, perfekt gestylt in einer Kombination aus Aubergine- und Bordeauxrot. Bluse und Kappe in kräftigem Kirschrot setzen raffinierte Akzente

typs mit den schwach ausgeprägten Farbkontrasten.

■ Beispiele für Rot- und Rosétöne, in die sich der Sommertyp kleiden kann, sehen Sie rechts. Sie sind untereinander perfekt kombinierbar und passen zu den Sommernuancen aller anderen Farben.

■ Sommernuancen, die auch der Wintertyp tragen kann, sind mit x gekennzeichnet.

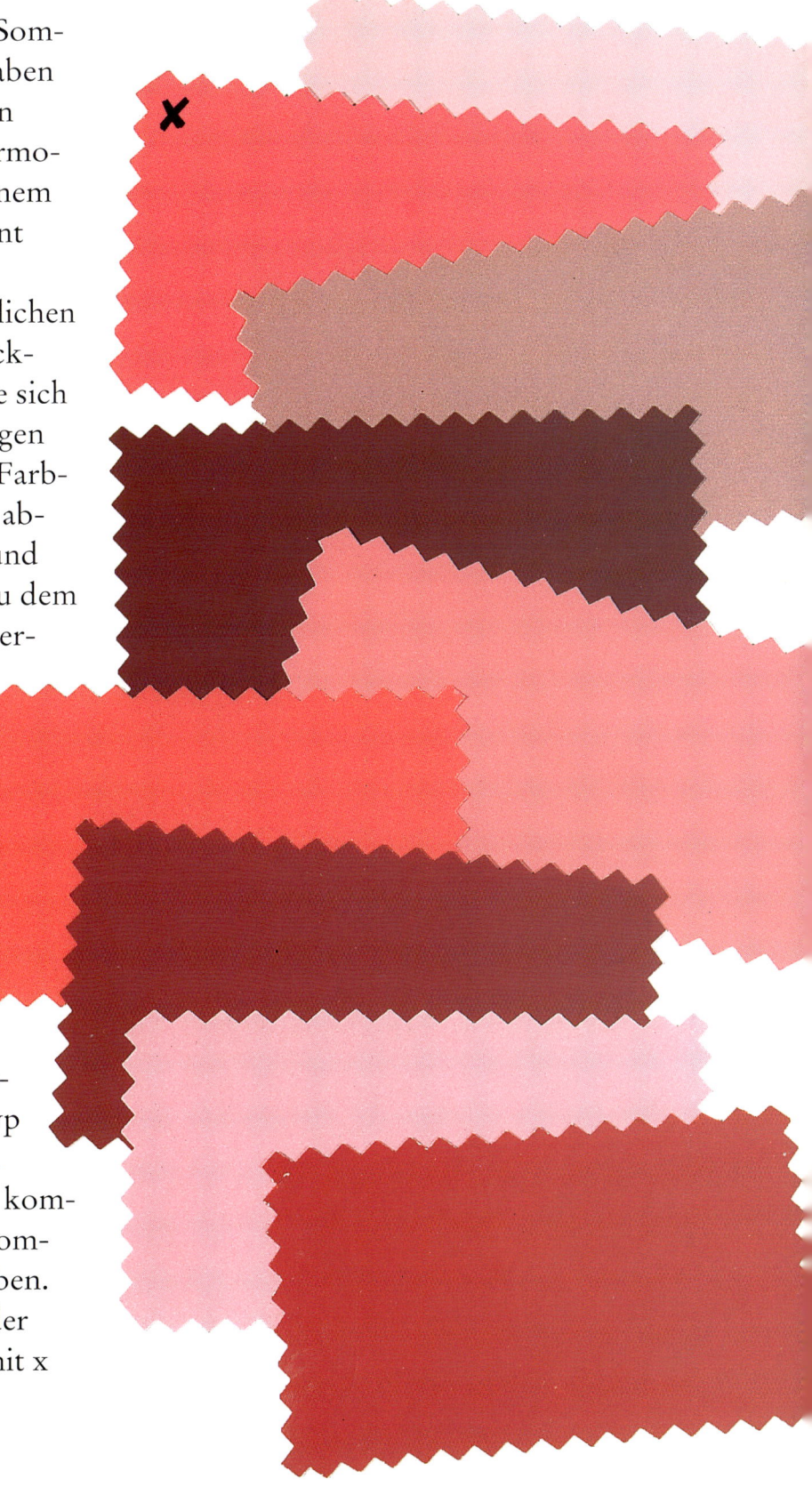

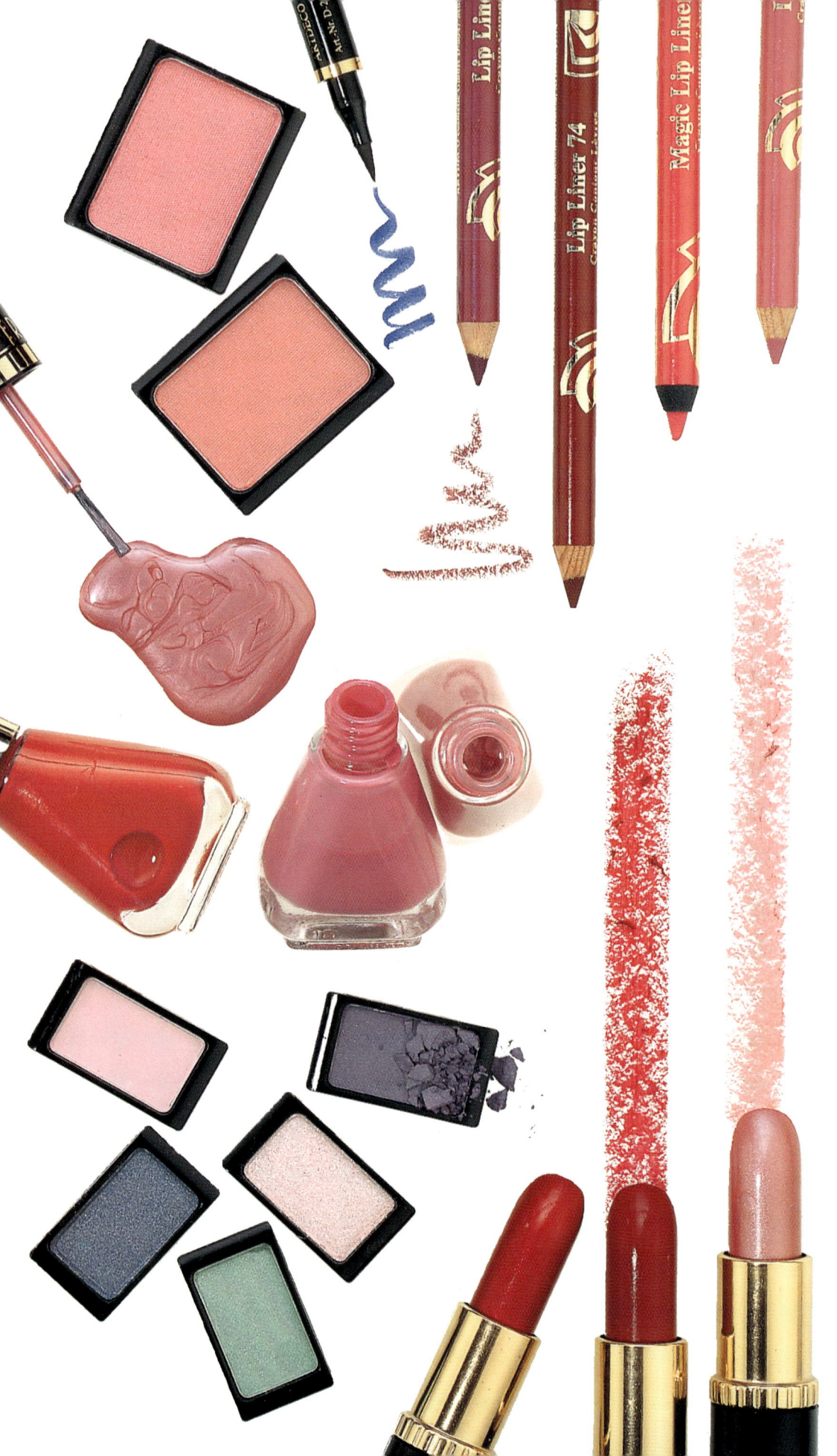

Mit den Rottönen von Lippenstift, Nagellack und Rouge kann gerade der Sommertyp wichtige Akzente setzen. Er sollte sie unbedingt nutzen, um sein zurückhaltendes, zartes Kolorit effektvoll aufzumuntern. Bei einem Outfit vorwiegend in Rottönen liegt es nahe, Lippenstift und Nagellack auf den dominanten Rotton abzustimmen. Bei zarten Rosé- oder Altrosanuancen ist es allerdings effektvoller einen kräftigeren Rotton aus der Sommerpalette zu wählen. Vorsicht: Alle grellen Pinktöne, aber auch ausdrucksloses Babyrosa ist tabu. ■ Zum Make-up mit deutlichen Rotakzenten passen nur Lidschattenfarben in zurückhaltenden, rauchigen Nuancen. Je dunkler die Lippen und Nägel, desto heller bzw. transparenter aufgetragen sollten die Lidschatten sein – und umgekehrt: zu helleren Lippenstift- und Nagellackfarben paßt kräftiger Lidschatten. (Farbbeispiele links, mehr davon auf den Seiten 56, 72 und 92)

Links: Typische Sommerrots für Lippen, Nägel und Wangen. Alle Nuancen können auch mit Perleffekt getragen werden, weil das der Affinität des Sommertyps zu seidig-glänzenden Oberflächen entspricht. Das gilt auch für die Lidschatten! Rechts: Der Sommertyp, perfekt geschminkt zum roten Outfit

SOMMER: Make-up zu Rot

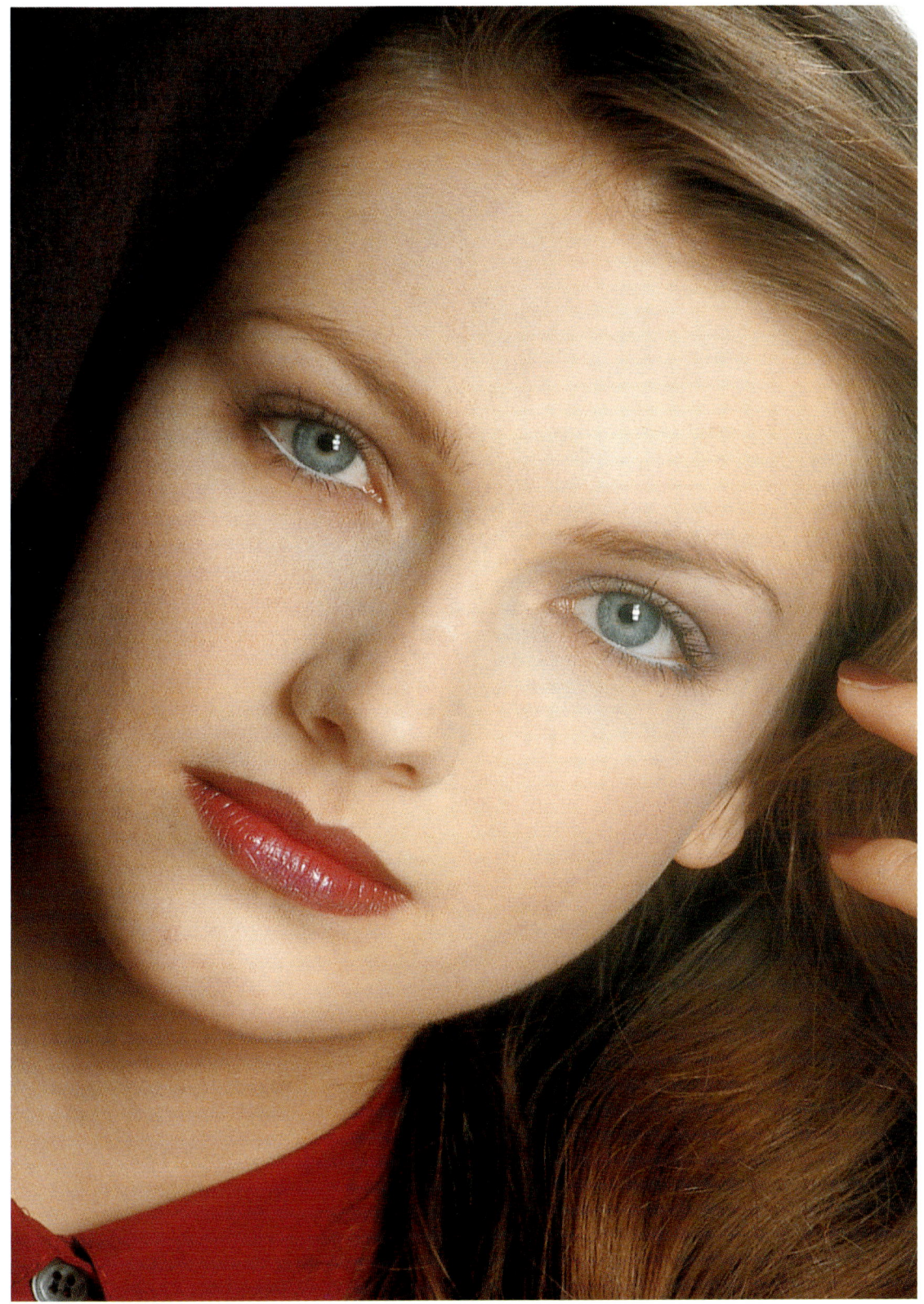

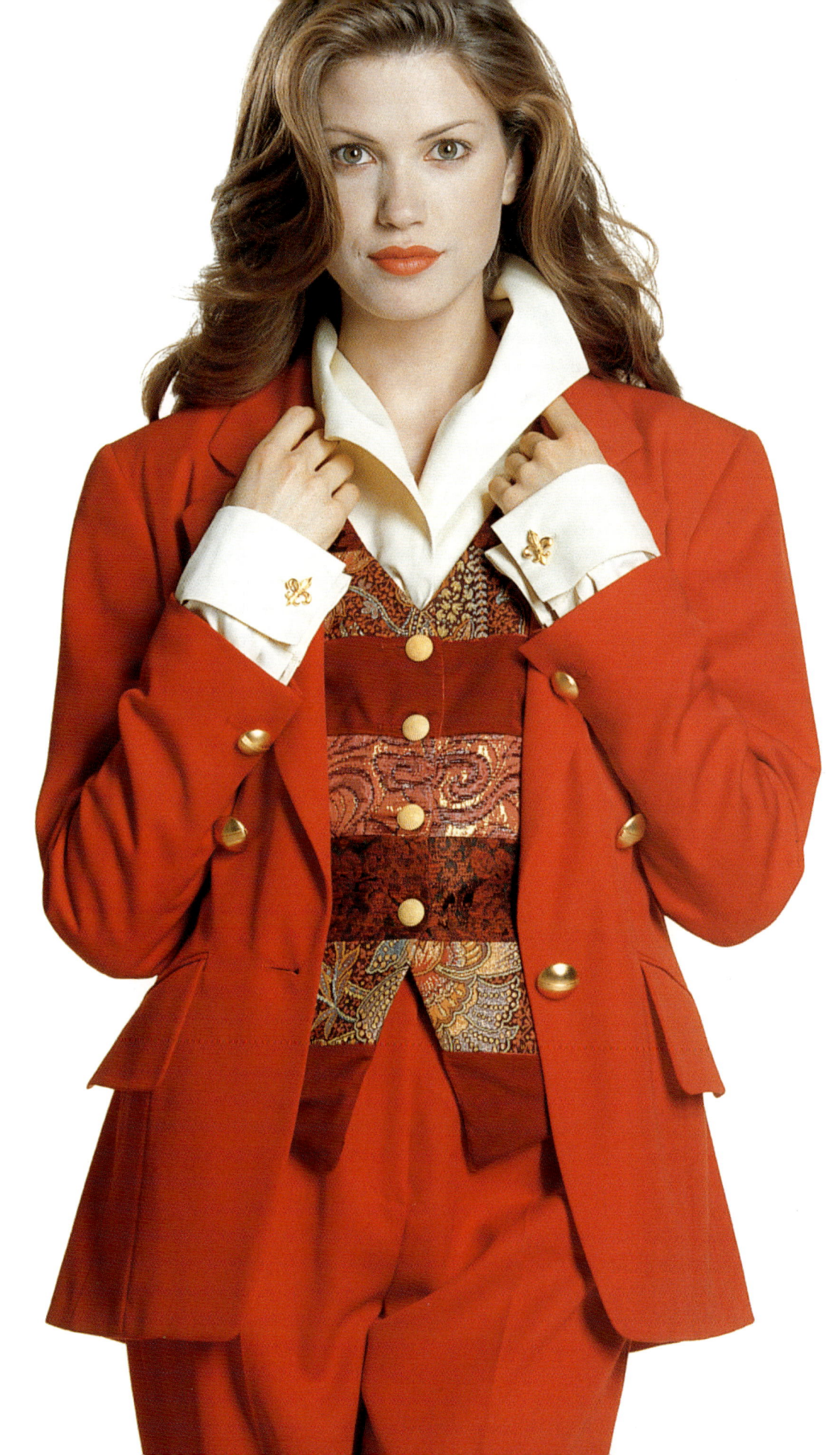

Rotnuancen für den HERBST

Rottöne, die dem Herbsttyp optimal zu Gesicht stehen, haben einen deutlich durchscheinenden, gelben Unterton. Er gibt ihnen die charakteristische Leuchtkraft, die das typische, rötlich-goldene Kolorit der Haare und der Haut (Sommersprossen!) besonders schön zur Geltung bringt. Zweites Erkennungsmerkmal der Herbstrots ist der schwere, erdig-rostige Charakter, den sie in den dunkleren Nuancen annehmen. Vor allem hier unterscheiden sie sich deutlich von den auch im dunklen Bereich sehr viel lichteren und weniger gelbgetönten Frühlingsrots (die ja ebenfalls aus der warmen Farbskala stammen).

Links: Der Herbsttyp in einer raffinierten Kombination aus Tomatenrot und Rostrot. Optimale Ergänzungen: die Bluse in warmem Ecru, Knöpfe und Manschettenknöpfe in warmgrundigem Gold

■ Beispiele für Rottöne, in denen der Herbsttyp am schönsten aussieht, sehen Sie rechts. Sie lassen sich auch mit allen anderen Herbstnuancen der anderen Farben effektvoll kombinieren.

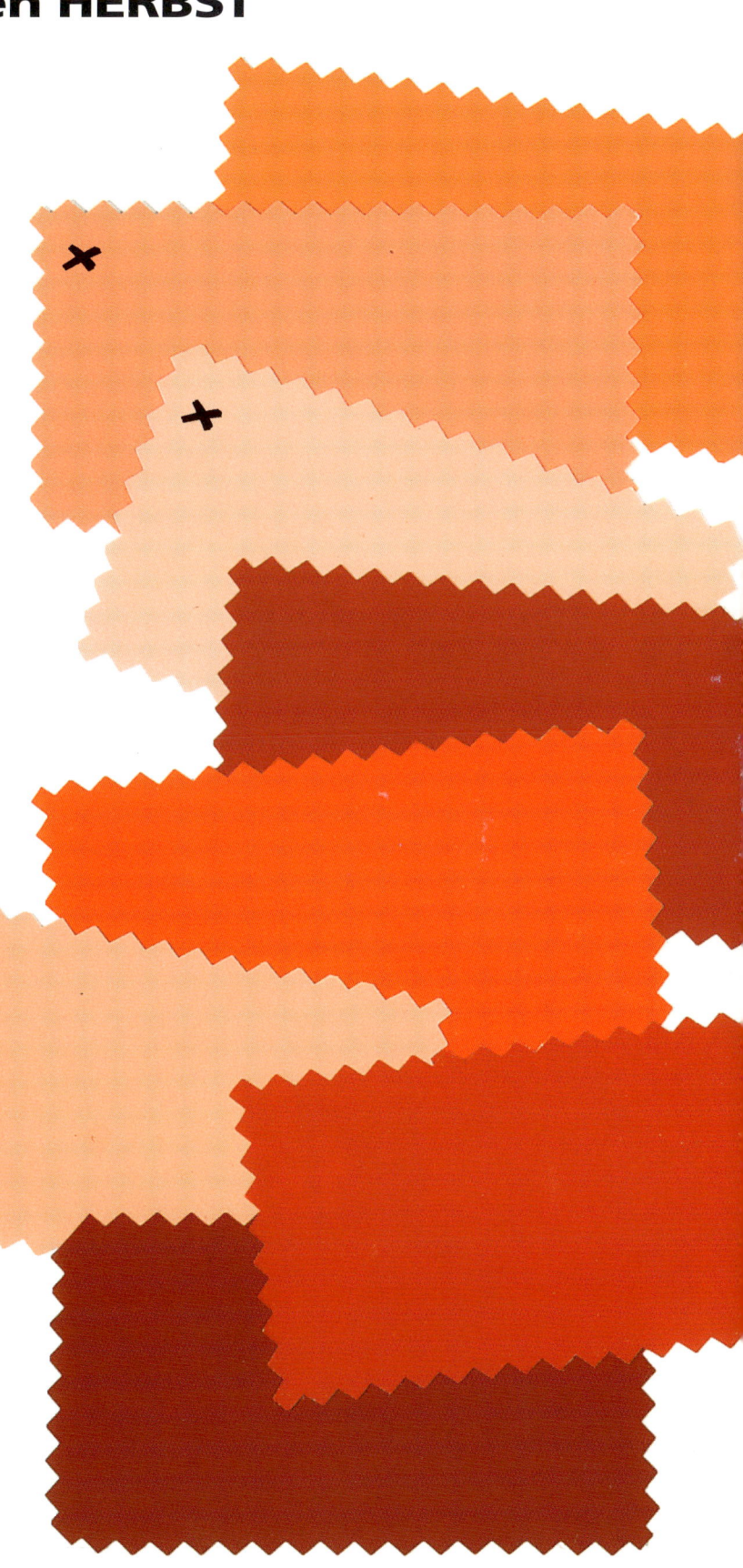

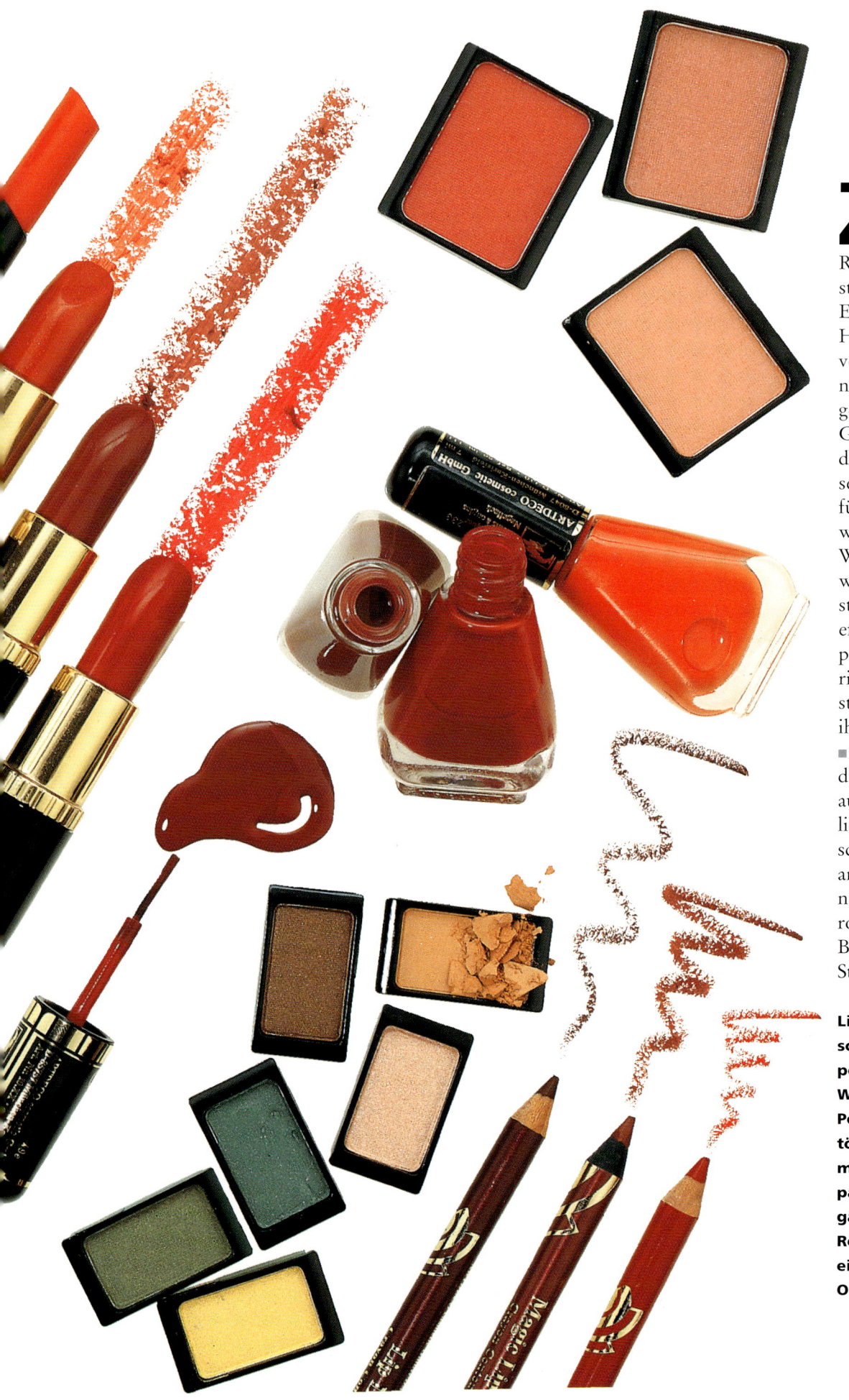

Zum Herbsttyp gehören ausdrucksvolle, tiefe und warme, leuchtende Rottöne. Das gilt für Lippenstift, Nagellack und Rouge. Ein rotes Outfit ergänzt der Herbsttyp deshalb am effektvollsten durch identische Rotnuancen auf Lippen und Nägeln, die auch um ein bis zwei Grade heller oder dunkler als die Nuancen in der Kleidung sein können. Das gilt sowohl für die kräftigen Orangerots wie für die tiefen Rosttöne. Wichtig ist, daß alle Nuancen wirklich aus der Herbstpalette stammen und keinen Perleffekt haben. Der kühle Glanz paßt nicht zum warmen Kolorit des Herbsttyps und den strukturierten Materialien, die ihm am besten stehen.

■ Wenn sich der Herbsttyp dominant in Rot kleidet und auch Nägel und Lippen deutlich betont, ist bei den Lidschattenfarben Zurückhaltung angesagt. Am besten harmonieren mit den satten Herbstrots Naturtöne von Beige über Braun bis hin zu warmem Steingrau.

Links: Eine Auswahl der schönsten Herbstrots für Lippen, Nägel und Wangen. Wichtig: Sie dürfen keinen Perlschimmer haben. Rougetöne können lebhaft sein, müssen dann aber sehr transparent und in weichen Übergängen aufgetragen werden. Rechts: Der Herbsttyp mit einem Make-up, passend zum Outfit in seinen Rotnuancen

HERBST: Make-up zu Rot

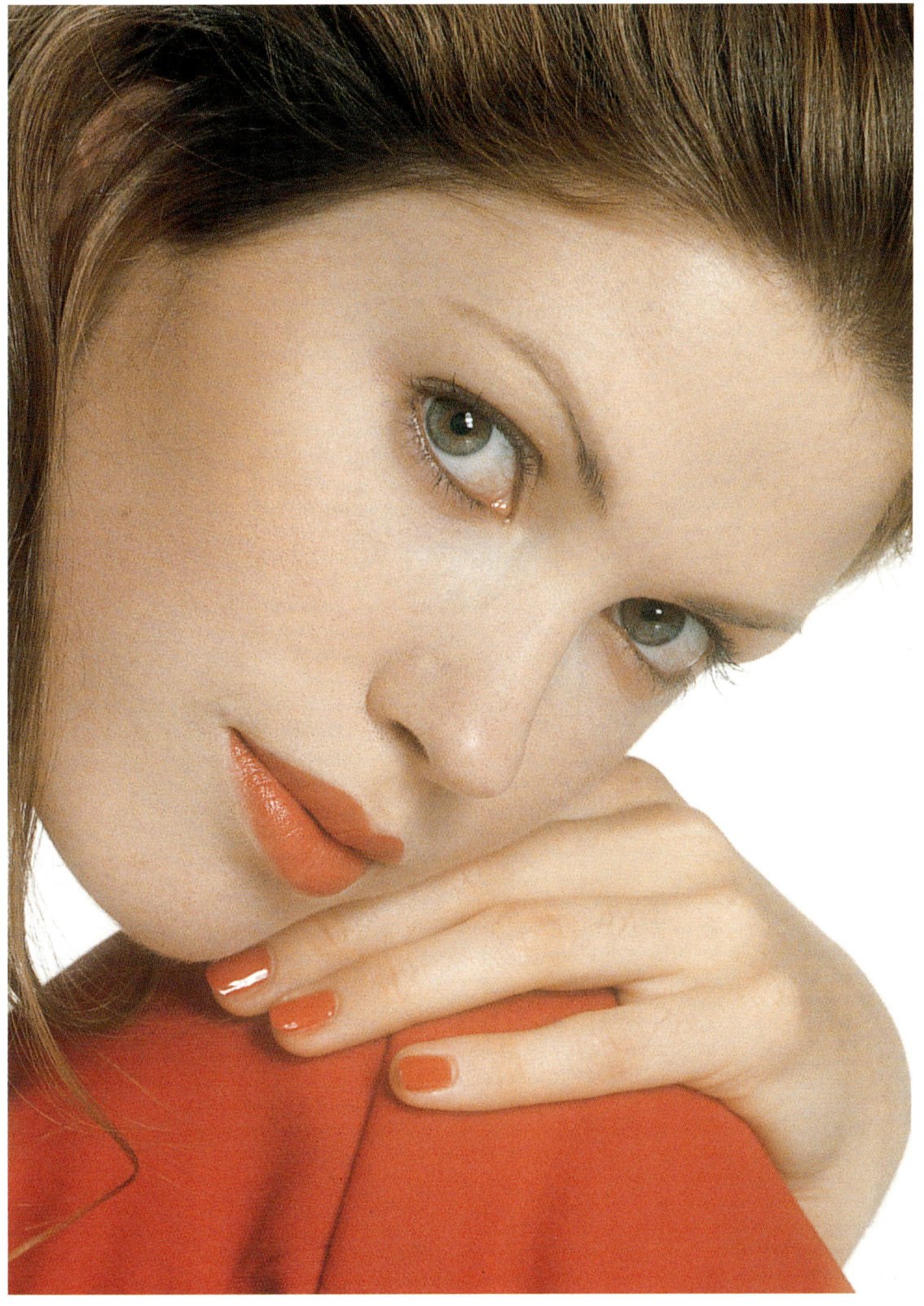

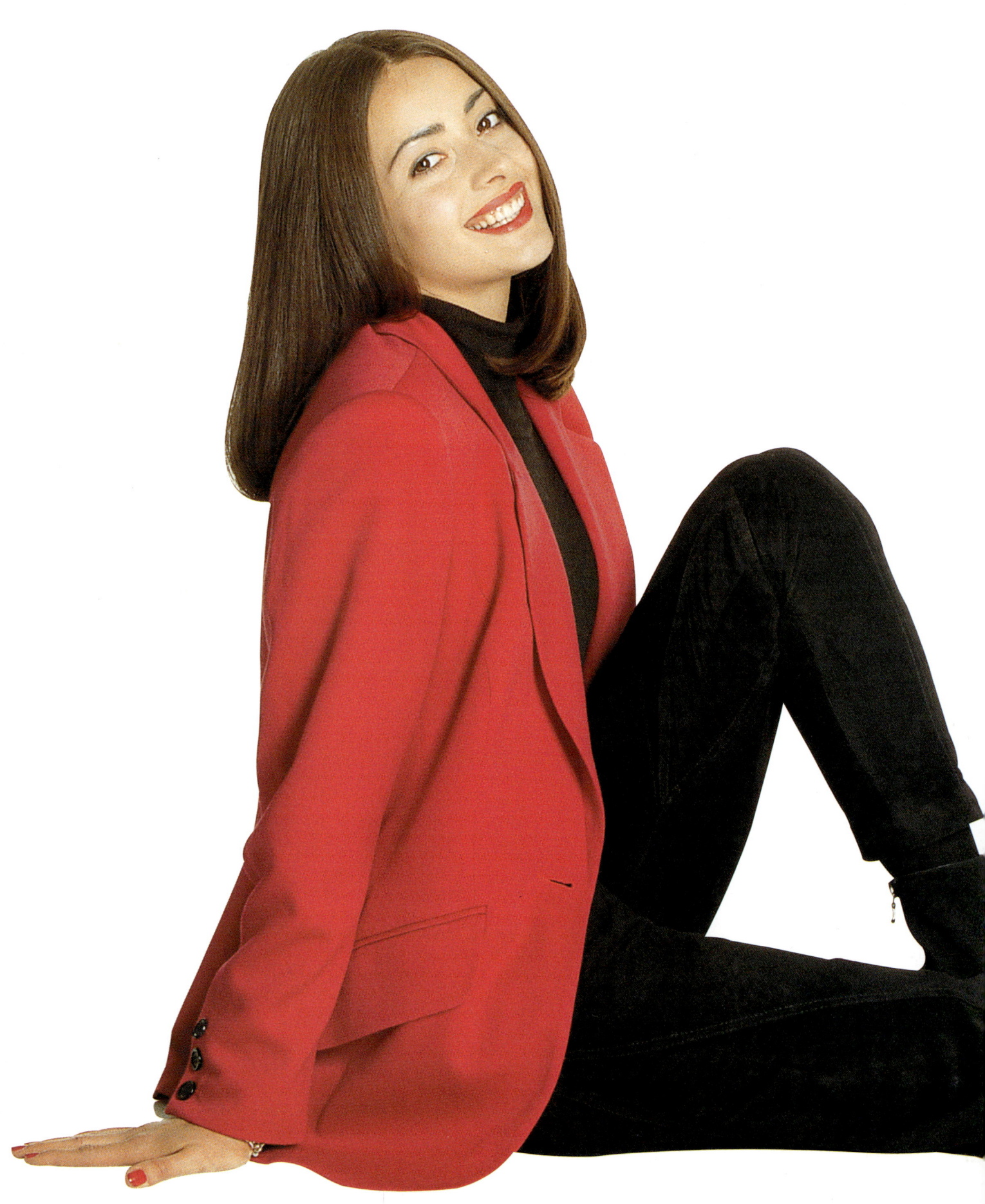

Rotnuancen für den WINTER

Rotnuancen, die dem Wintertyp am besten stehen, haben einen kräftigen, blauen, betont kalten Unterton. Sie harmonieren dadurch perfekt mit dem kühlgrundigen Teint des Typs und setzen effektvolle Gegengewichte zu dem kontrastreichen Kolorit von Haaren, Haut und Augen. Der Wintertyp kann aufgrund seiner kontrastreichen Eigenfarben auch einige besonders leuchtende Nuancen aus der (warmen!) Herbstskala tragen: z. B. Orangerot, Maigrün oder Sonnengelb.

■ Beispiele für Rotnuancen, die dem Wintertyp stehen, sehen Sie rechts.

Der Wintertyp mit einem Blazer im typischen, blaugrundigen Rot. Dazu paßt Schwarz, das er als einziger der vier Jahreszeitentypen wirklich gut tragen und mit allen Farben seiner Skala kombinieren kann

Sie lassen sich untereinander auch mit allen Winternuancen der anderen Farben kombinieren.

■ Winternuancen, die auch der Sommer tragen kann, sind mit x gekennzeichnet.

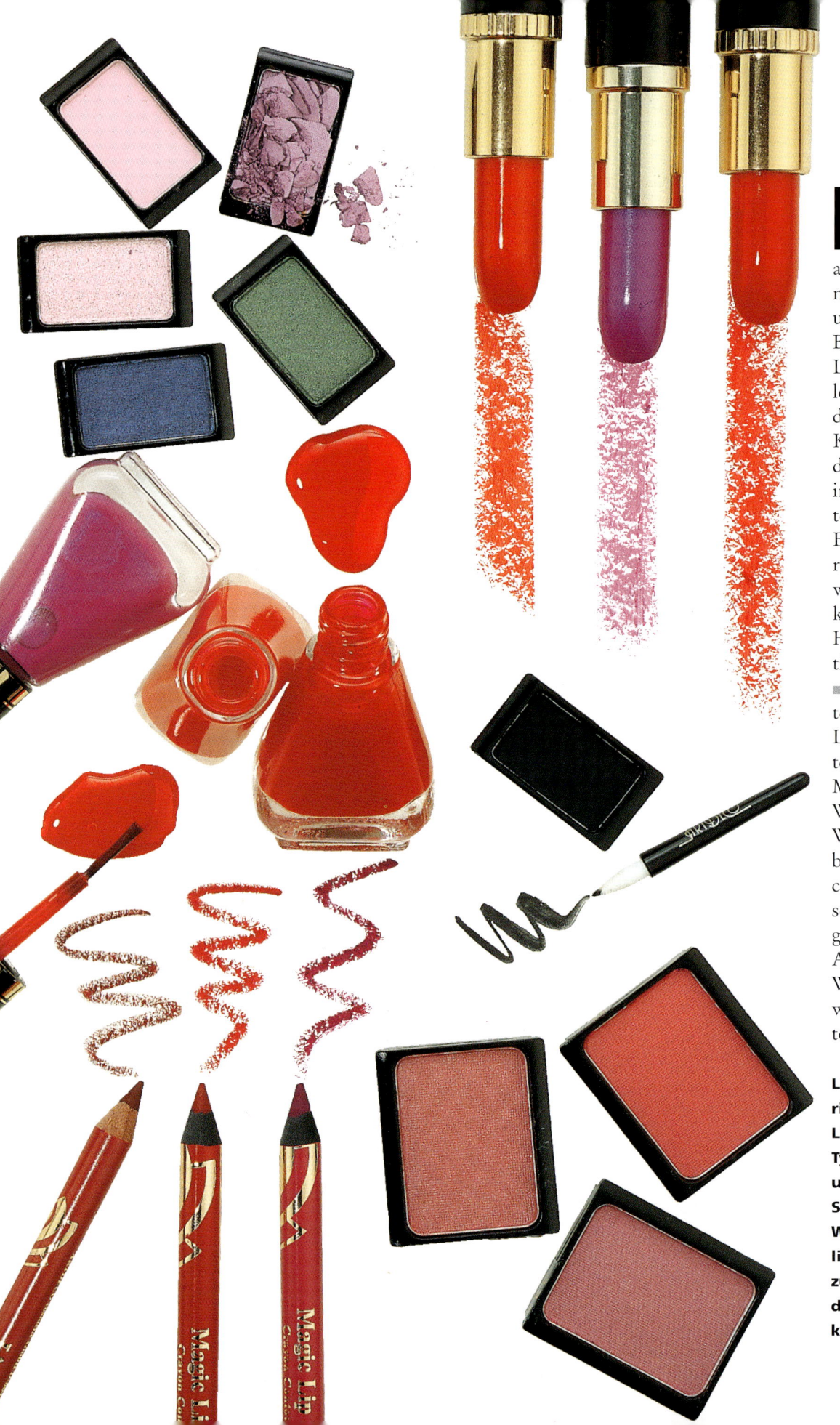

Ein Outfit in charakteristischen Winterrottönen ergänzt der Wintertyp am besten, indem er die dominante Nuance in Lippenstift und Nagellack exakt aufgreift. Bei rosigen Eistönen sollten Lippenstift und Nagellack allerdings ein bis zwei Nuancen dunkler sein.

Kräftige Kontraste, wenige, dafür aber „starke" Töne auch im Make-up sind für den Wintertyp oberste Stylingdevise. Einzig das Rot des Wangenrouges sollte er sparsam verwenden, um den schönen, klaren Kontrast von Haut zu Haaren nicht zu beeinträchtigen.

■ Für die Wahl des Lidschattens gilt: Je auffallender das Lippenrot, desto zurückhaltender sollte das Augen-Make-up sein. Dunkle, rassige Wintertypen mit schwarzen Wimpern und Brauen können bei kräftigen Lippenstiftnuancen auch mal ganz auf Lidschatten verzichten. Bei einem großen, auf Effekt angelegten Abend-Make-up kann der Wintertyp sowohl den Mund wie auch die Lider stark betonen.

Links: Eine Auswahl charakteristischer Winterrots für Lippen, Nägel und Wangen. Typisch: feuriges Signalrot und knalliges Pink. Übrigens: Schwarzer Eyeliner steht dem Wintertyp als einzigem wirklich gut! Rechts: Ein klassisch-zurückhaltendes Make-up für den Wintertyp, das auch zum knallroten Outfit edel aussieht

WINTER: Make-up zu Rot

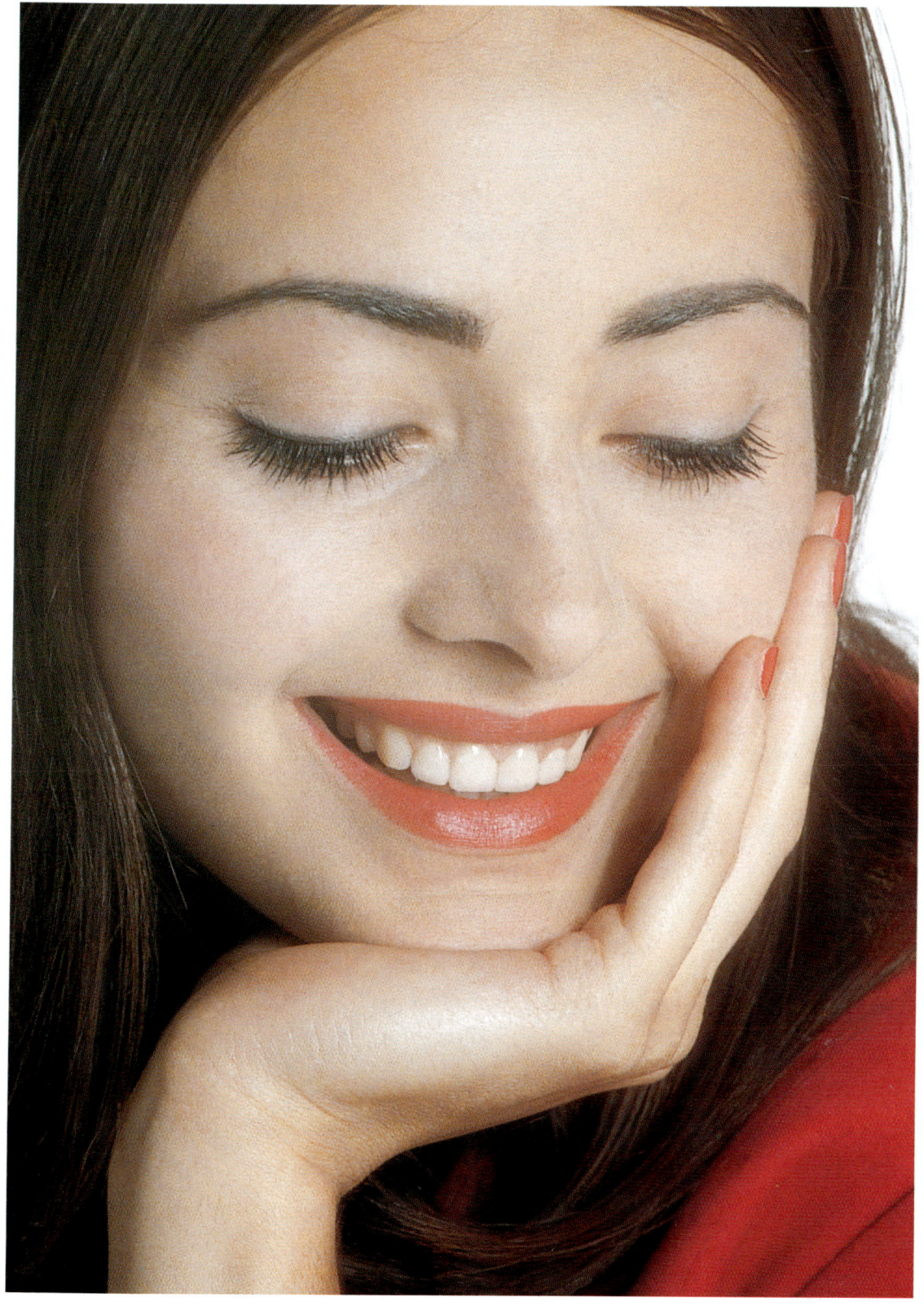

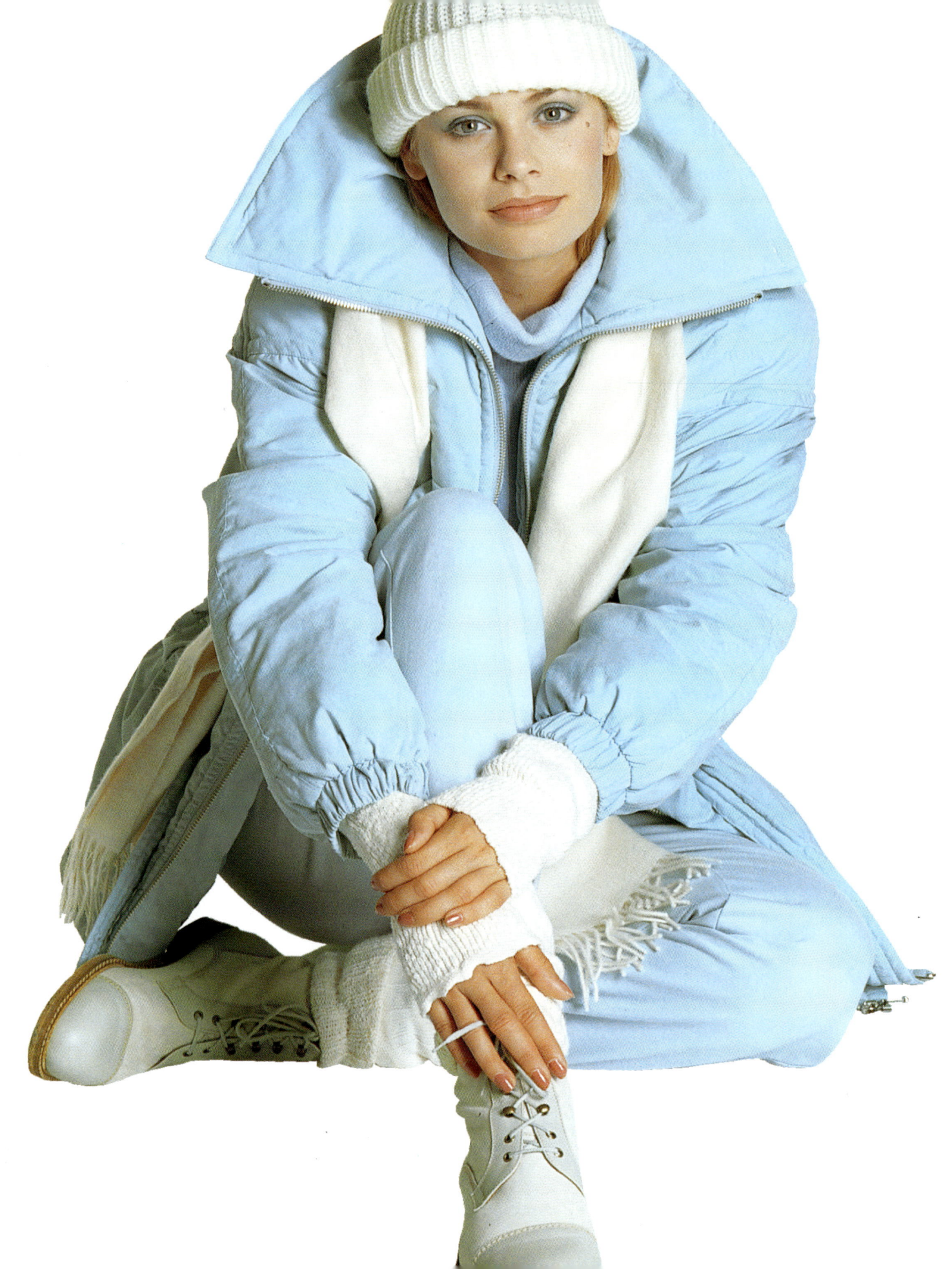

Blaunuancen für den FRÜHLING

Alle Blautöne, die dem Frühlingstyp gut stehen, sind licht, heiter und freundlich, weil sie – mal mehr mal weniger – Weiß enthalten. Dadurch passen sie sich (obwohl Blau eine kühle Farbe ist) dem von Natur aus warmen Kolorit des Frühlingstyps harmonisch an. Die Nuancen reichen von einem lichten, zarten Türkisblau bis hin zum heiteren, strahlenden Kornblumenblau. Im Gegensatz zu den Blaunuancen des Herbstes gibt es beim Frühlingsblau keine gedeckten oder sehr dunklen Nuancen. Sie würden das zarte Eigenkolorit des Typs matt und blaß erscheinen lassen.

Links: Der Frühlingstyp im blauen Outfit. Zusammen mit dem weichen Wollweiß in Mütze, Schal und Stulpen wirken die frühlingstypischen Hellblaunuancen noch schmeichelhafter

■ Beispiele für Blautöne, in die sich der Frühlingstyp kleiden sollte, sehen Sie rechts. Alle diese Blaus lassen sich sehr gut untereinander, aber auch perfekt mit den Frühlingsnuancen aller anderen Farben kombinieren.

■ Frühlingsblaus, die auch der Herbsttyp tragen kann, sind mit x gekennzeichnet.

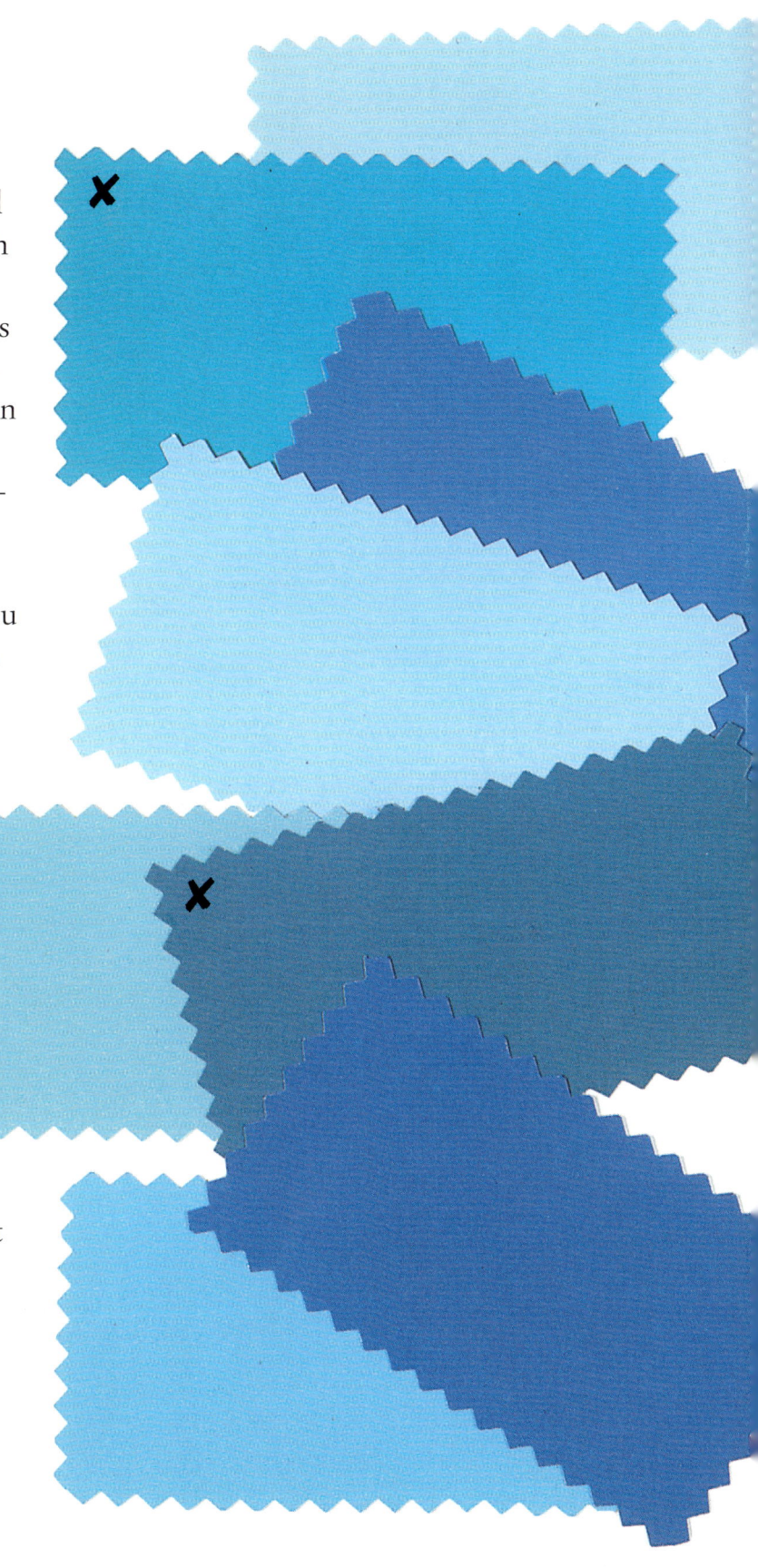

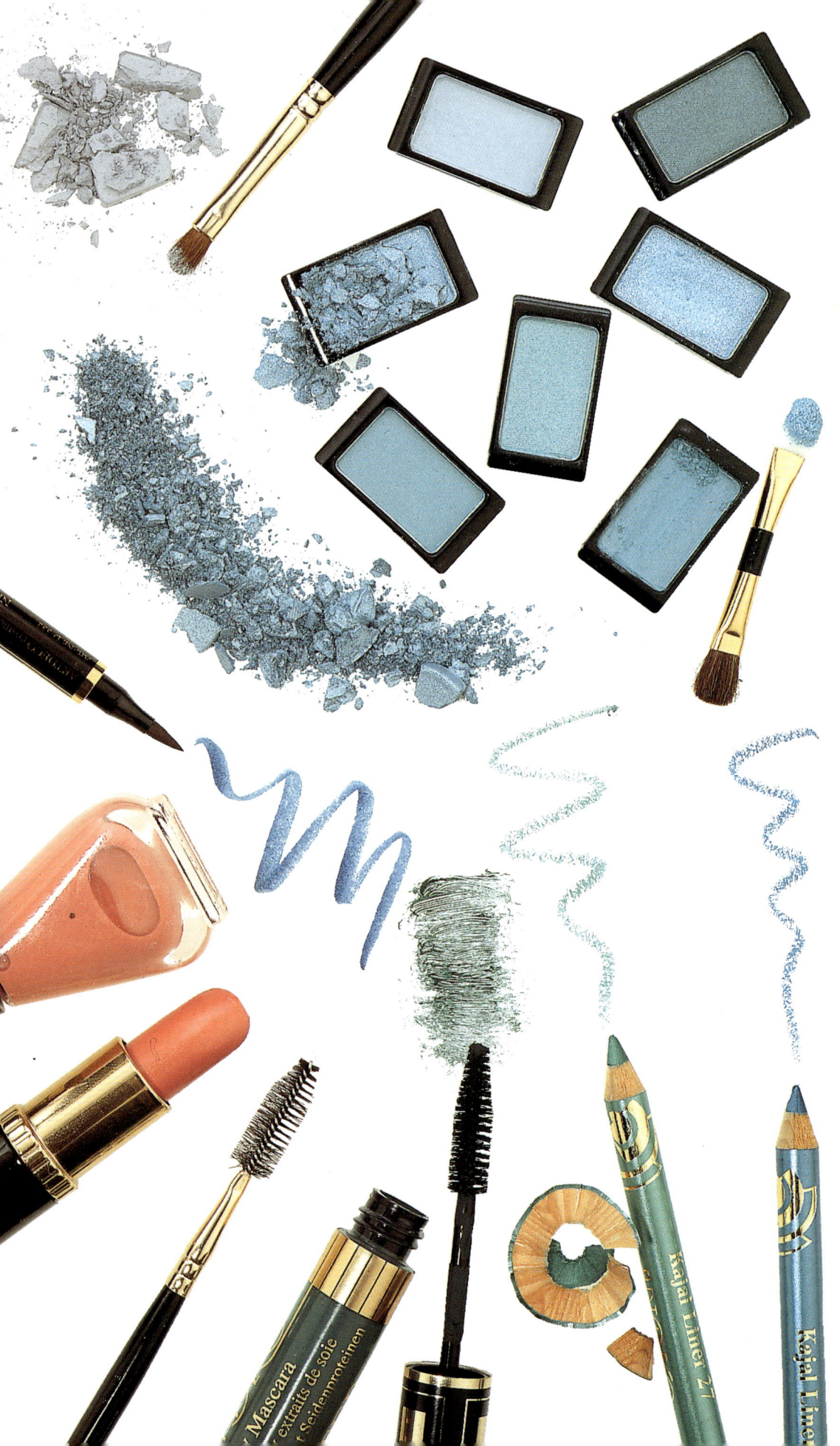

In zarten, dezenten Nuancen mit einem kräftigen Schuß Weiß, einem leichten Stich ins Rötliche oder ins Türkis unterstreicht Hellblau wie kaum eine andere Augen-Make-up-Farbe den gold-grundigen Teint des Frühlingstyps. Das gilt vor allem dann, wenn auch die Iris ein sanftes Graublau zeigt (siehe rechts). Kajal und Eyeliner sollten nur dezent und in ebenfalls sanften Blautönen eingesetzt werden, da alle harten Konturen dem Frühlingstyp nicht stehen. Optimale Farben für die Wimperntusche sind Grau, ein nicht zu dunkles Graublau oder Türkisblau.

Links: Optimale Blaunuancen für das Augen-Make-up des Frühlingstyps. Achtung: Keinen Lidpuder mit Perleffekt wählen. Der kühle Glanz paßt nicht zum „warmen" Frühlingstyp. Ein betont zurückhaltender, warmer Rotton auf Lippen und Nägeln sieht zum blauen Augen-Make-up am schönsten aus. Es passen aber auch die übrigen Rots der Frühlingspalette (siehe Seite 36). Rechts: Der Frühlingstyp perfekt geschminkt zum Outfit in Blau

FRÜHLING: Make-up zu Blau

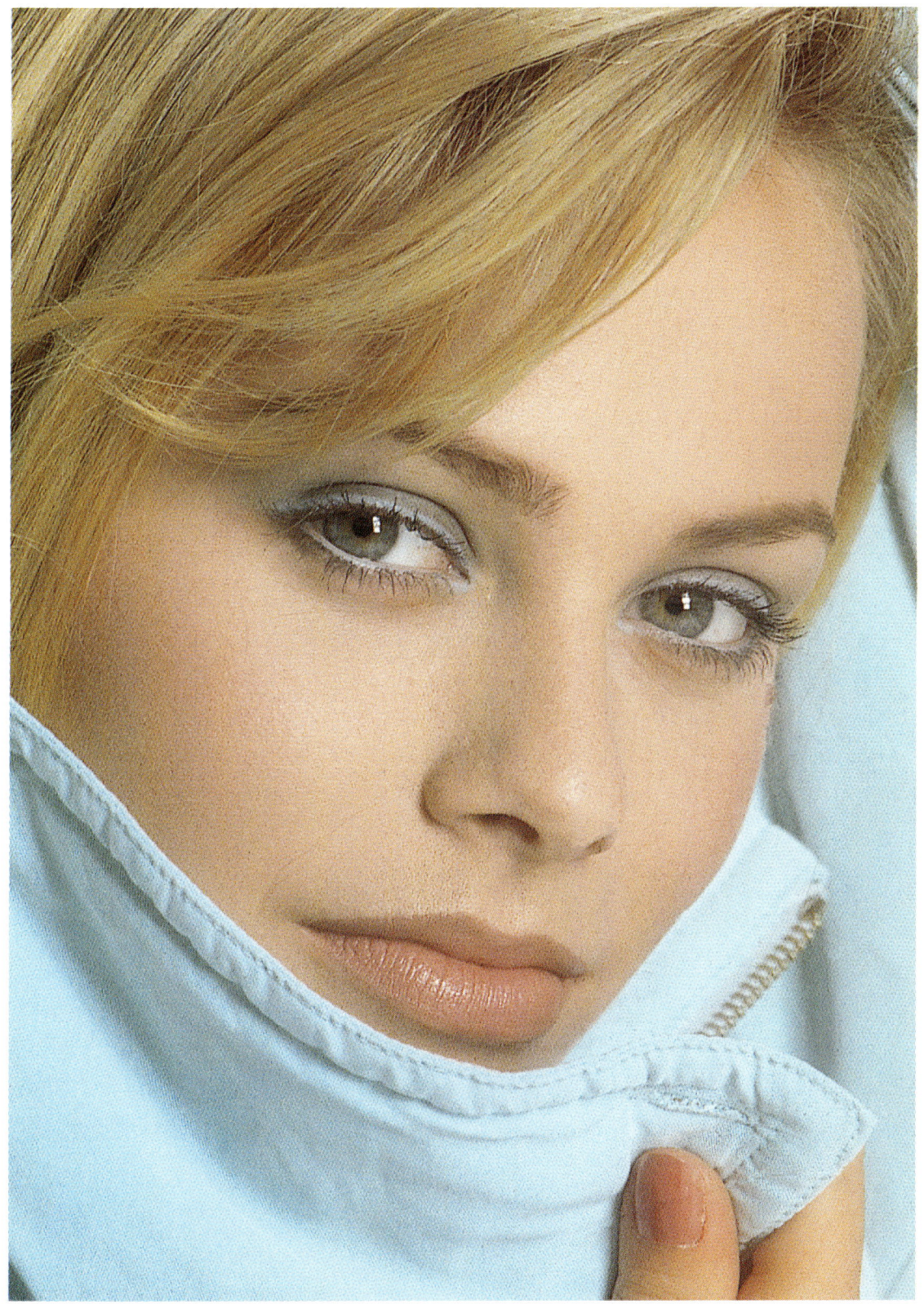

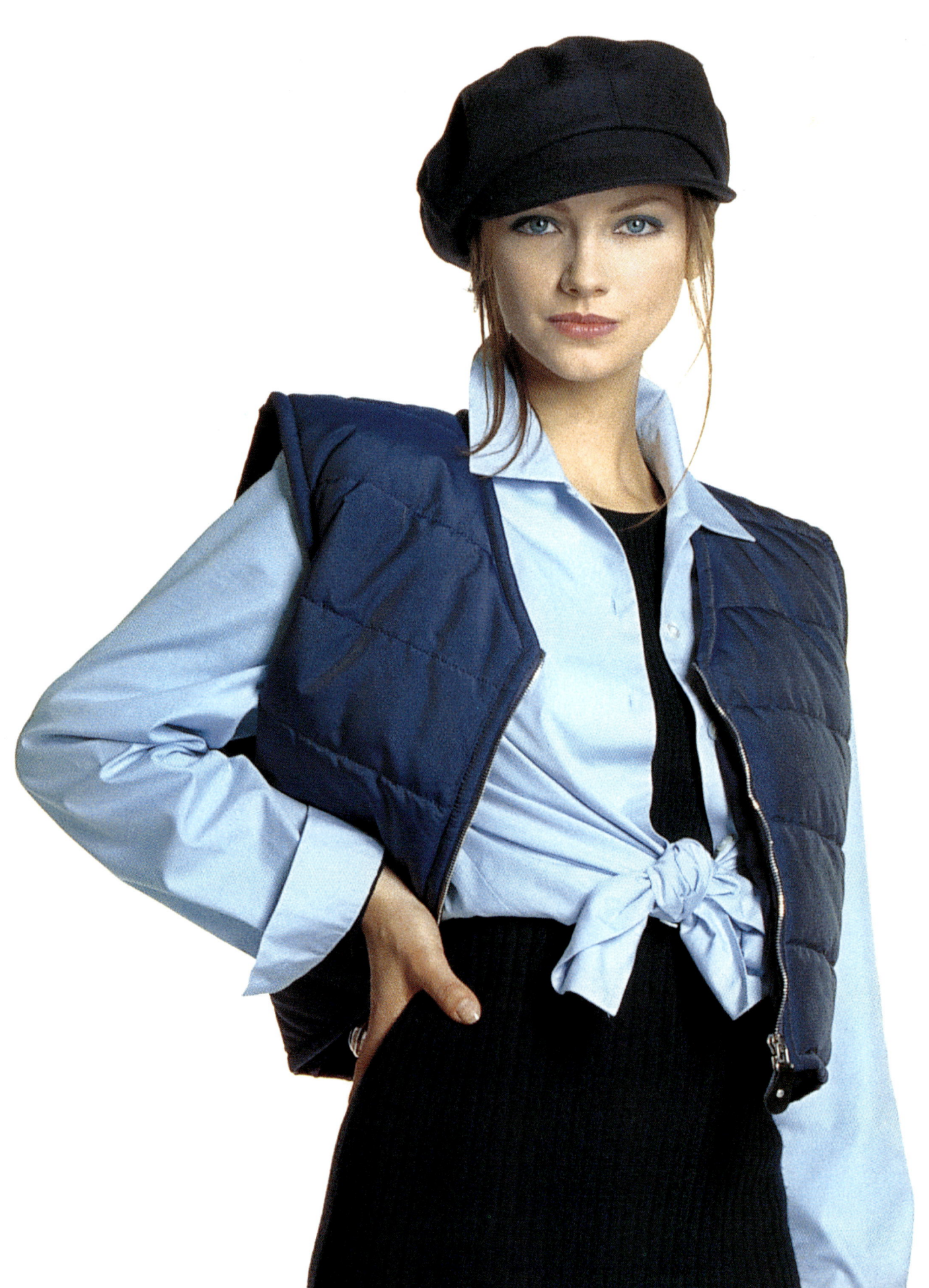

Blaunuancen für den SOMMER

Blaunuancen, die zum Sommertyp am besten passen, wirken zurückhaltend, gedeckt und oft etwas rauchig oder verwaschen. Dadurch harmonieren sie perfekt mit dem zarten, kühlen Kolorit des Sommerteints und den typisch aschigen Haarfarben. Eisige oder grelle Blaunuancen, wie sie der (ebenfalls zur kühlen Farbskala gehörende) Wintertyp tragen kann, stehen dem Sommertyp nicht zu Gesicht. Sie überstrahlen seine zarten Farben, so daß er blaß und unscheinbar wirkt.

■ Beispiele für Blaunuancen, in die sich der Sommertyp kleiden sollte, sehen Sie rechts.

Links: Der Sommertyp in einer raffinierten Kombination von Blaunuancen. Das Schlauchkleid in dunklem Marineblau wird aufgepeppt durch eine Steppweste in Rauchblau und eine Bluse in milchigem Hellblau. Die Kappe nimmt das Blau des Kleides wieder auf

Alle diese Blaus lassen sich untereinander kombinieren und passen perfekt zu den Sommernuancen aller anderen Farben.

■ Sommernuancen, die auch der Wintertyp tragen kann, sind mit x gekennzeichnet.

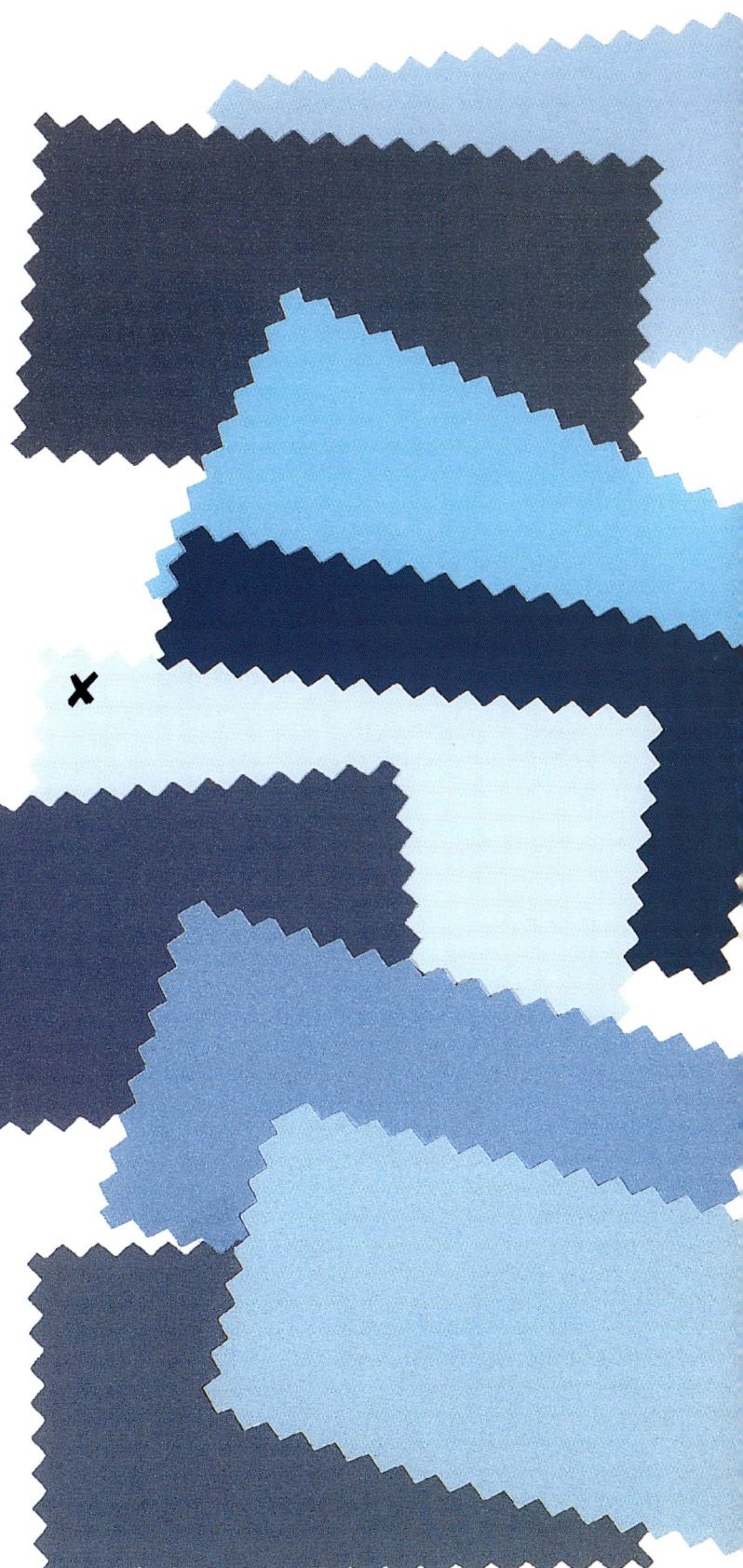

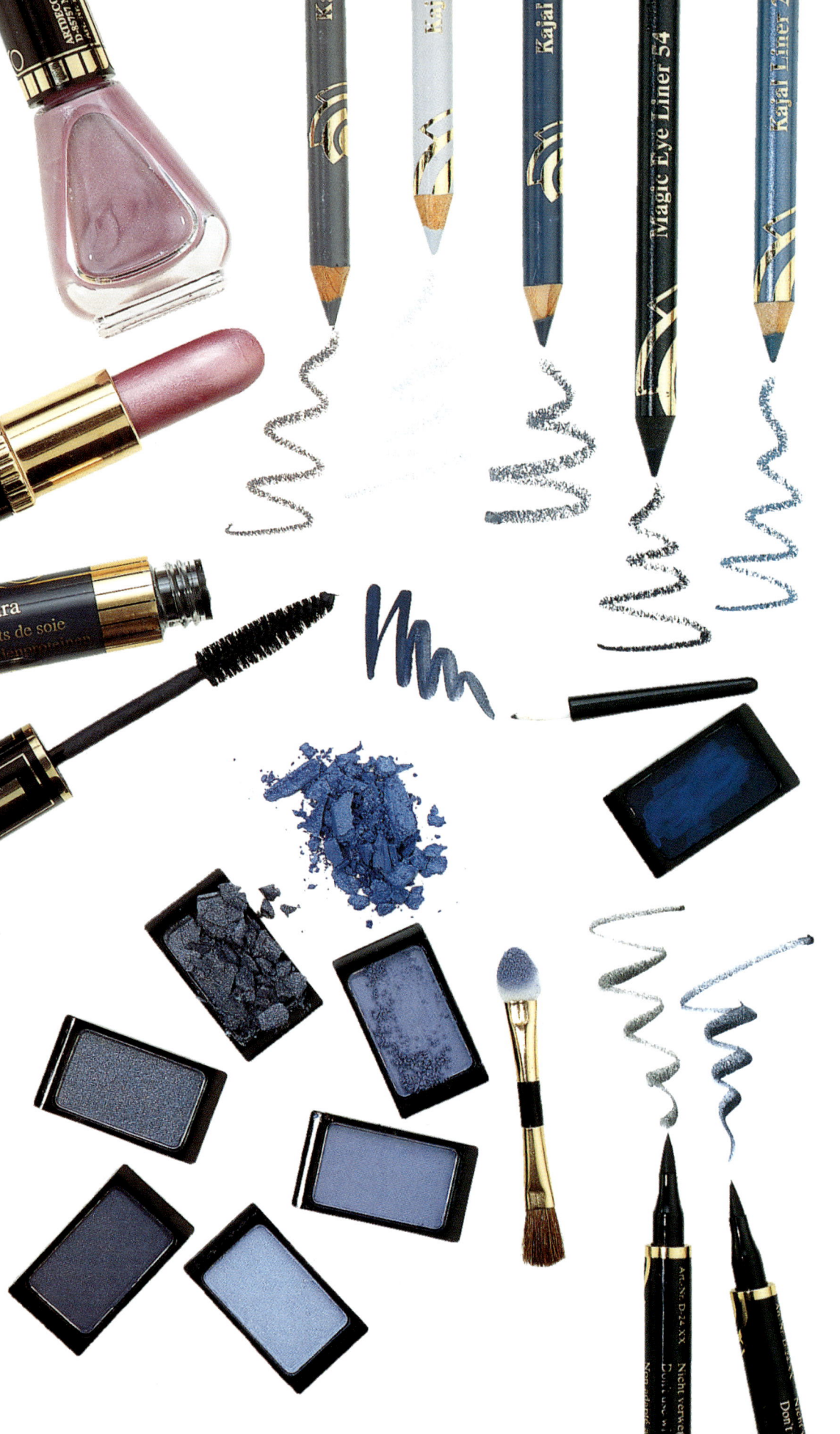

Zum blauen Outfit ein Augen-Make-up in Blau – das sieht vor allem dann besonders schön aus, wenn auch die Iris der Augen Graublau oder Hellgrau ist. Lidschattenpuder und -stifte in den kühlen, zarten Grau- und Silbernuancen der Sommerpalette sorgen hier für perfekte Ergänzung. Sind die Augen hell- bis dunkelbraun, passen dunklere, ins Violett spielende Blaunuancen besser. Kajal und Eyeliner sollten nur dezent eingesetzt werden, da der Sommertyp kein dramatisches Make-up und keine harten Konturen verträgt. Schön kann es aussehen, wenn der untere Augenrand innen mit weißem oder hellblauem Kajal ausgemalt und das Augenweiß dadurch betont wird. Optimale Farben für die Wimperntusche sind Graublau und Violettblau.

Links: Farben für ein Augen-Make-up in optimalen sommerlichen Blaunuancen. Sie können auch Perlglanz haben, weil der zarte Schimmer gut zum kühlen, kontrastarmen Kolorit des Sommertyps paßt. Schön dazu: ein bläuliches Violett für Lippen und Nägel. Rechts: Der Sommertyp mit einem Make-up passend zum blauen Outfit

SOMMER: Make-up zu Blau

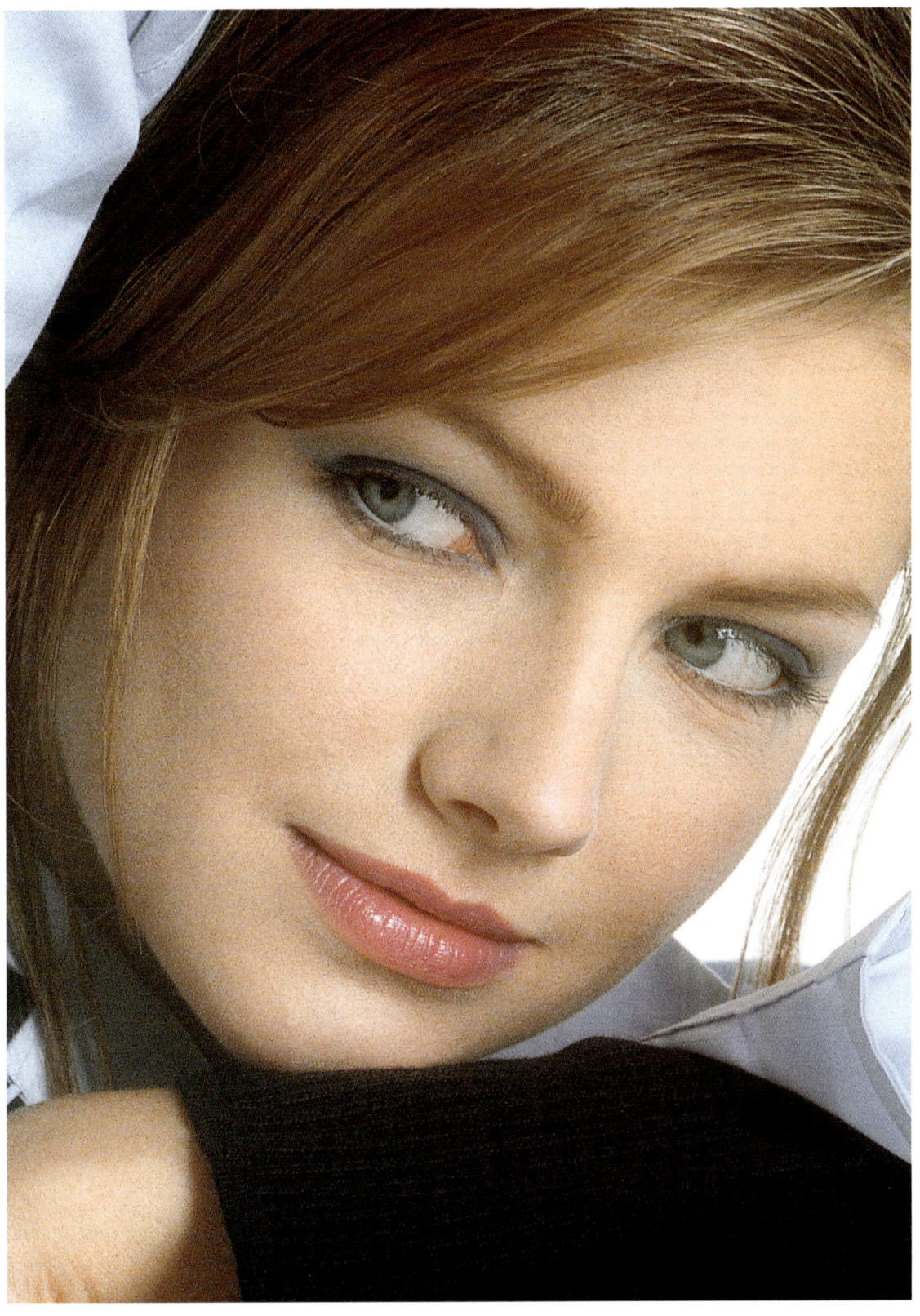

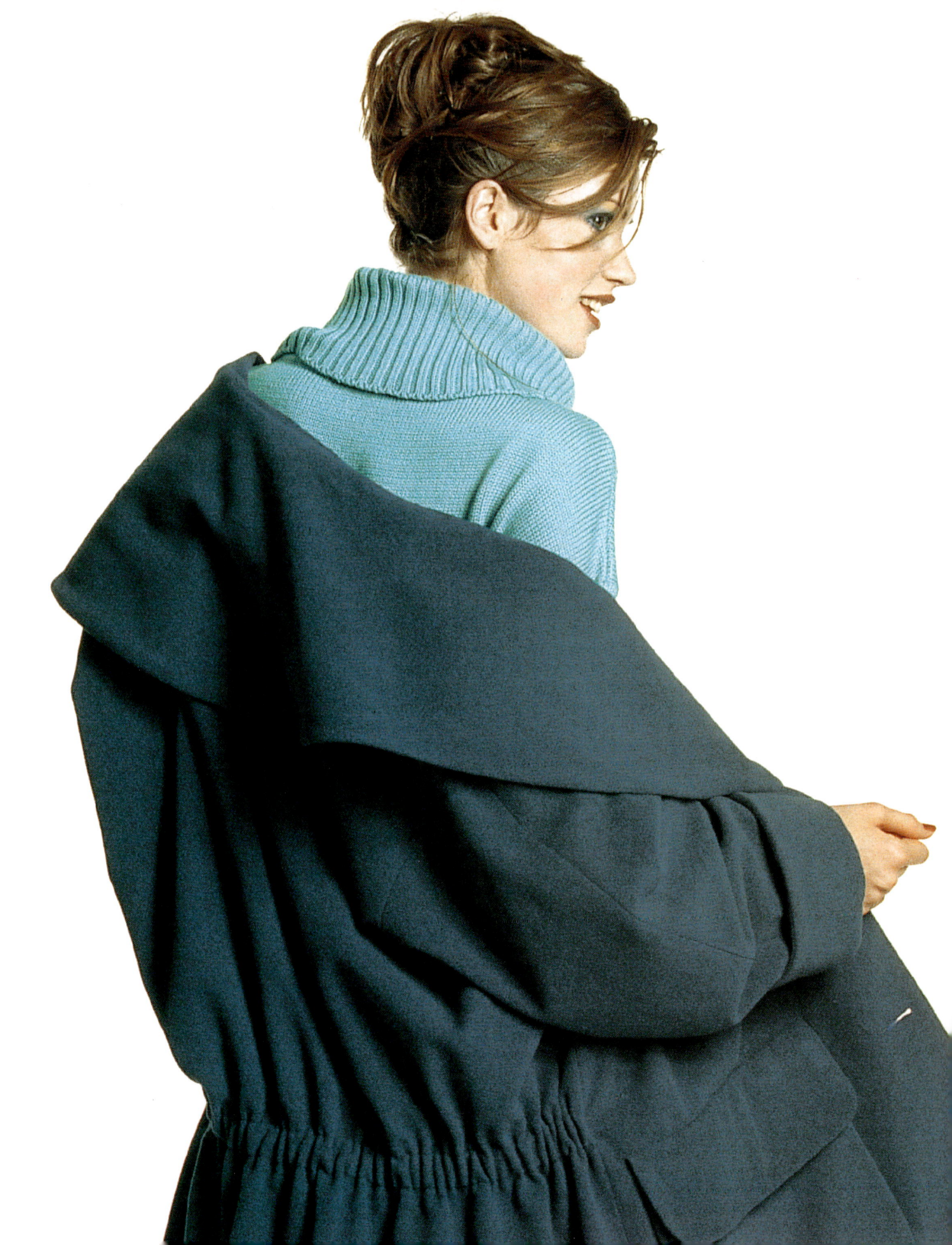

Blaunuancen für den HERBST

Alle Blaunuancen, die dem Herbsttyp gut stehen, sind von gedeckter, aber dennoch tiefer und starker Leuchtkraft. Die kalte Farbe Blau paßt sich auf diese Weise dem warmen Kolorit des Herbsttyps optimal an. Zweites Merkmal der herbstlichen Blaunuancen ist ein Stich ins Rotviolett (Pflaumenblau) oder ins Grün, das ihnen den charakteristischen Petrolton verleiht. Anders als bei den Blaunuancen des Frühlingstyps gibt es beim Herbstblau keine strahlenden, heiteren Nuancen. Sie würden neben den ausdrucksvollen Eigenfarben des Herbsttyps zu dünn oder zu aufdringlich wirken.

Links: Der Herbsttyp in einer hellen und in einer dunklen Nuance des für ihn typischen Petrolblaus. Optimal ist auch die weiche, aber ausdrucksvolle Struktur von Rippenstrick und Wollstoff

■ Blautöne für den Herbsttyp sehen Sie rechts. Sie lassen sich untereinander kombinieren und passen perfekt zu den Herbstnuancen aller übrigen Farben.

■ Nuancen, die auch der Frühlingstyp tragen kann, sind mit x gekennzeichnet.

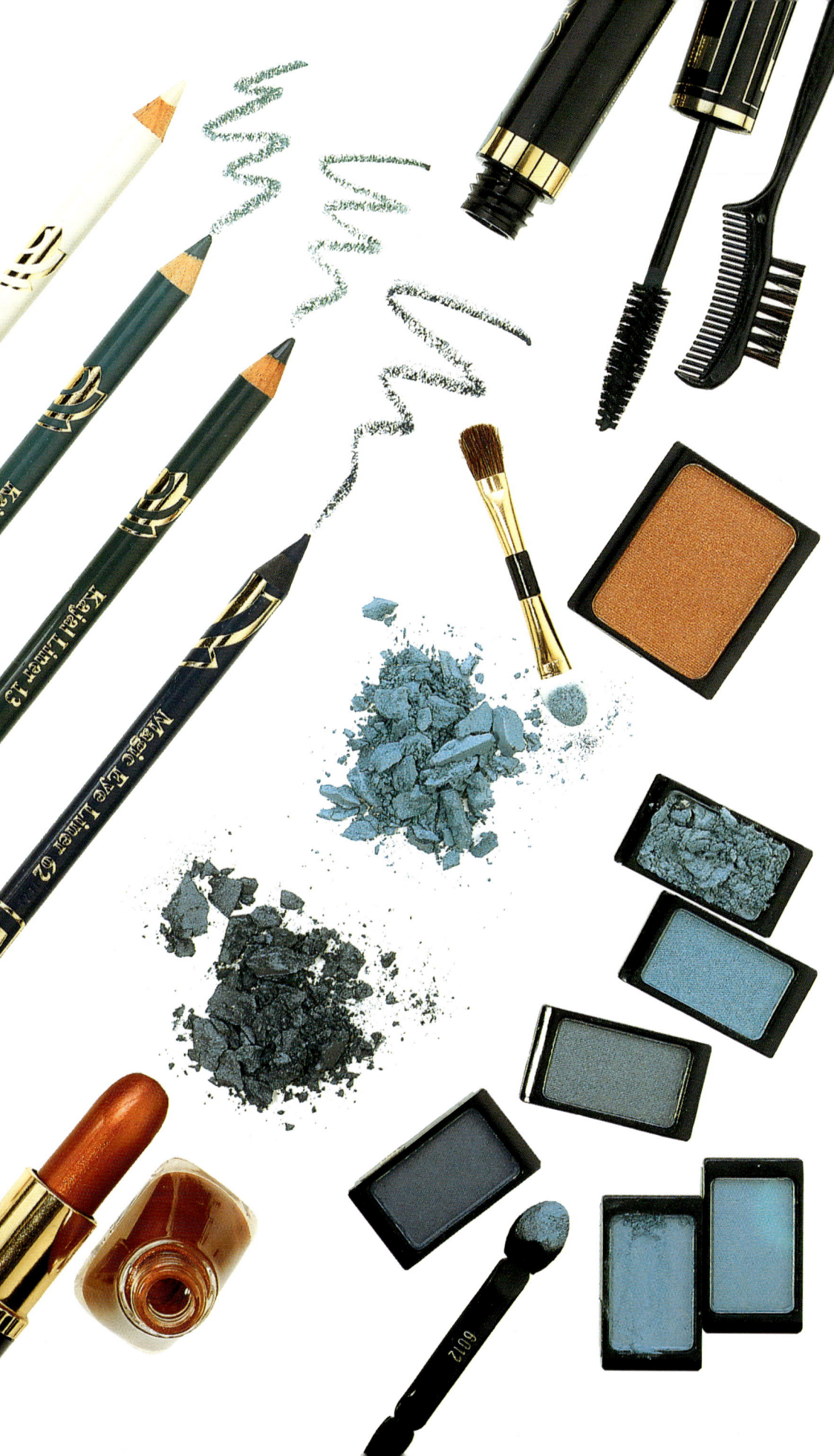

Wenn sich der Herbsttyp passend zu einem blauen Outfit schminkt, sollten auch die Lidschatten und der Eyeliner den typischen petrolblauen oder violettblauen Ton haben. So harmonieren sie am schönsten mit den rötlichen Untertönen von Haut und Haaren und bringen auch topasbraune, bernsteinfarbene oder haselnußbraune Augen optimal zur Geltung. Das warme, ausdrucksvolle Kolorit des Herbsttyps verträgt es sogar, wenn die Farbe kräftig aufgetragen wird. Harte Konturen durch Kajal oder Eyeliner sollten allerdings vermieden werden.

Links: Optimale Blaunuancen für das Augen-Make-up des Herbsttyps. Wichtig: Alle Farben sind matt, da Perl- und Silberglanz zum Herbsttyp, seinen Farben und seinen Materialien nicht passen. Optimal zum herbstblauen Augen-Make-up: ein Kupferrot für Lippen, Nägel und Wangen. Es darf kräftig sein, wenn das Augen-Make-up dezent ist und umgekehrt. Alle Rottöne von Seite 44 sind ebenfalls richtig.
Rechts: Der Herbsttyp, passend geschminkt zum blauen Outfit

HERBST: Make-up zu Blau

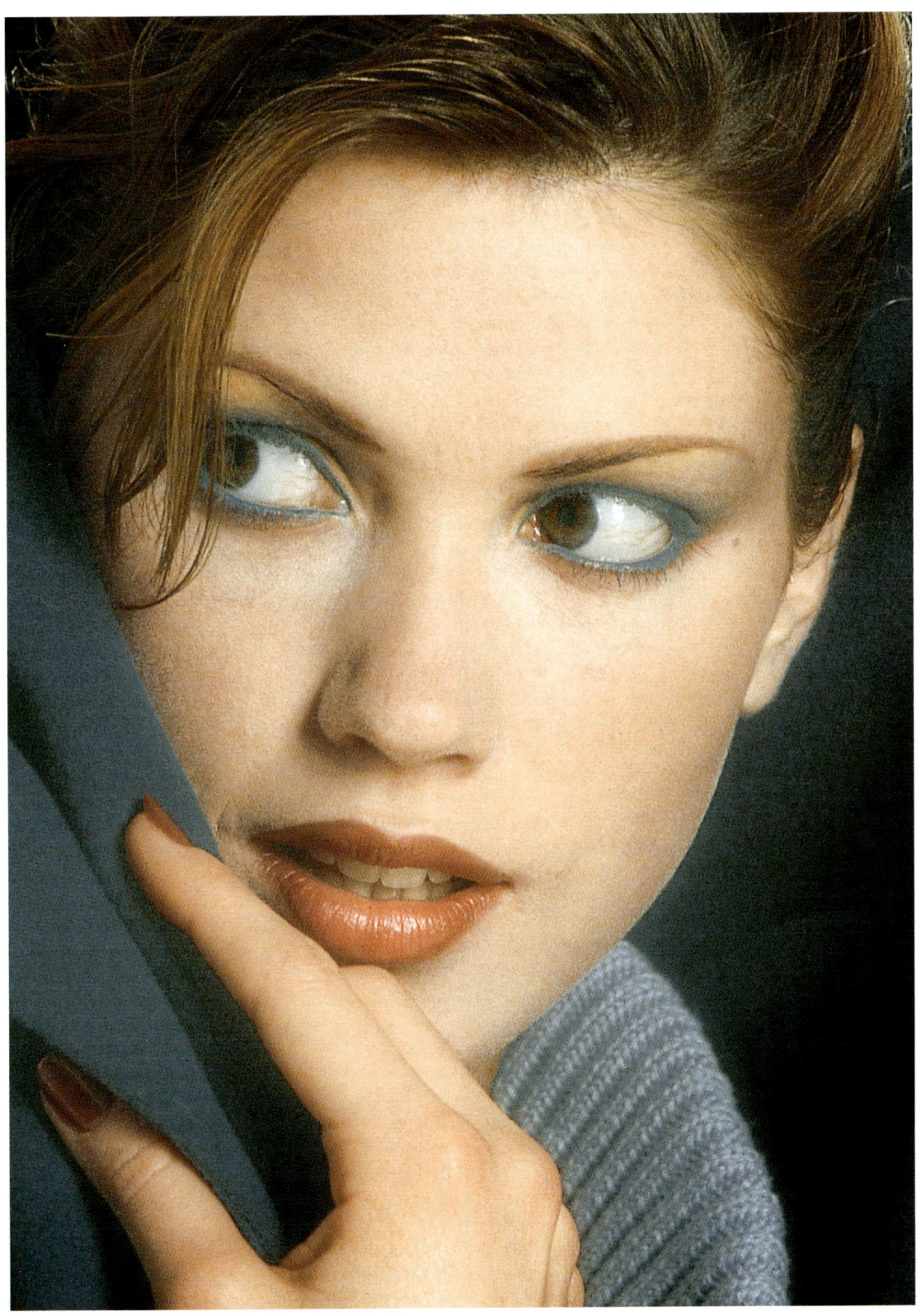

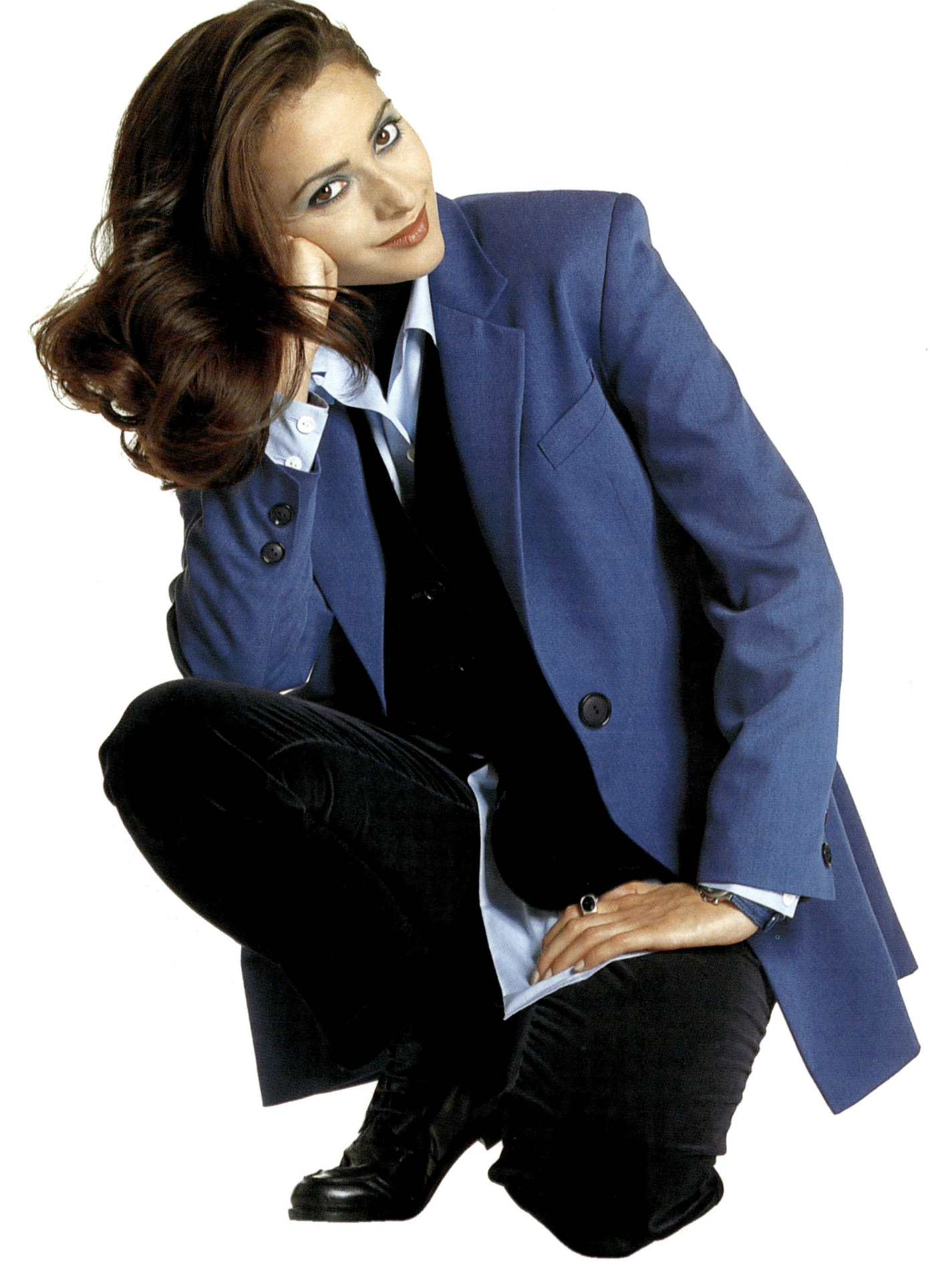

Blaunuancen für den WINTER

Kalt bis eisig, klar und leuchtend sind die Blaunuancen des Wintertyps. Sie setzen Akzente, die den starken Farbkontrast zwischen hellem Teint und dunklen Haaren und Augen perfekt zur Geltung bringen. Nur in der Farbpalette des Wintertyps kann sich Blau mit seiner typischen kalten Ausstrahlung ungetrübt entfalten, und zwar in ganz hellen, „eisigen" Nuancen ebenso wie in dunklen, fast schwarzen. Matte, gedämpfte Blaunuancen, wie sie dem (ebenfalls

Links: Zum Blazer in leuchtendem Winterblau eine eisblaue Bluse, darunter Schwarz vom Rolli bis zum Stiefel. Der Wintertyp braucht solche Kontraste als Gegengewicht zu seinem ausgeprägten Hell-Dunkel-Kolorit

„kühlen") Sommertyp so gut stehen, lassen den Wintertyp lasch und ausdruckslos erscheinen.

■ Beispiele für Blautöne, in die sich der Wintertyp kleiden sollte, sehen Sie rechts. Sie lassen sich untereinander und mit allen Winternuancen der anderen Farben perfekt kombinieren.

■ Winternuancen, die auch der Sommertyp tragen kann, sind mit x gekennzeichnet.

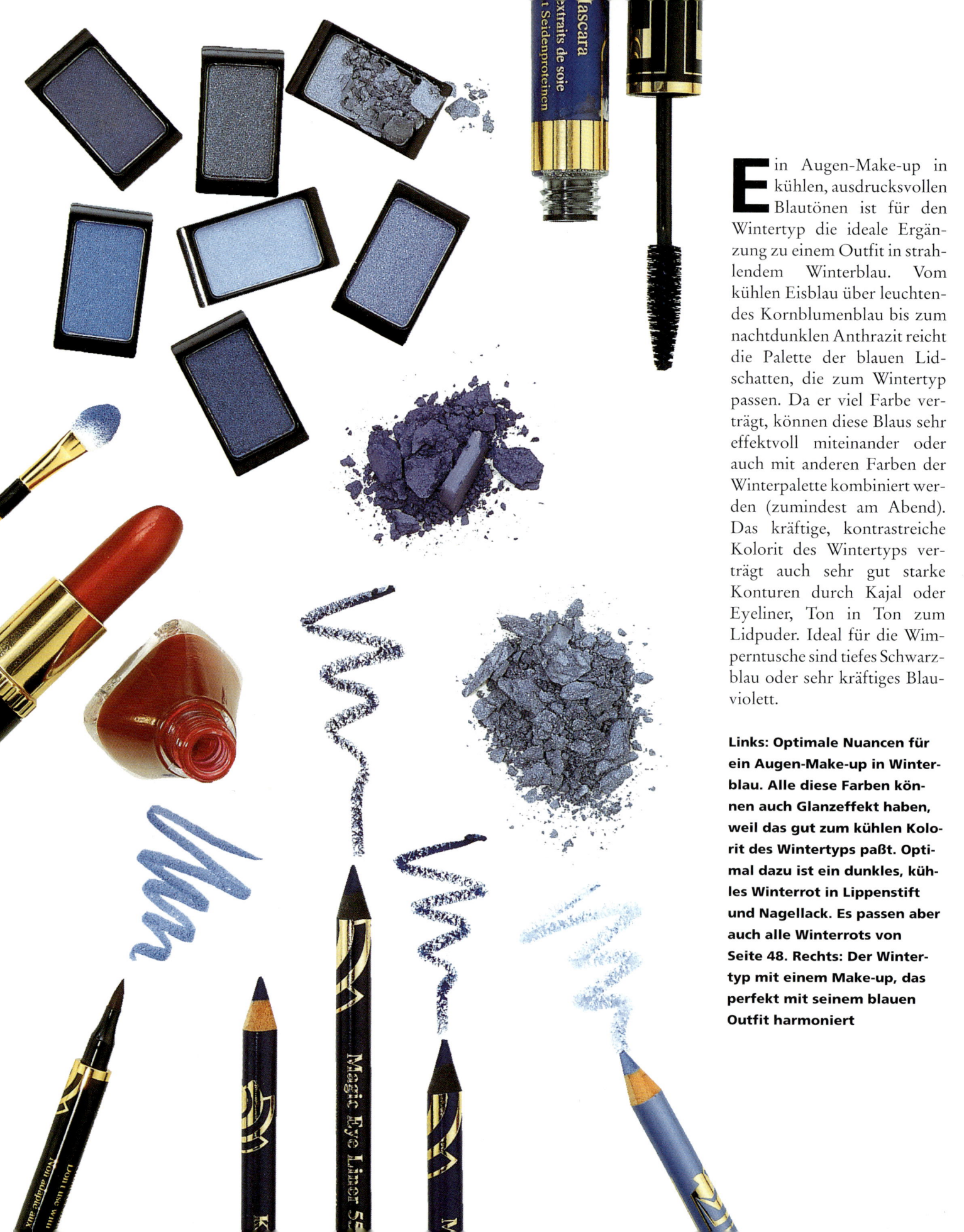

Ein Augen-Make-up in kühlen, ausdrucksvollen Blautönen ist für den Wintertyp die ideale Ergänzung zu einem Outfit in strahlendem Winterblau. Vom kühlen Eisblau über leuchtendes Kornblumenblau bis zum nachtdunklen Anthrazit reicht die Palette der blauen Lidschatten, die zum Wintertyp passen. Da er viel Farbe verträgt, können diese Blaus sehr effektvoll miteinander oder auch mit anderen Farben der Winterpalette kombiniert werden (zumindest am Abend). Das kräftige, kontrastreiche Kolorit des Wintertyps verträgt auch sehr gut starke Konturen durch Kajal oder Eyeliner, Ton in Ton zum Lidpuder. Ideal für die Wimperntusche sind tiefes Schwarzblau oder sehr kräftiges Blauviolett.

Links: Optimale Nuancen für ein Augen-Make-up in Winterblau. Alle diese Farben können auch Glanzeffekt haben, weil das gut zum kühlen Kolorit des Wintertyps paßt. Optimal dazu ist ein dunkles, kühles Winterrot in Lippenstift und Nagellack. Es passen aber auch alle Winterrots von Seite 48. Rechts: Der Wintertyp mit einem Make-up, das perfekt mit seinem blauen Outfit harmoniert

WINTER: Make-up zu Blau

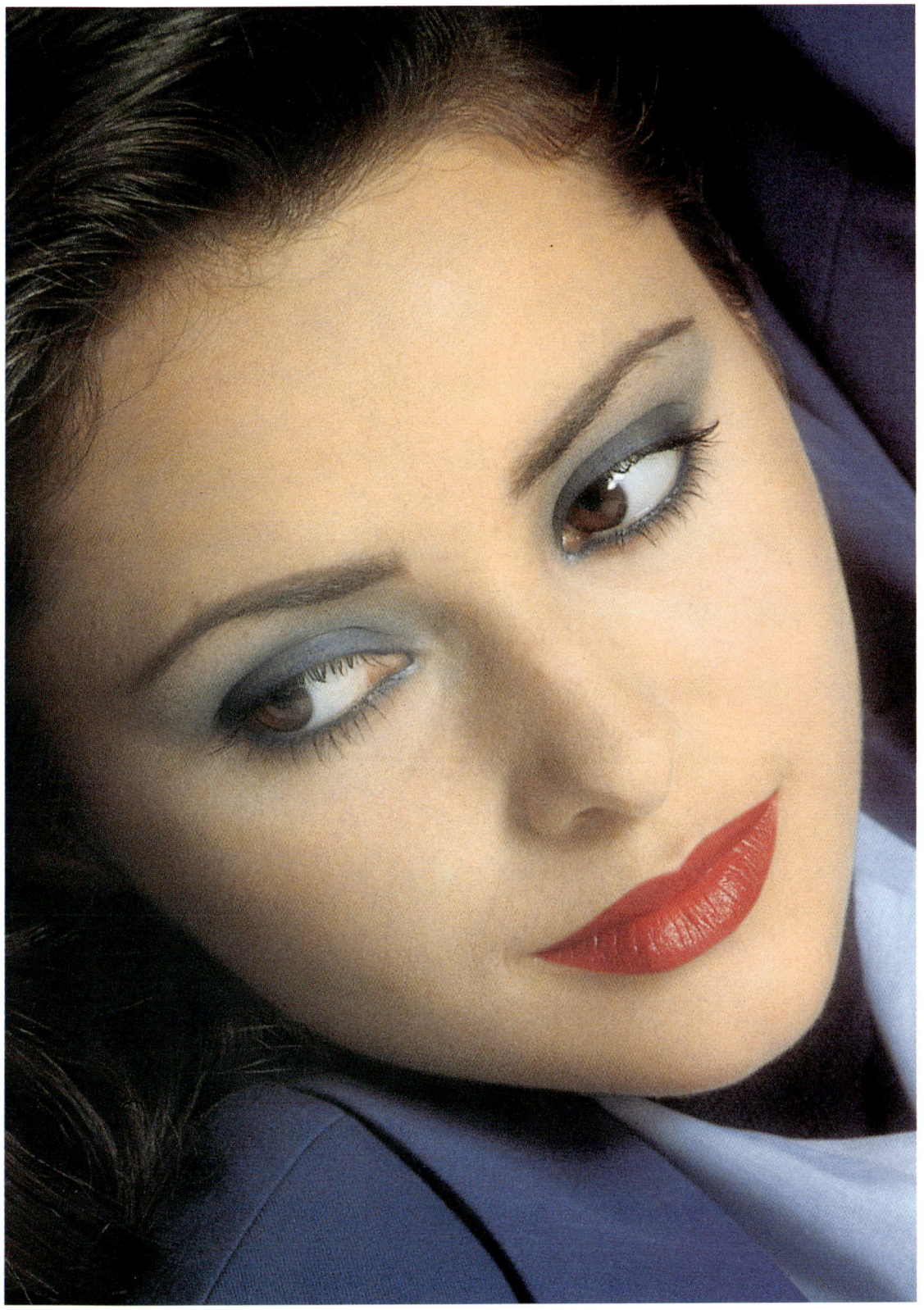

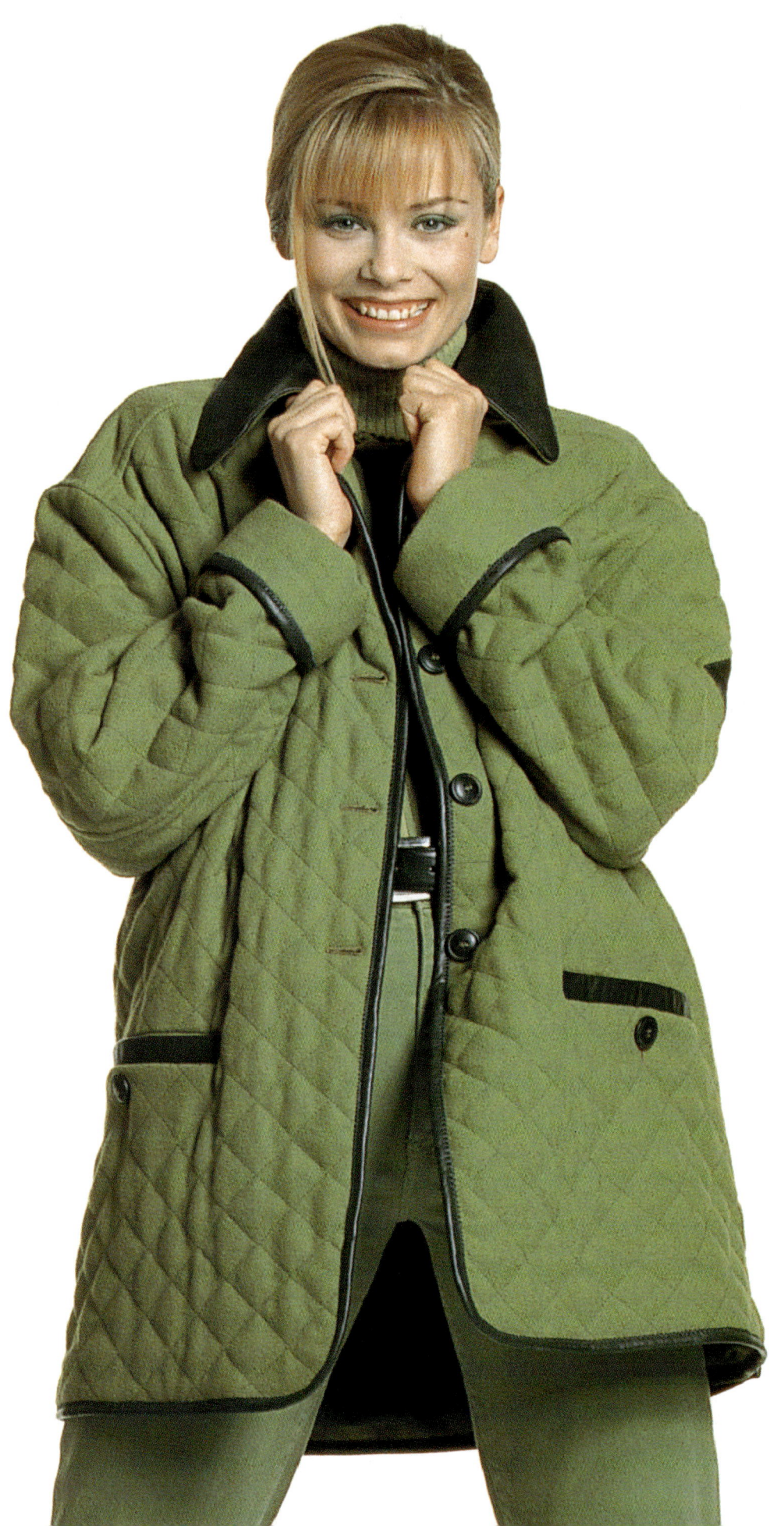

Grünnuancen für den FRÜHLING

Alle Grüntöne, die der Frühlingstyp tragen kann, haben einen stark gelblichen Unterton, der das Grün mit dem zarten Teint und dem Goldton des Haares harmonieren läßt. Zweites Merkmal ist ihre Leichtigkeit und Heiterkeit, die einem mehr oder weniger kräftigen Weißanteil in der Farbe zu verdanken sind. Anders als in der Farbpalette des Herbsttyps, gibt es in der Frühlingspalette keine sehr tiefen, erdigen Grüntöne. Sie wären für den Frühlingstyp zu dumpf und schwer und würden seinem weichen, hellen Kolorit den Charme rauben.

■ Grüntöne für den Frühlingstyp sehen Sie rechts. Alle diese Grüns

Links: Der Frühlingstyp, von Kopf bis Fuß in Grünnuancen der Frühlingspalette gekleidet. Ein Trick, der die fast schwarzen Details am Outfit tragbar macht: unmittelbar an das Gesicht grenzt eine Farbe an (hier: das Maigrün des Rolli), die zum Kolorit des Typs besonders gut paßt

sehen auch untereinander kombiniert schön aus und passen zu sämtlichen Frühlingsnuancen aller anderen Farben.

■ Frühlingsgrüns, die auch der Herbsttyp tragen kann, sind mit x gekennzeichnet.

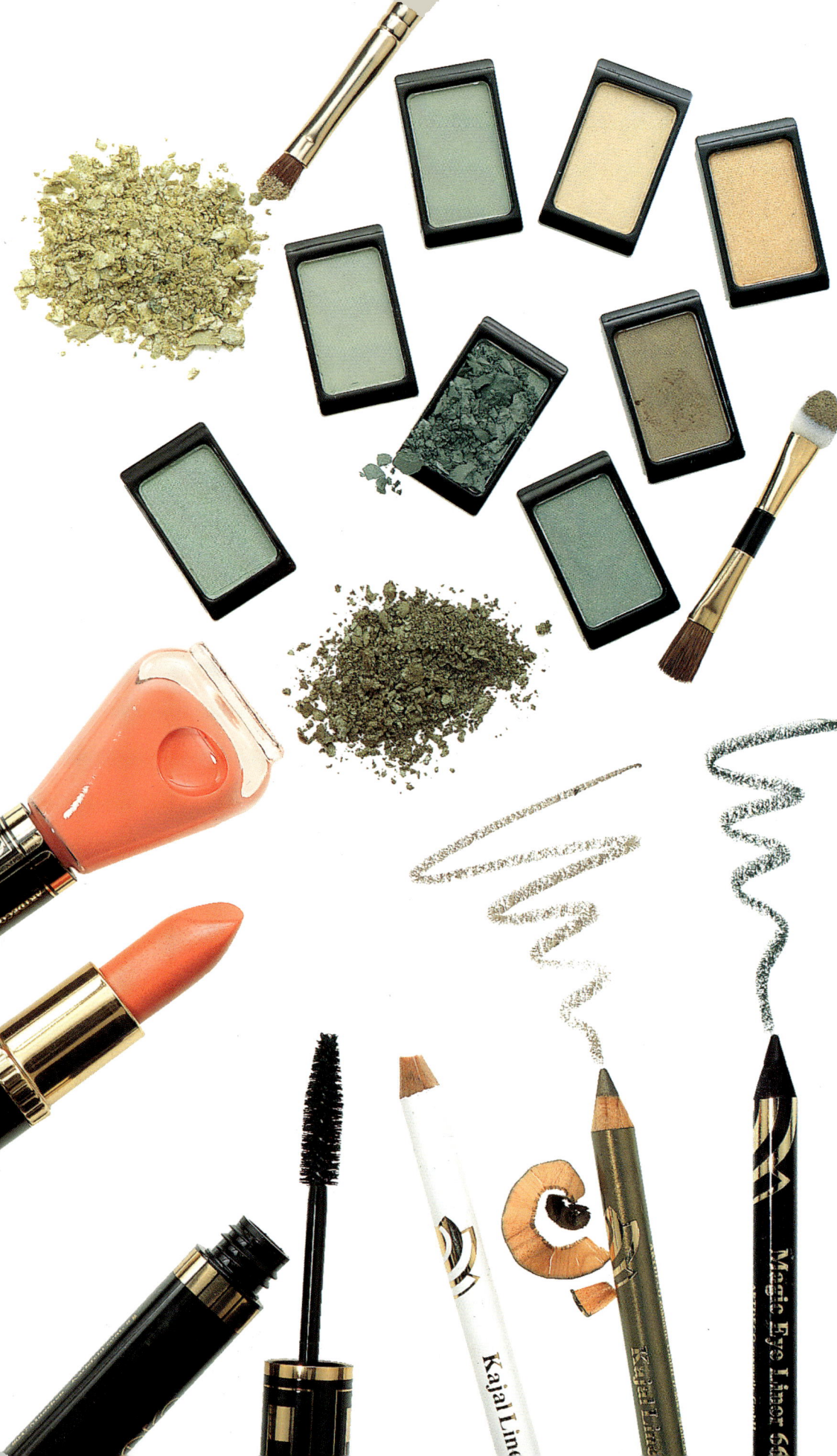

H elle Grünnuancen mit deutlich sichtbarem gelben oder bräunlichen Unterton passen gut zum goldgrundigen Kolorit des Frühlingstyps. Das ist vor allem dann der Fall, wenn auch die Iris der Augen zart-grau-grün oder braungrün ist. Damit die Grünnuancen nicht grell wirken, sondern sich der sanften Transparenz von Haut und Haaren anpassen, sollten sie nur zart aufgetragen werden. Auch die Kombination mit goldbeigem oder graubeigem Lidschatten verhindert, daß das Frühlingsgrün zu auffällig wird. Ausnahme: Zu einem Outfit, in dem leuchtendes Maigrün dominiert, kann auch der Lidschatten kräftig aufgetragen werden, damit der strahlende Farbton der Kleidung ein Gegengewicht im Make-up erhält. Schön zum Augen-Make-up in Maigrün sind zarte Konturen mit Kajal oder Eyeliner in Gold- oder Gelbbraun. Die passenden Farben für die Wimperntusche sind Mittelbraun oder Braungrün.

Links: Lidschatten in Grün- und Naturtönen, wie sie der Frühlingstyp zum maigrünen Outfit tragen kann. Optimal dazu: ein dezenter Lachston für Lippen und Nägel. (Es passen jedoch auch alle anderen Rotnuancen von Seite 36.) Rechts: Der Frühlingstyp mit einem Make-up, das perfekt zum grünen Outfit paßt

FRÜHLING: Make-up zu Grün

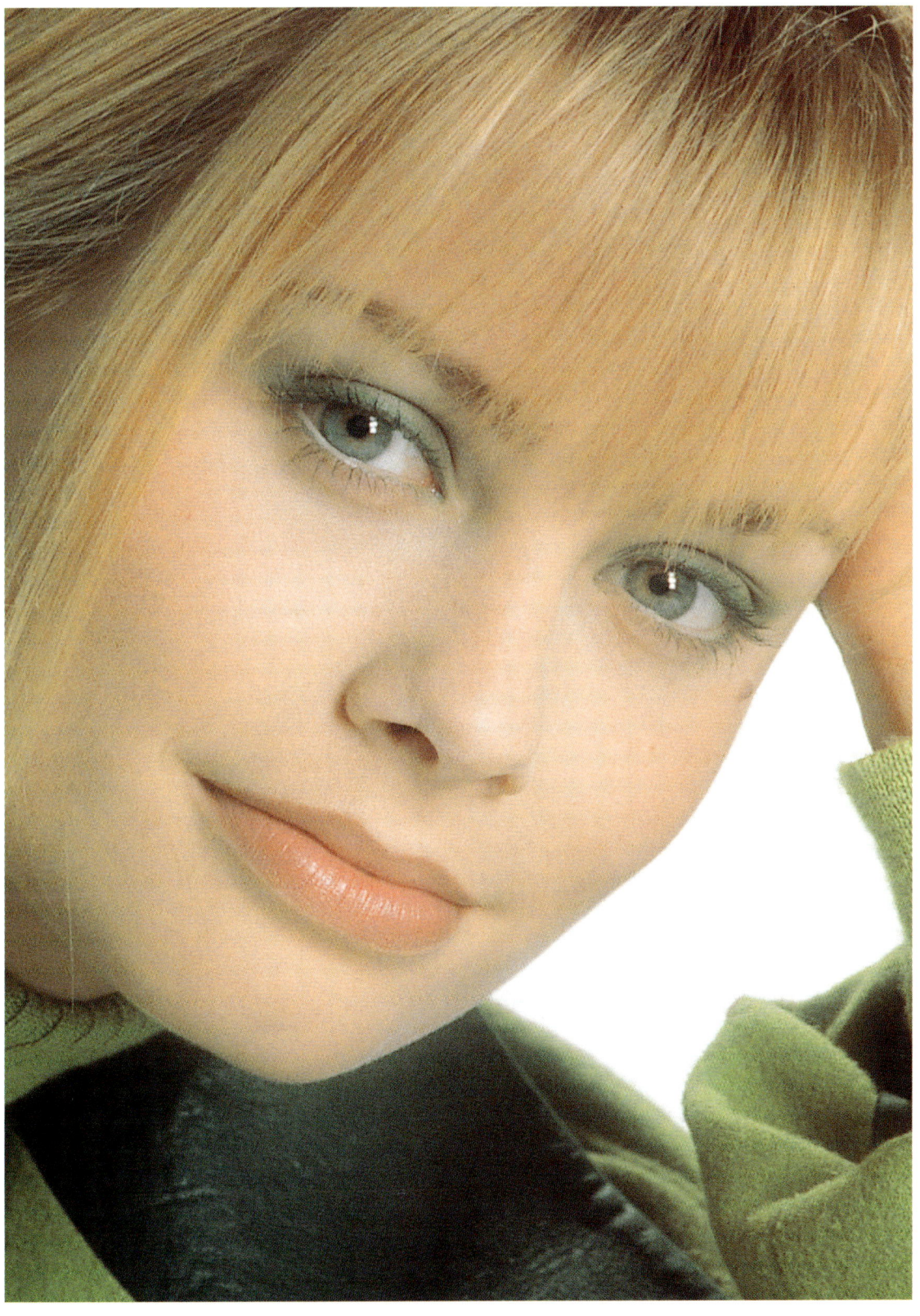

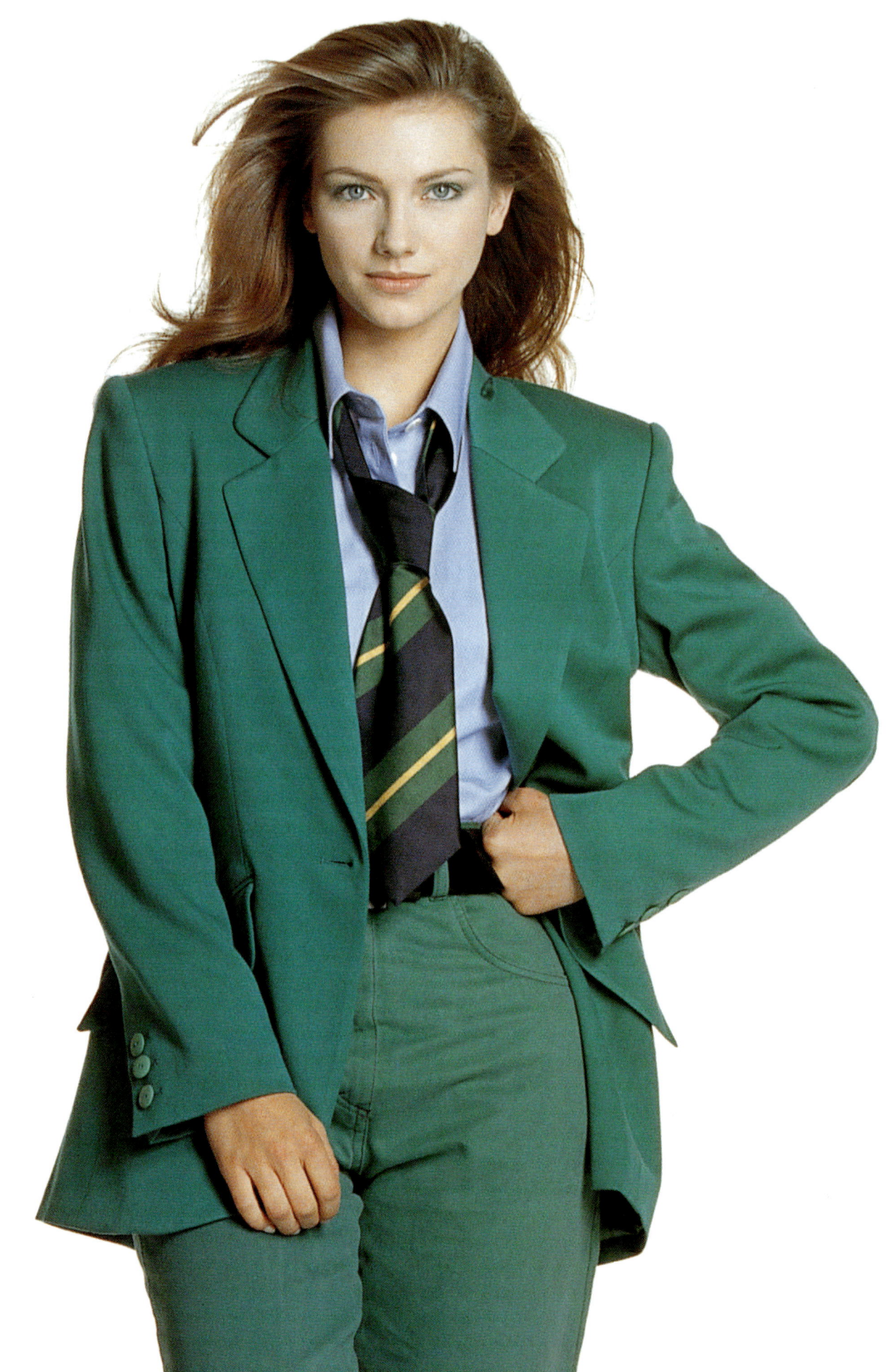

Grünnuancen für den SOMMER

Alle Grünnuancen der Sommerpalette haben einen deutlich sichtbaren blauen Unterton. Dadurch harmonieren sie perfekt mit den kühlen Eigenfarben des Sommertyps, seinem blaugrundigen, hellen Teint und den aschigen Haaren. Zweites Merkmal der sommerlichen Grünnuancen ist ein leichter Grauanteil, der sich wie ein Schleier über ihre Farbigkeit legt. So sind sie – anders als die harten, klaren Grünnuancen aus der Farbpalette des Wintertyps – ideal auf die Eigenfarben des Sommertyps abgestimmt.

Links: Ein klassisches Outfit in Blaugrün, das das aschig-kühle Kolorit des Sommertyps besonders schön zur Geltung bringt. Effektvoll: die Kombination mit den kühlen Blautönen von Bluse und Krawatte und einer Prise Gelb

■ Beispiele für Grünnuancen, in die sich der Sommertyp kleiden sollte, sehen Sie rechts. Sie passen untereinander perfekt zusammen und harmonieren mit allen Sommernuancen der übrigen Farben.

■ Sommernuancen, die auch der Wintertyp tragen kann, sind mit x gekennzeichnet.

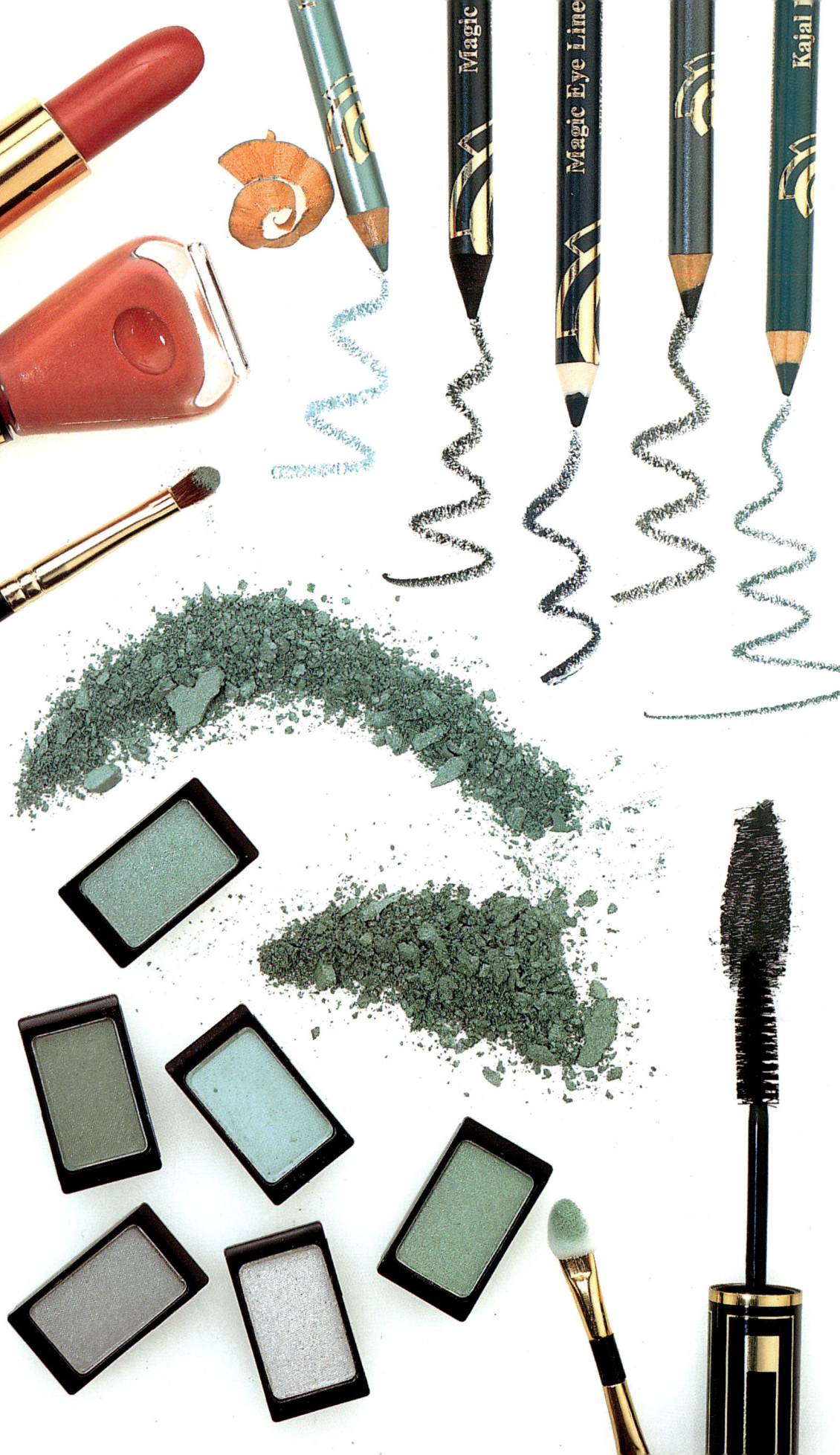

Ein Augen-Make-up in dezenten Grünnuancen wie Graugrün, Mint oder zartem Blaugrün ist die perfekte Ergänzung zu einem Outfit in Sommergrün. Grüner Lidschatten und Kajal unterstreichen außerdem effektvoll die beim Sommertyp häufig vorkommenden Augenfarben Graugrün oder Braun. Tip: Auch zum Outfit in Sommerrot kann das Augen-Make-up in der Komplementärfarbe Grün gut aussehen – ein Effekt, der durch Kombination mit Lidpuder in kühlem Rosa noch erhöht wird. Kajal oder Eyeliner sollten im Ton genau zum Lidschatten passen und nur sparsam und mit weichen Konturen aufgetragen werden. Grau oder dunkles Graugrün sind die idealen Farben für die Wimperntusche.

Links: Optimale Grünnuancen für das Make-up des Sommertyps. Alle Farben können leichten Perlglanz haben, weil das zum kühlen Kolorit des Typs gut paßt. Eine dezente, betont natürliche Lippenstiftfarbe steht dem Sommertyp zu grün geschminkten Augen am besten. Es passen aber auch alle auf Seite 40 gezeigten Sommerrots.
Rechts: Ein optimales Sommer-Make-up zum Outfit in Grün

SOMMER: Make-up zu Grün

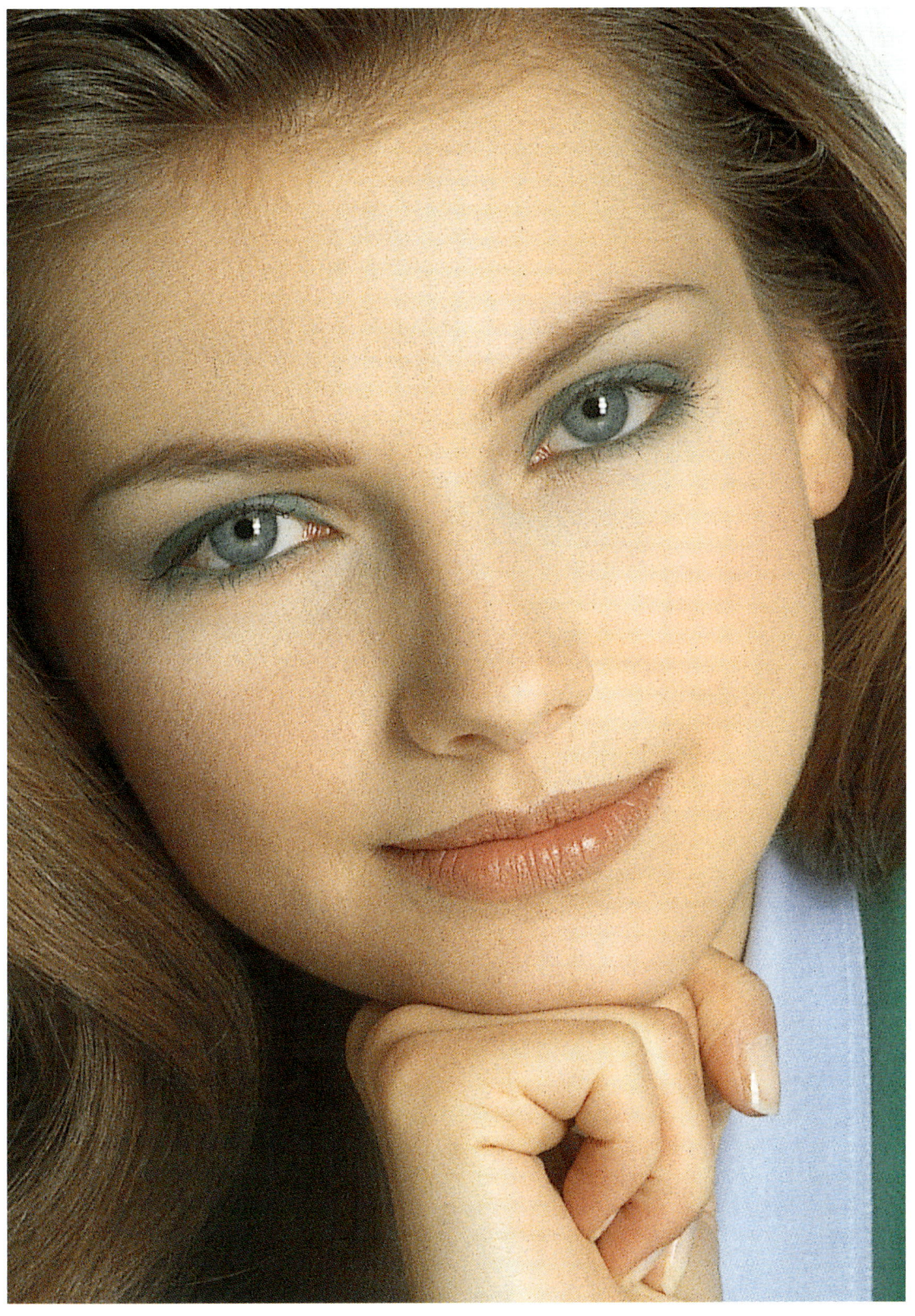

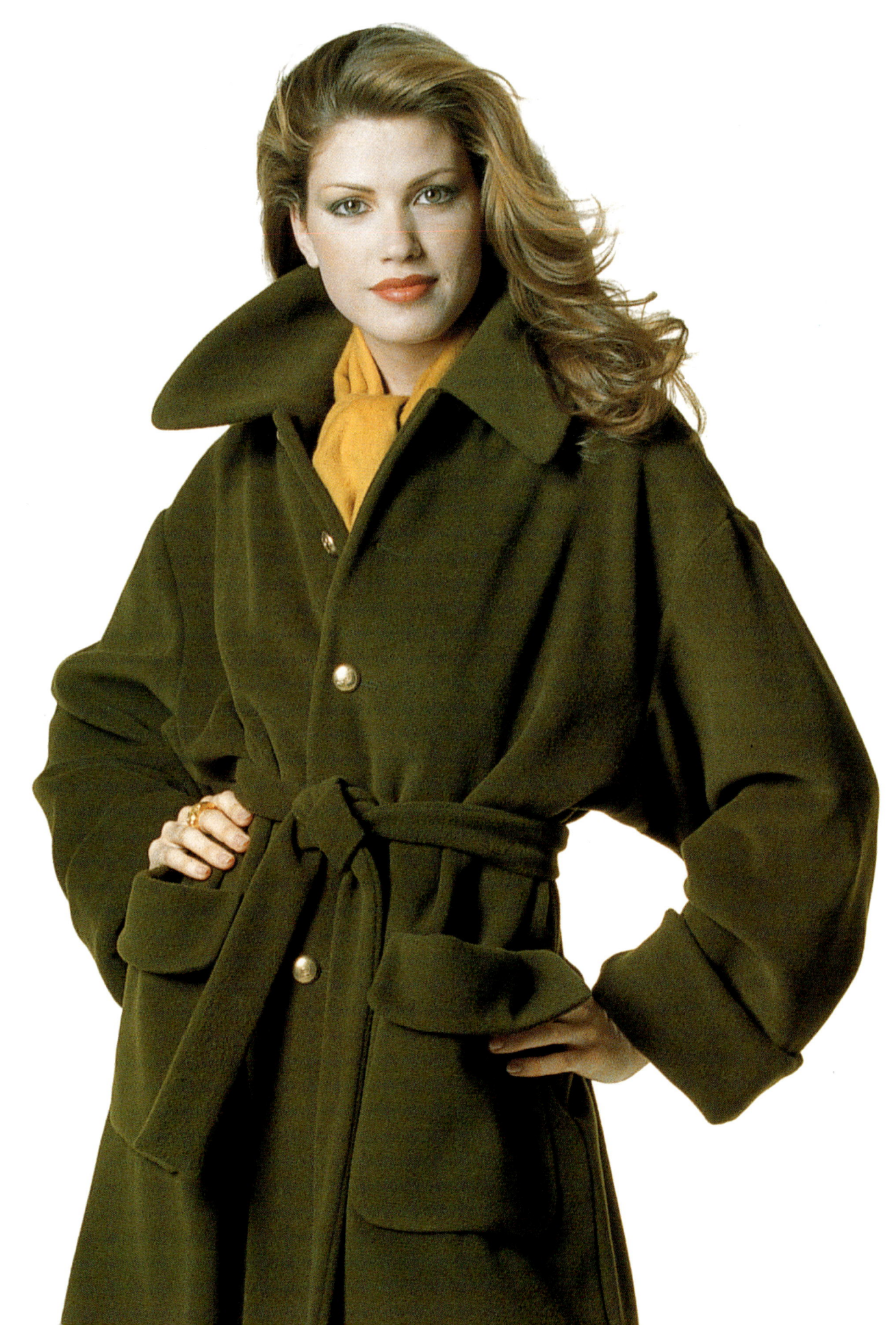

Grünnuancen für den HERBST

Grünnuancen, die dem Herbsttyp stehen, haben einen leicht gelben bis stark olivfarbenen Akzent. Dadurch harmonieren sie perfekt mit dem warmen, gelbroten Unterton der Haut und der Haare. Zweites Merkmal der herbstlichen Grünnuancen ist ihre tiefe, warme Leuchtkraft, die an die Gelbverfärbung grüner Blätter im Herbst erinnert. Aber auch das tiefe Grün von Tannen und Immergrün paßt gut zum Herbsttyp. Die heiteren, lichteren Grüntöne des Frühlingstyps wirken – mit wenigen Ausnahmen – am Herbsttyp schrill und laut.

Links: Der Herbsttyp in klassischem Oliv – einer Grünnuance, die ihm besonders gut steht. Der maisgelbe Schal sorgt für Belebung und harmoniert perfekt mit dem warmen, rötlichen Kolorit von Haut und Haaren

■ Beispiele für Grünnuancen, die dem Herbsttyp hervorragend stehen, sehen Sie rechts. Alle diese Grüns passen auch untereinander zusammen und harmonieren mit den Herbstnuancen aller anderen Farben.

■ Herbstgrüns, die auch der Frühlingstyp tragen kann, sind mit x gekennzeichnet.

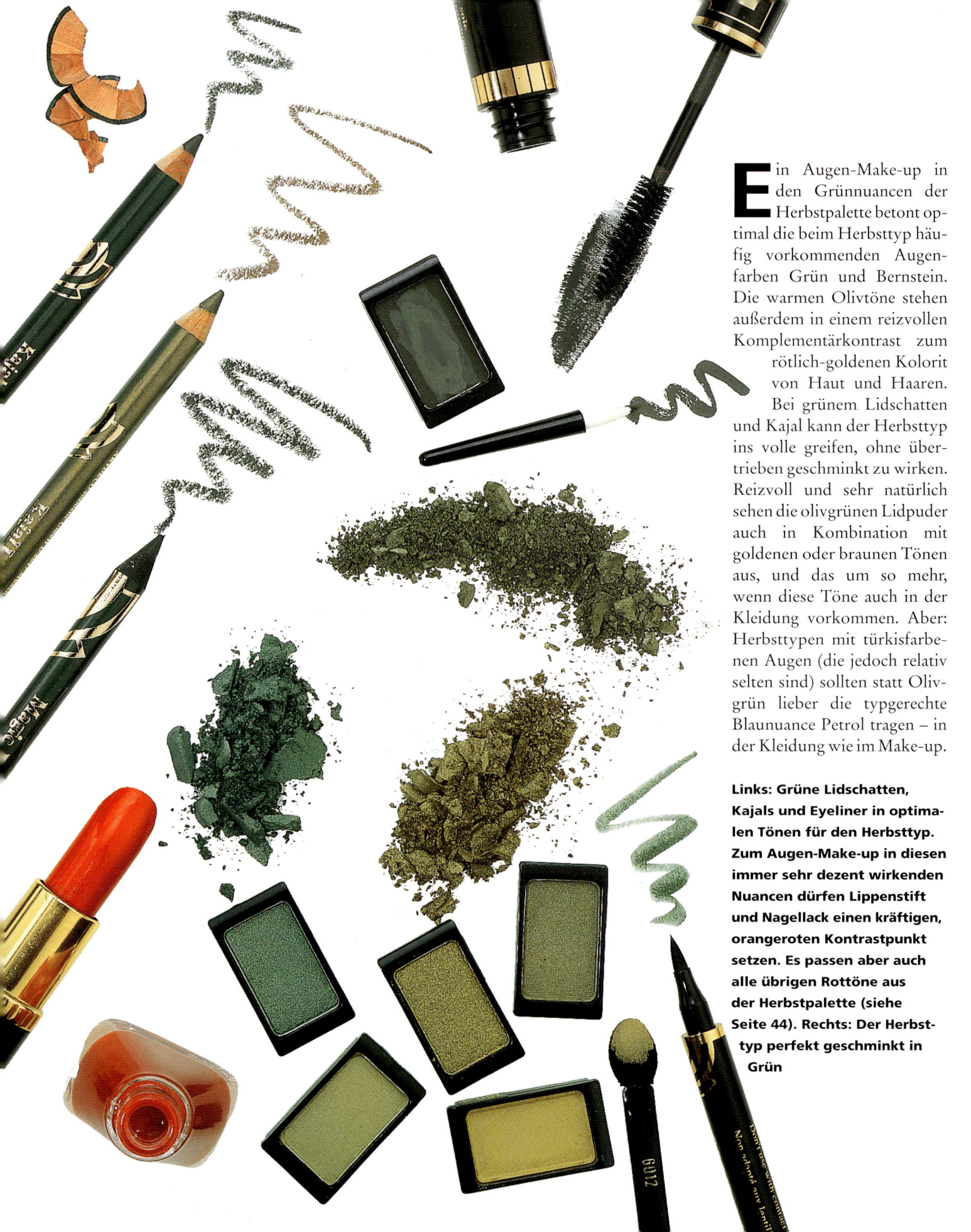

Ein Augen-Make-up in den Grünnuancen der Herbstpalette betont optimal die beim Herbsttyp häufig vorkommenden Augenfarben Grün und Bernstein. Die warmen Olivtöne stehen außerdem in einem reizvollen Komplementärkontrast zum rötlich-goldenen Kolorit von Haut und Haaren. Bei grünem Lidschatten und Kajal kann der Herbsttyp ins volle greifen, ohne übertrieben geschminkt zu wirken. Reizvoll und sehr natürlich sehen die olivgrünen Lidpuder auch in Kombination mit goldenen oder braunen Tönen aus, und das um so mehr, wenn diese Töne auch in der Kleidung vorkommen. Aber: Herbsttypen mit türkisfarbenen Augen (die jedoch relativ selten sind) sollten statt Olivgrün lieber die typgerechte Blaunuance Petrol tragen – in der Kleidung wie im Make-up.

Links: Grüne Lidschatten, Kajals und Eyeliner in optimalen Tönen für den Herbsttyp. Zum Augen-Make-up in diesen immer sehr dezent wirkenden Nuancen dürfen Lippenstift und Nagellack einen kräftigen, orangeroten Kontrastpunkt setzen. Es passen aber auch alle übrigen Rottöne aus der Herbstpalette (siehe Seite 44). Rechts: Der Herbsttyp perfekt geschminkt in Grün

HERBST: Make-up zu Grün

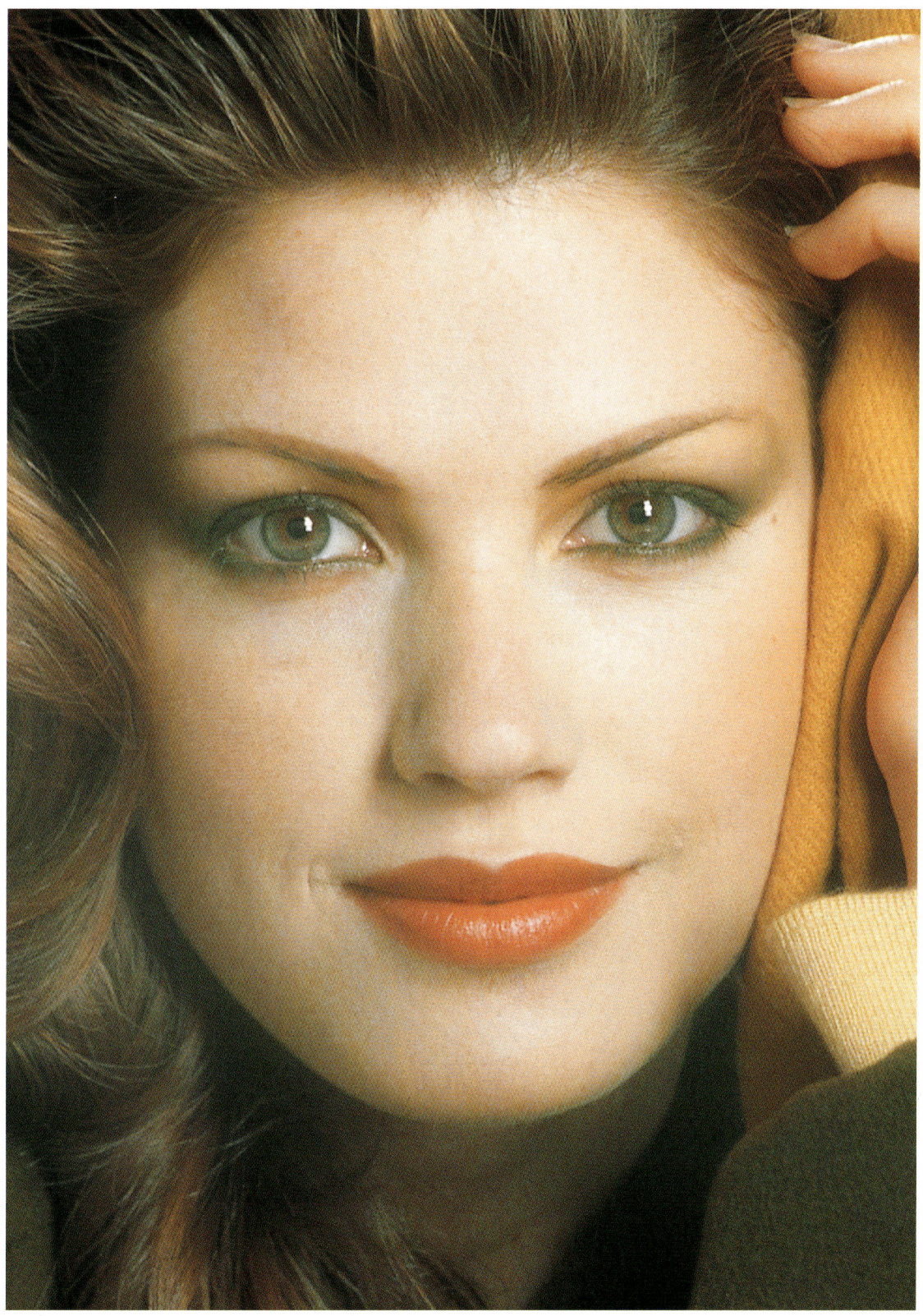

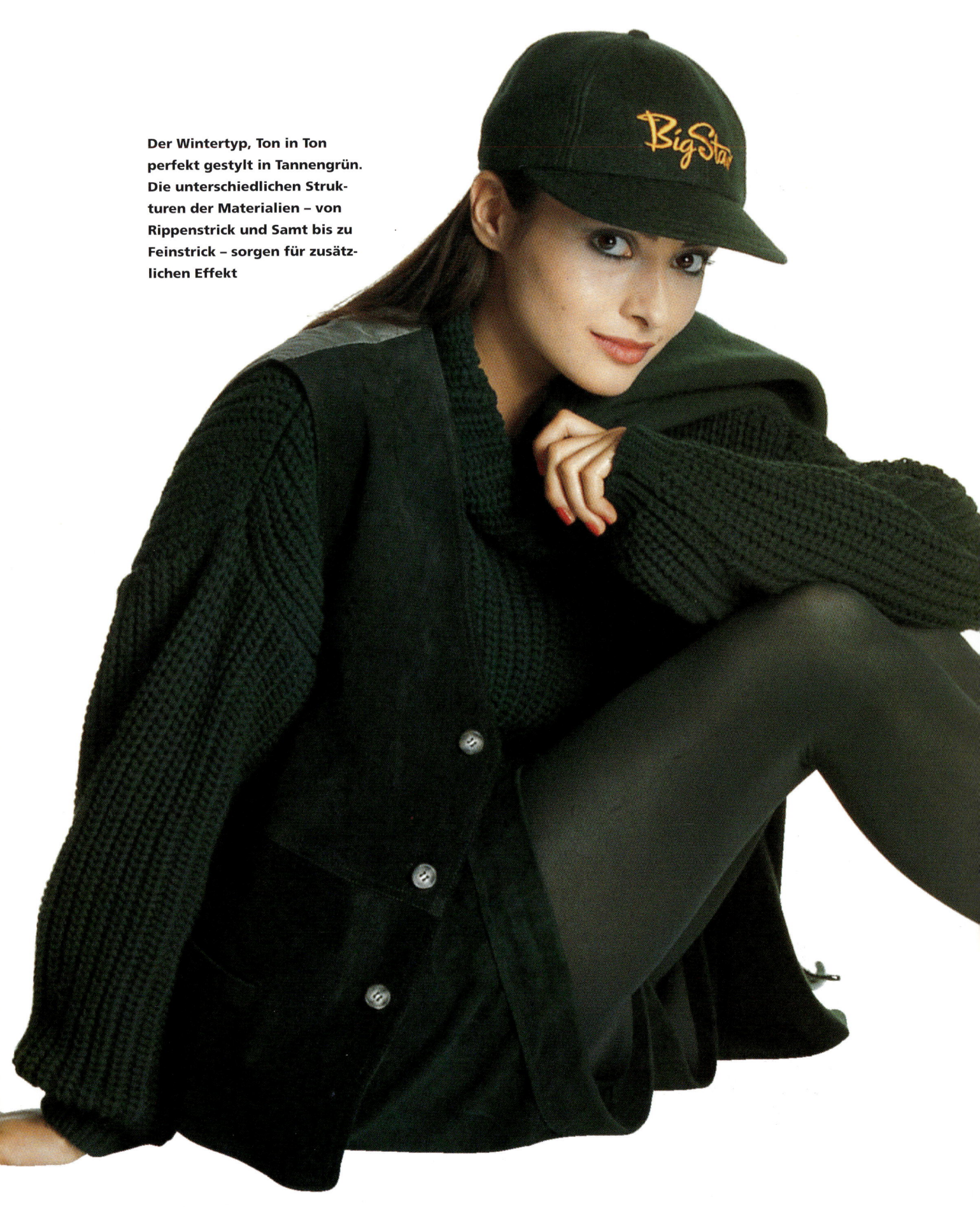

Der Wintertyp, Ton in Ton
perfekt gestylt in Tannengrün.
Die unterschiedlichen Strukturen der Materialien – von
Rippenstrick und Samt bis zu
Feinstrick – sorgen für zusätzlichen Effekt

Grünnuancen für den WINTER

Grünnuancen, die für die Winterfarbpalette typisch sind, haben einen blauen Unterton. Anders als der (ebenfalls „kühle") Sommertyp, der mit verwaschenen Grüntönen besser aussieht, kann der Wintertyp Grünnuancen von eisig-kühlem Pastellgrün über leuchtendes Blaugrün bis hin zu tiefem Schwarzgrün tragen. Der kräftige Kontrast von heller Haut zu dunklen Haaren läßt ihn sogar in den leuchtenden Gelbgrünnuancen aus der Frühlingsskala gut aussehen.

■ Beispiele für Wintergrüntöne sehen Sie rechts. Sie sind untereinander und mit den Winternuancen aller anderen Farben kombinierbar.

■ Wintergrüns, die auch der Sommertyp tragen kann, sind mit x gekennzeichnet.

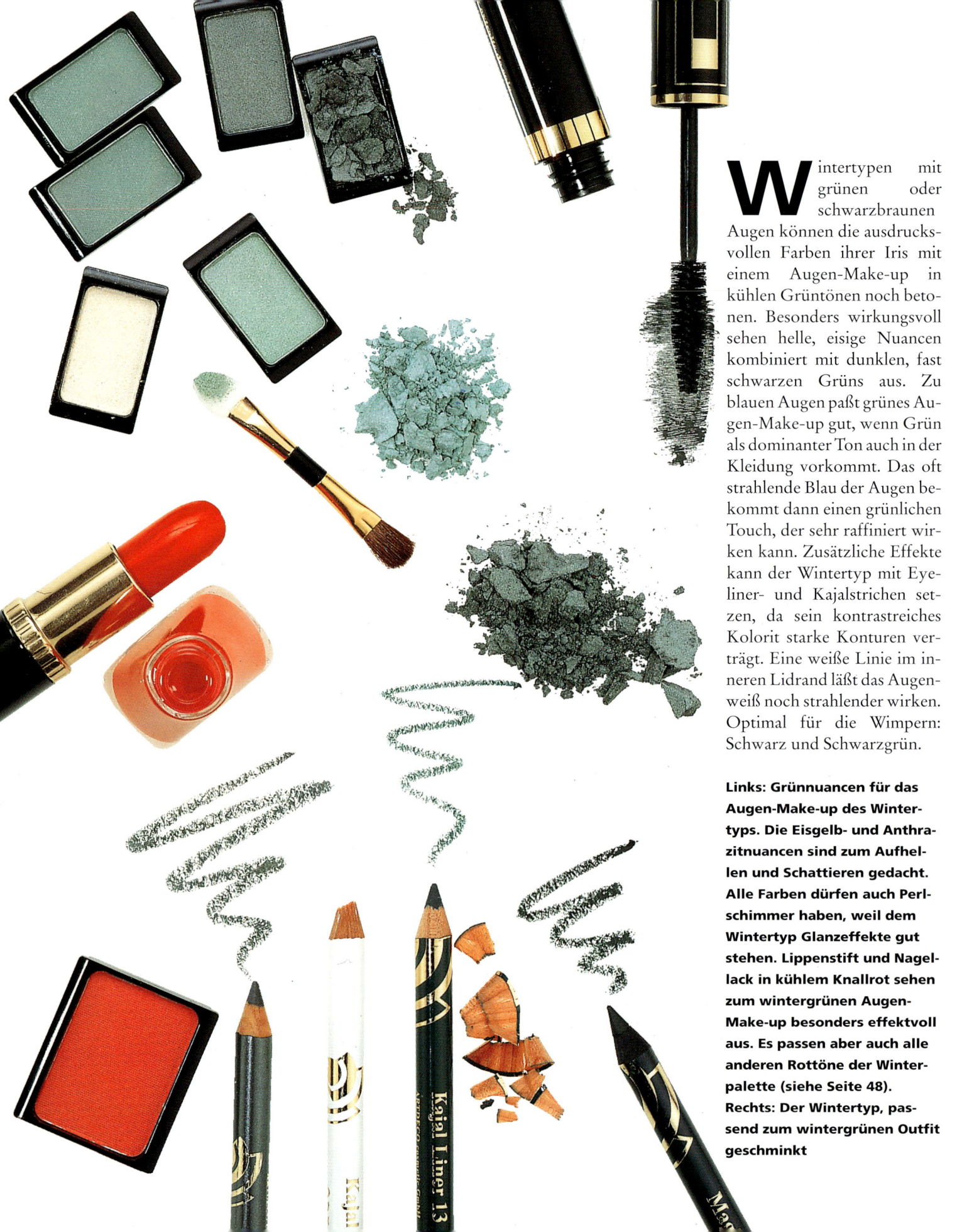

Wintertypen mit grünen oder schwarzbraunen Augen können die ausdrucksvollen Farben ihrer Iris mit einem Augen-Make-up in kühlen Grüntönen noch betonen. Besonders wirkungsvoll sehen helle, eisige Nuancen kombiniert mit dunklen, fast schwarzen Grüns aus. Zu blauen Augen paßt grünes Augen-Make-up gut, wenn Grün als dominanter Ton auch in der Kleidung vorkommt. Das oft strahlende Blau der Augen bekommt dann einen grünlichen Touch, der sehr raffiniert wirken kann. Zusätzliche Effekte kann der Wintertyp mit Eyeliner- und Kajalstrichen setzen, da sein kontrastreiches Kolorit starke Konturen verträgt. Eine weiße Linie im inneren Lidrand läßt das Augenweiß noch strahlender wirken. Optimal für die Wimpern: Schwarz und Schwarzgrün.

Links: Grünnuancen für das Augen-Make-up des Wintertyps. Die Eisgelb- und Anthrazitnuancen sind zum Aufhellen und Schattieren gedacht. Alle Farben dürfen auch Perlschimmer haben, weil dem Wintertyp Glanzeffekte gut stehen. Lippenstift und Nagellack in kühlem Knallrot sehen zum wintergrünen Augen-Make-up besonders effektvoll aus. Es passen aber auch alle anderen Rottöne der Winterpalette (siehe Seite 48).
Rechts: Der Wintertyp, passend zum wintergrünen Outfit geschminkt

WINTER: Make-up zu Grün

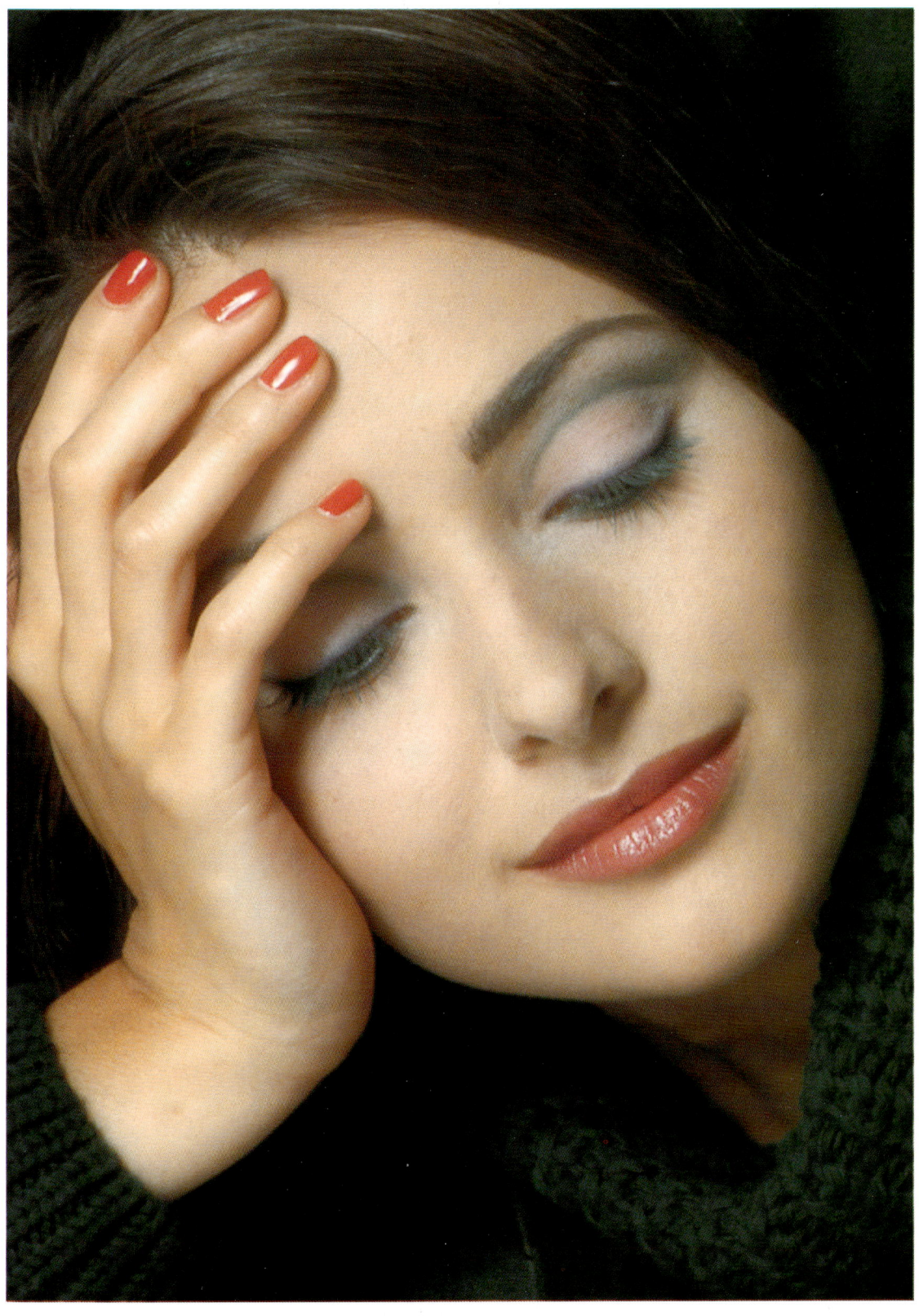

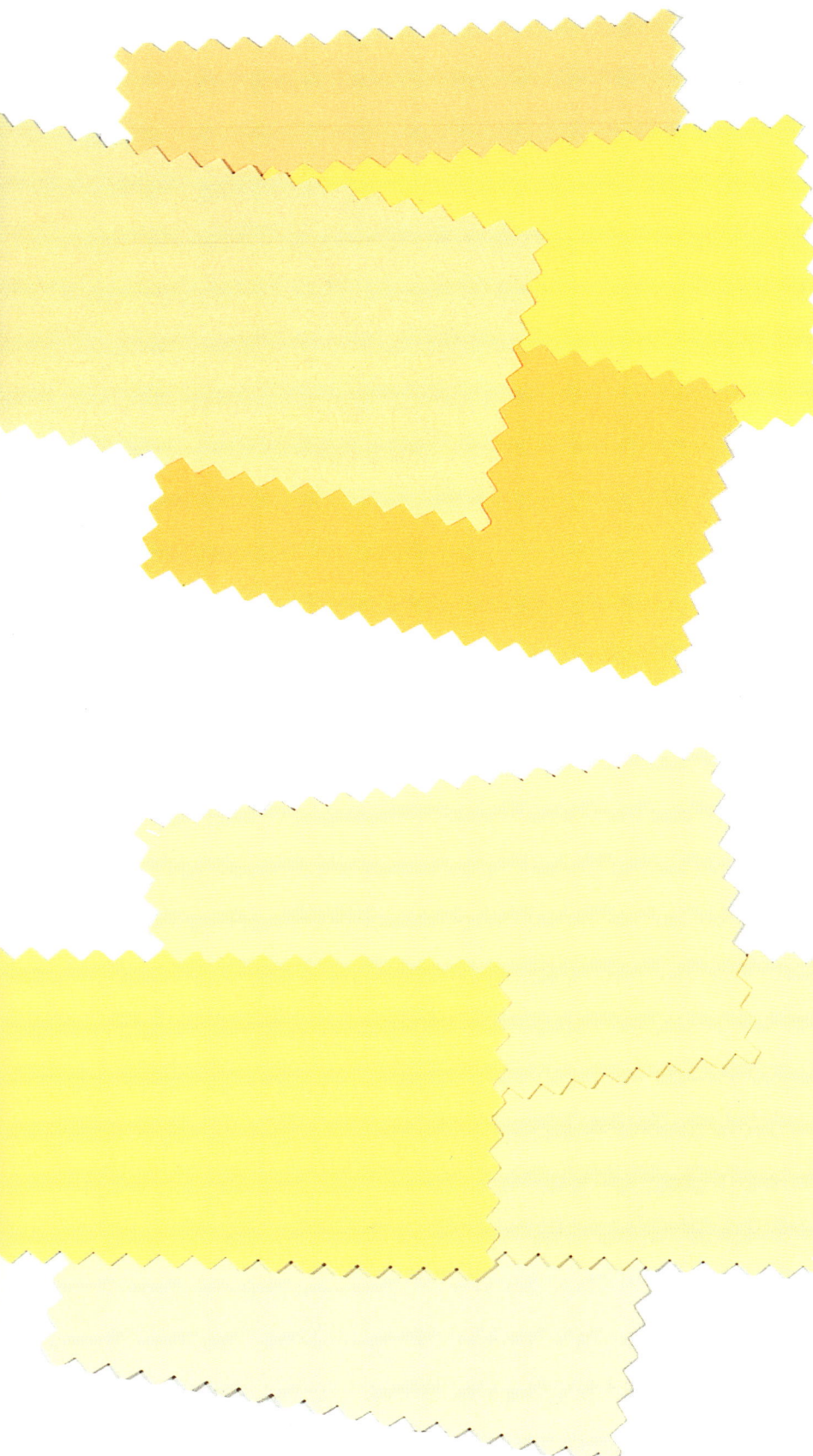

FRÜHLING

Gelbnuancen für den Frühlingstyp sind weich, freundlich und
heiter. Dadurch harmonieren sie
perfekt mit dem goldgrundigen
Kolorit seiner Haare und seines
Teints. Anders als der Herbsttyp
(der ebenfalls eine warme Farbskala hat), sollte der Frühlingstyp
keine schweren, rötlichen Gelbnuancen tragen. Auch die zitro-
nigen, grellen Gelbtöne aus der
Winterskala sind für den Frühlingstyp tabu.

■ Beispiele für ideales Frühlingsgelb sehen Sie links.

SOMMER

Gelb ist eine warme, strahlende
Farbe und deshalb nur in sehr
zurückhaltenden Nuancen für
den kühlen Sommertyp geeignet.
Gelbnuancen, die sein zartes,
kühles Kolorit ideal ergänzen,
müssen deshalb milchig, verwaschen und licht sein. Von
kühlen, aber kräftigen Nuancen,
wie sie den verwandten Wintertyp so gut kleiden, wird das zarte
Kolorit des Sommertyps leicht
überstrahlt.

■ Beispiele für optimales Som-
mergelb sehen Sie links.

Das sind Ihre Gelbnuancen

HERBST

Wenn der Herbsttyp Gelb wählt, sollten es Nuancen mit tiefer, warmer Leuchtkraft sein. Sie passen am besten zu seinem warmen, rötlich-goldenen Kolorit. Die Gelbnuancen der Herbstfarben haben einen deutlich rötlichen oder auch leicht olivfarbenen Unterton. Anders als bei den „kühlen" Farbtypen Sommer und Winter sind für den „warmen" Herbsttyp klare oder grelle Gelbnuancen ungeeignet.

■ Beispiele für ideales Herbstgelb sehen Sie rechts.

WINTER

Die Palette der Gelbnuancen, die mit dem ausdrucksvollen, kühlen Kolorit des Wintertyps harmoniert, reicht von sehr hellen, kühlen Tönen über lebhaft-strahlende Nuancen bis hin zu grellem Zitronengelb. Denn: Alle Nuancen, die eindeutig kalt und klar sind, kann der Wintertyp gut tragen. Was ihm nicht steht, sind Maisgelb oder Gelb mit olivgrünem Unterton. Auch die milchigen, leicht verwaschenen Nuancen der Sommerpalette sind am Wintertyp ausdruckslos.

■ Beispiele für Wintergelbnuancen sehen Sie rechts.

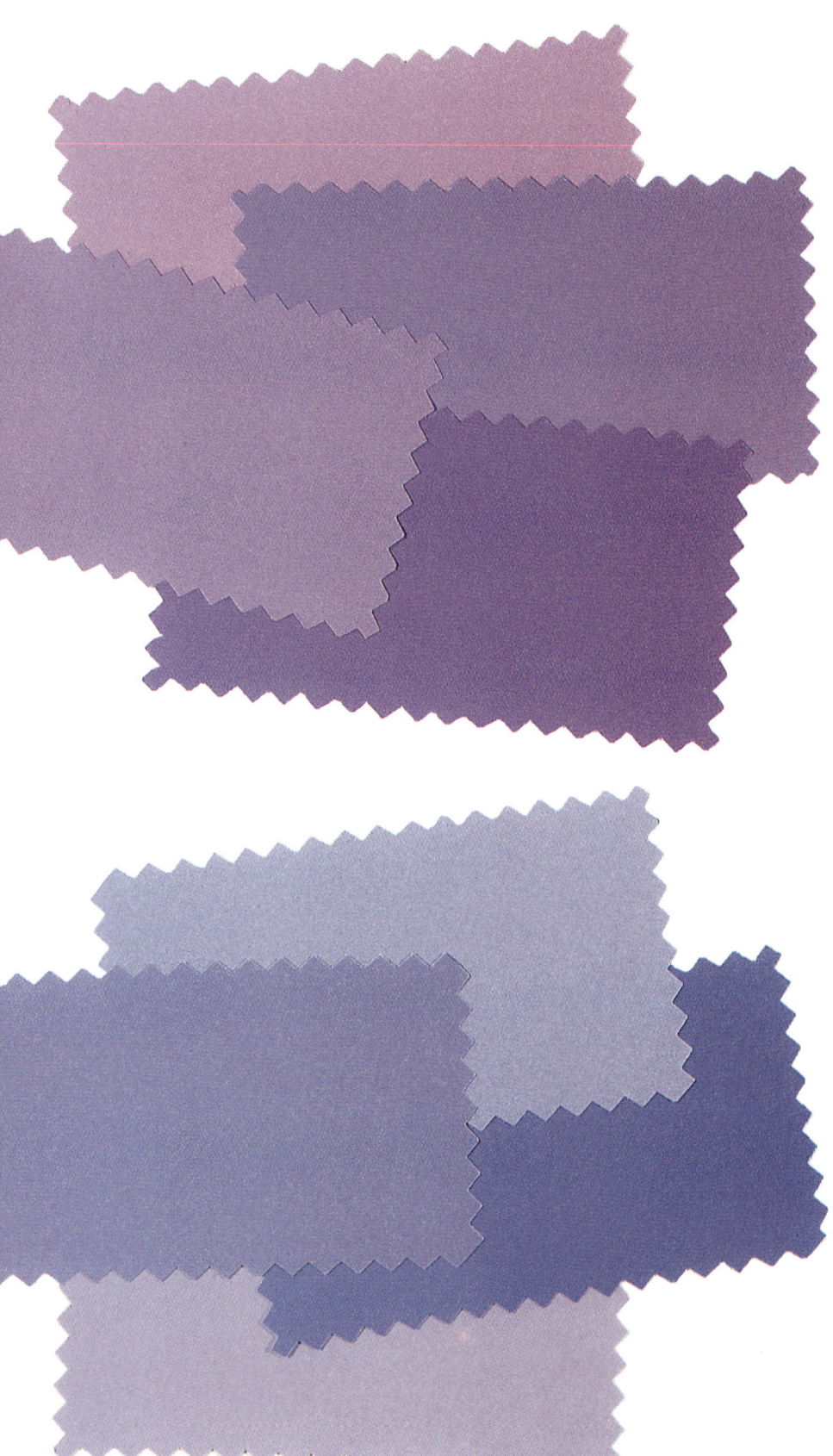

FRÜHLING

Die Violettnuancen der Frühlingspalette haben einen deutlich sichtbaren rötlichen Unterton. Damit passen sie perfekt zum warmgrundigen Kolorit des Frühlingstyps. Frühlingsvioletts sind licht und heiter und erinnern an die zarten, aber leuchtenden Nuancen der Krokusse. Tiefe, dunkle Violetts, wie sie die ebenfalls warme Farbpalette des Herbsttyps enthält, sind für den zarten Frühlingstyp zu dumpf und zu schwer.

■ Beispiele für Violettnuancen, die am Frühlingstyp hübsch aussehen, sehen Sie links.

SOMMER

Violettnuancen, die gut zum kühlen, zarten Kolorit des Sommertyps passen, haben einen unübersehbar bläulich-kühlen Unterton. Anders als der Wintertyp (der ebenfalls eine kühle Farbskala hat), sollte der Sommertyp zu den leichten, verwaschenen Violettnuancen greifen. Grelle wie auch sehr dunkle Violetts sind für sein zartes Kolorit zu aufdringlich oder zu schwer.

■ Optimale Violettnuancen für den Sommertyp sehen Sie links.

Das sind Ihre Violettnuancen

HERBST

Violett ist eine Farbe, mit der der Herbsttyp vorsichtig umgehen sollte. Nur die tiefen warmen Pflaumen-, Brombeer- oder Rotviolettnuancen kann er wirklich bedenkenlos tragen. Sie haben einen auffallend starken rötlichen Unterton, der mit dem rotgoldenen Kolorit des Herbsttyps reizvoll harmoniert. Die verwandten Nuancen der ebenfalls warmen Frühlingsfarbpalette sind für den Herbsttyp zu ausdruckslos.

■ Beispiele für Violettnuancen, die dem Herbsttyp stehen, sehen Sie rechts.

WINTER

Alle klaren, kalten Violettnuancen mit deutlich blauem Unterton, von eisigem Pastellila bis zu dunklem Blauviolett, stehen dem Wintertyp hervorragend zu Gesicht. Sie halten zu seinem kühlen, kontrastreichen Kolorit effektvoll die Balance. Die zurückhaltenden verwaschenen Violettnuancen der ebenfalls kühlen Sommerfarbpalette sollte der Wintertyp dagegen meiden. Sie machen ihn blaß und ausdruckslos.

■ Beispiele für typische Wintervioletts sehen Sie rechts.

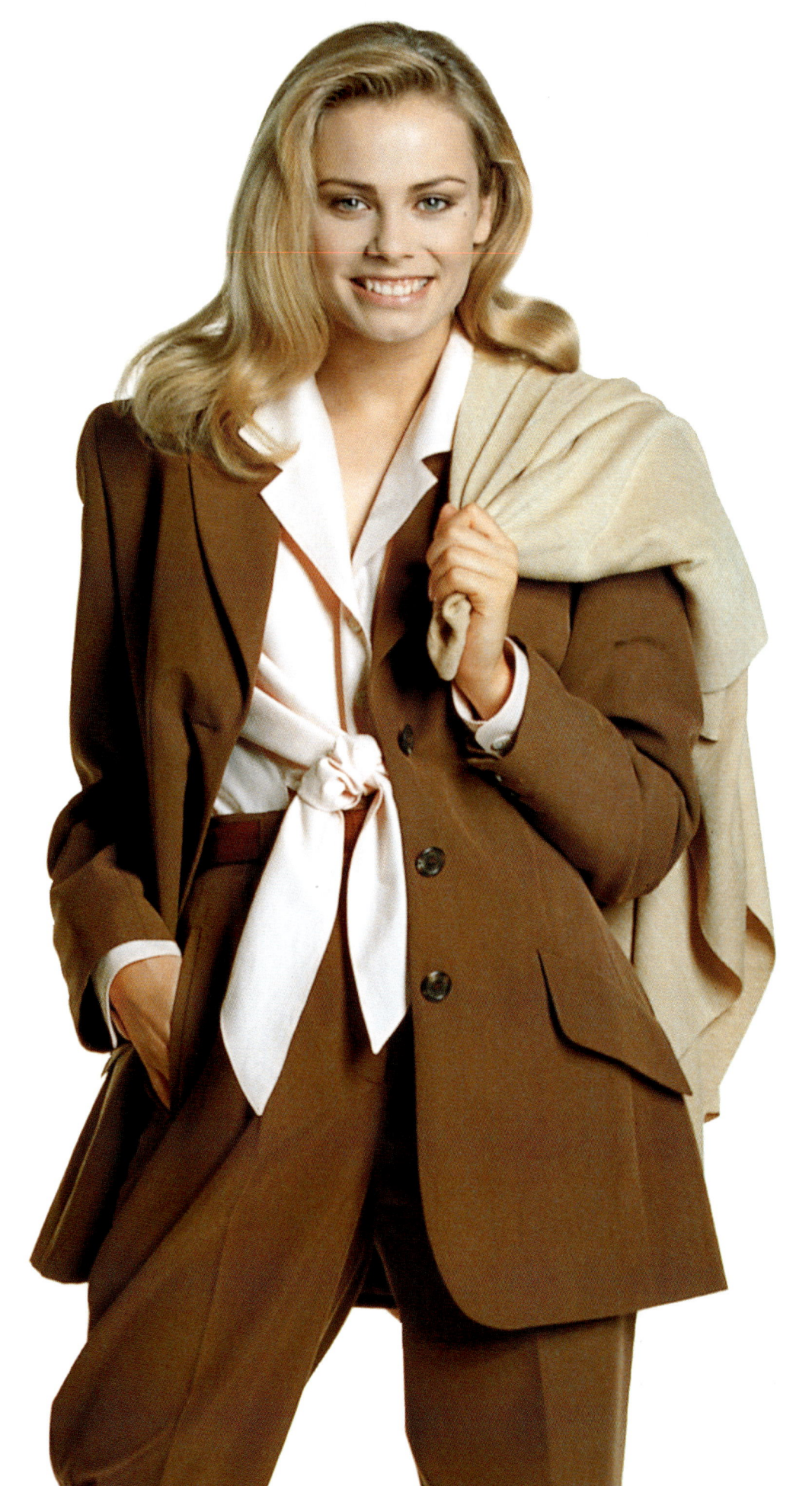

Naturtöne für den FRÜHLING

Alle Braun- und Beigetöne, die dem Frühlingstyp gut stehen, haben einen zart-gelblichen oder gelblich-rötlichen Unterton. Dadurch harmonieren sie perfekt mit dem hellen, goldgrundigen Frühlingsteint und den Gold-reflexen seiner Haare. Zweites Merkmal der Frühlingsbraunnuan-cen ist ihre Sanftheit und Helligkeit, die an die Knospen und jungen Äste der Bäume und Sträucher im Früh-ling erinnert. Die Braunnuancen des verwandten Herbsttyps (der eben-falls zur warmen Farbskala gehört) sind dunkler, erdiger, rostiger und für das zarte Frühlingskolorit zu dumpf und schwer.

Links: Der Frühlingstyp in einem Hosenanzug in war-men, gelbgrundigen Braun-tönen. Perfekt dazu: das Tuch in zartem, gelblichen Beige und die mattglänzende Seidenbluse in ebenfalls gelbgrundigem Lachsrosa

■ Beispiele für Braun- und Beige-töne, die dem Frühlingstyp schmei-cheln, sehen Sie rechts. Sie passen auch untereinander hervorragend zusammen und lassen sich mit allen Frühlingsnuancen der anderen Far-ben effektvoll kombinieren.
■ Frühlingsnuancen, die auch der Herbsttyp tragen kann, sind mit x gekennzeichnet.

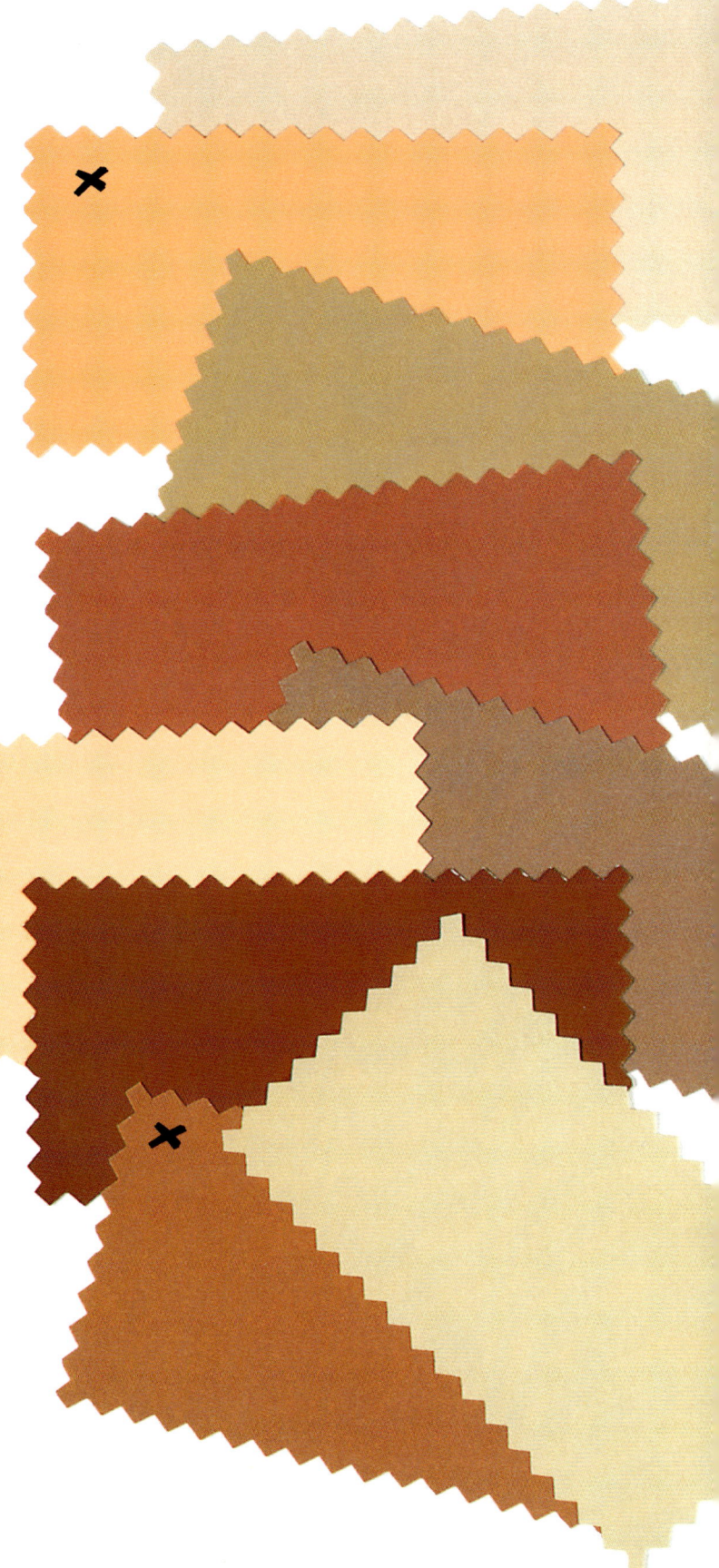

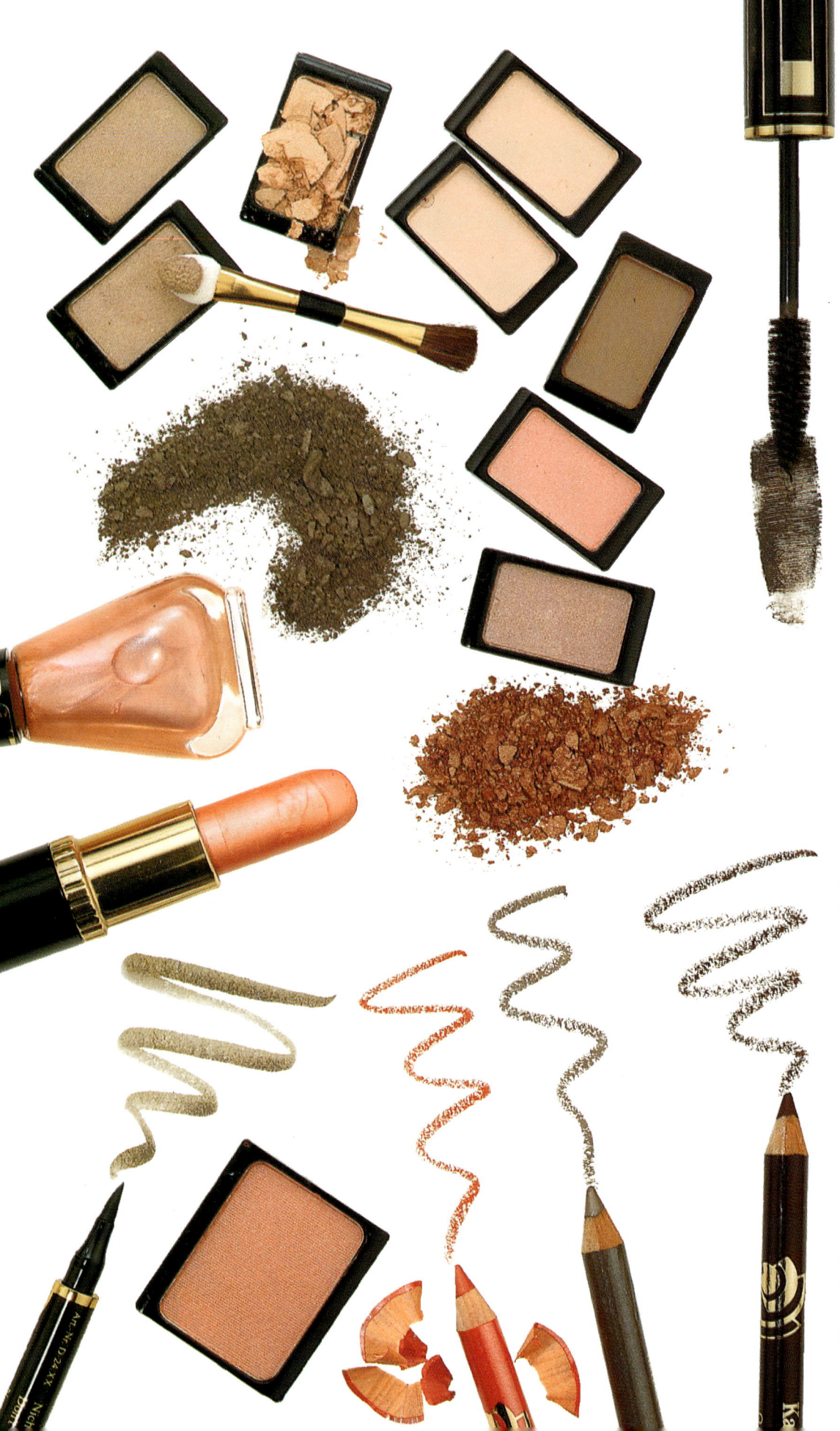

Ein natürliches Make-up in weichen Braun-, Beige- und Lachstönen bringt das zarte, goldgrundige Kolorit des Frühlingstyps besonders schön zur Geltung. Wichtig ist allerdings, daß alle Nuancen aus der Frühlingspalette stammen, also einen warmen, leichten Charakter haben. Ein Augen-Make-up mit sandbraunem Lidschatten ist ideal, wenn der Frühlingstyp braune Augen hat und in der Kleidung helle Apricot-, Beige-, Creme- oder Braunnuancen dominieren. Belebend wirkt die Kombination mit lachsrosa Lidpuder in einer helleren Nuance als Lippenstift, Nagellack und Rouge. Blaue oder graublaue Augen werden durch Kombination mit frühlingsblauem Lidschatten effektvoll betont. Wichtig: Braunen Lidschatten nur hauchzart auftragen und sorgfältig in den Hautton einblenden. Mit Kajal oder Eyeliner im gleichen Ton und dunkelbrauner Wimperntusche kann man dem Auge zusätzlich etwas Kontur geben.

Links: Lidschatten und Konturstifte in weichen Braun-, Beige- und Lachsnuancen, die dem Frühlingstyp besonders gut stehen. Dazu passen Lippenstift, Nagellack und Rouge in dezenten, warmen Lachstönen, aber auch alle Nuancen aus der Rotpalette des Frühlingstyps (siehe Seite 36). Rechts: Der Frühlingstyp mit einem dezenten Make-up in Naturtönen

FRÜHLING: Make-up zu Naturtönen

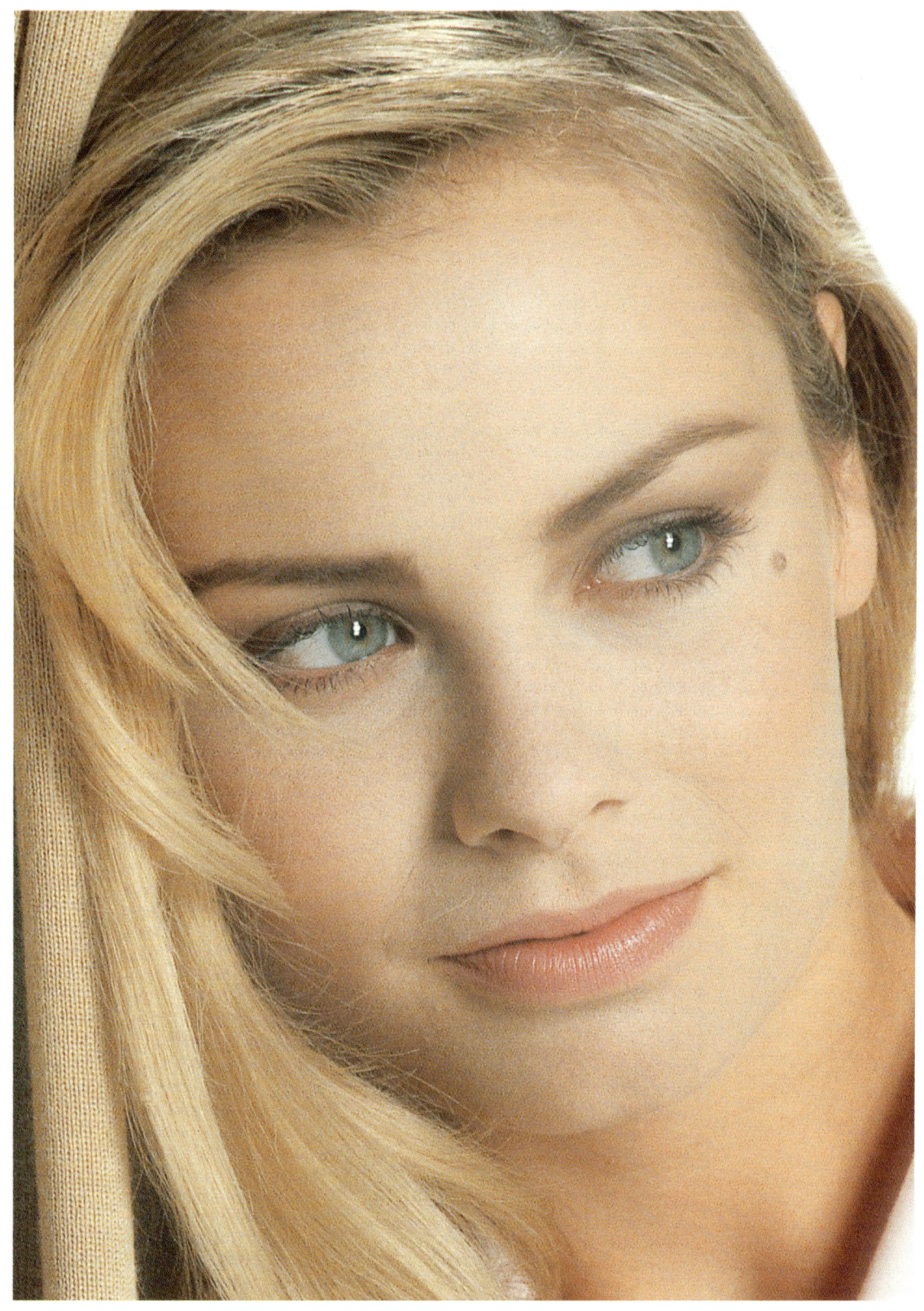

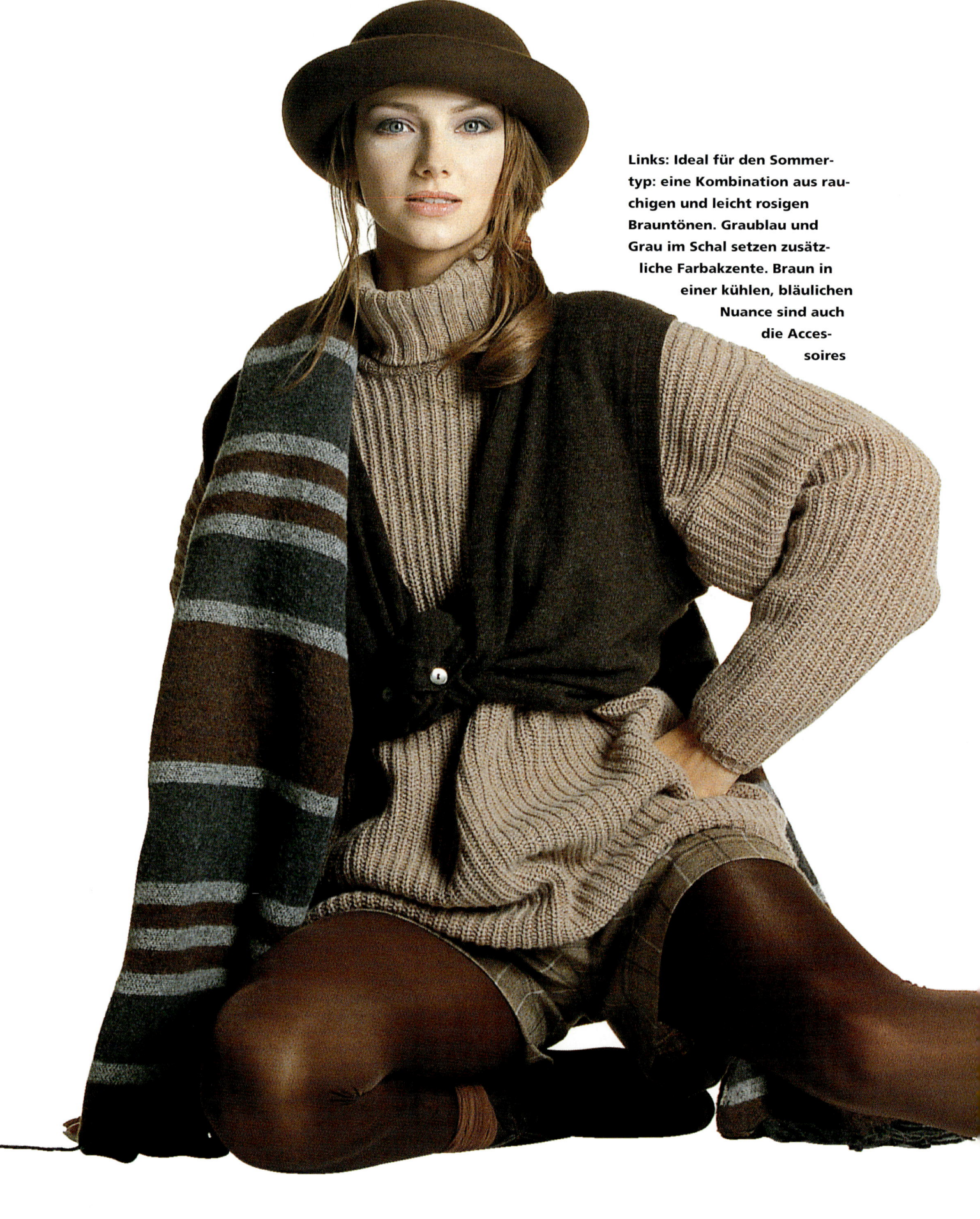

Links: Ideal für den Sommertyp: eine Kombination aus rauchigen und leicht rosigen
Brauntönen. Graublau und
Grau im Schal setzen zusätzliche Farbakzente. Braun in
einer kühlen, bläulichen
Nuance sind auch
die Acces-
soires

Naturtöne für den SOMMER

Braun- und Beigenuancen für den Sommertyp haben einen kühlen, bläulich-rosigen oder zartgrauen Unterton. Ihr betont zurückhaltender Charakter, verbunden oft mit einem leichten Grauschleier, schafft eine harmonische Verbindung zu dem rosig-kühlen Teint des Sommertyps und dem Aschton seiner Haare. Anders als der (ebenfalls „kühle" Wintertyp) sollte der Sommertyp sehr dunkle, fast schwarze Braunnuancen meiden, da sie an ihm schwer und hart wirken.

■ Beispiele für Braun- und Beigenuancen, die zum Sommertyp am besten passen, sehen Sie rechts. Alle diese Töne harmonieren auch untereinander hervorragend und lassen sich perfekt mit allen Sommernuancen der übrigen Farben kombinieren.

■ Naturtöne aus der Sommerpalette, die auch der Wintertyp tragen kann, sind mit x gekennzeichnet.

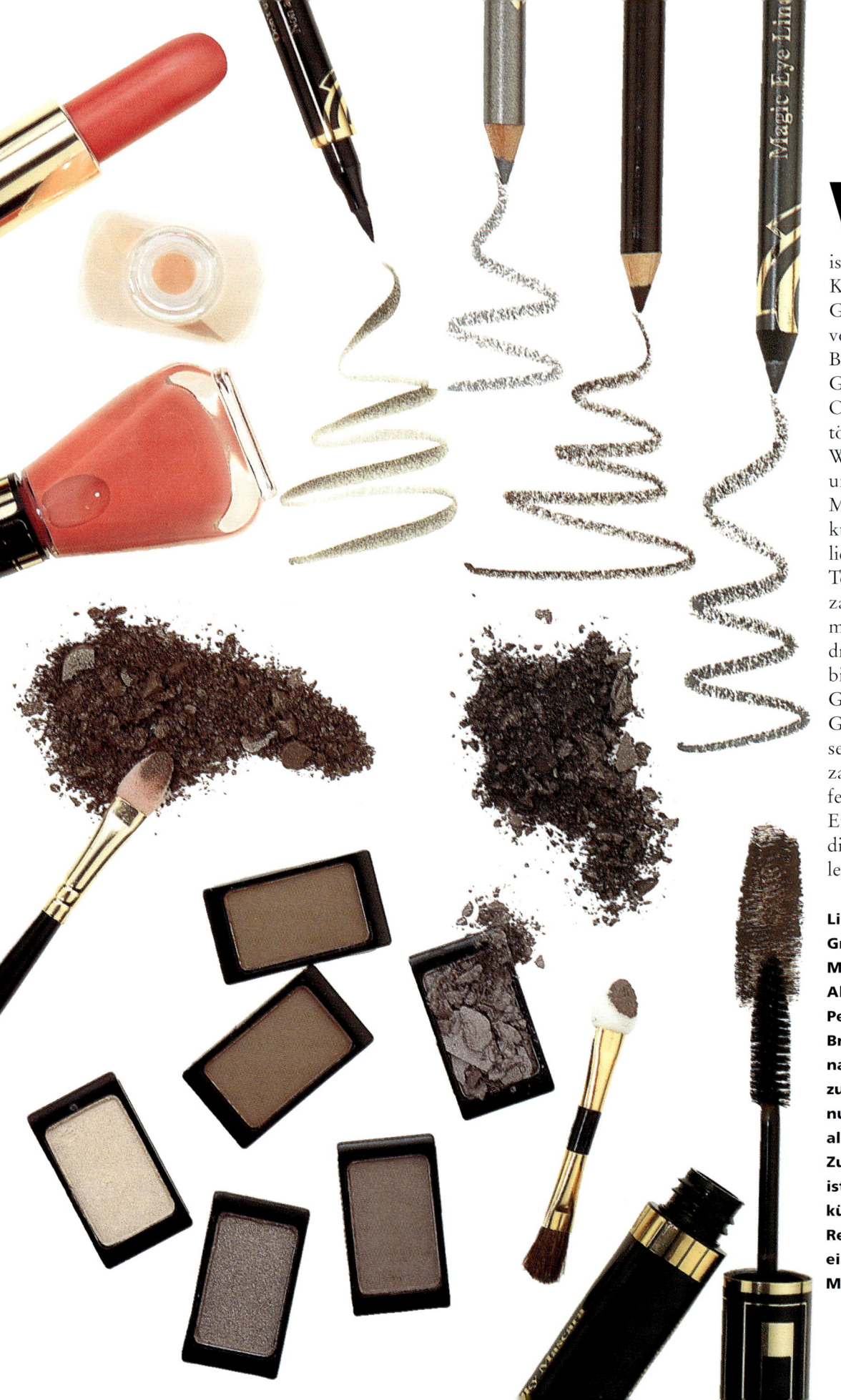

Wenn das Augen-Make-up betont natürlich sein soll, ist für den Sommertyp eine Kombination aus Braun- und Graunuancen ideal. Das gilt vor allem für Augenfarben in Braun und Grau, aber auch Graublau und Graugrün. Ein Outfit in denselben Naturtönen steigert den Effekt. Wichtig ist, daß die Braun- und Graunuancen des Augen-Make-ups einen eindeutig kühlen, gräulichen oder bläulichen Unterton haben. Ein Touch ins Warme läßt das zarte, kühle Kolorit des Sommertyps schnell fahl und ausdruckslos erscheinen. Kombinationen mit Lidpuder in Graublau, Violettblau oder Graugrün können effektvoll sein. Wer die Augenkontur zart betonen möchte, zieht feine Linien mit Kajal oder Eyeliner. Passende Töne für die Wimperntusche sind dunkles Braun oder Grau.

Links: Optimale Braun- und Graunuancen für das Augen-Make-up des Sommertyps. Alle Nuancen dürfen auch Perlglanz haben, matt wirken Braun- und Grautöne jedoch natürlicher. Prinzipiell passen zu Braun-, Beige- und Graunuancen der Sommerpalette alle Sommerrots von Seite 40. Zum Naturlook am schönsten ist allerdings ein bläulich-kühler Roséton.
Rechts: Der Sommertyp mit einem perfekt geschminkten Make-up in Naturtönen

SOMMER: Make-up zu Naturtönen

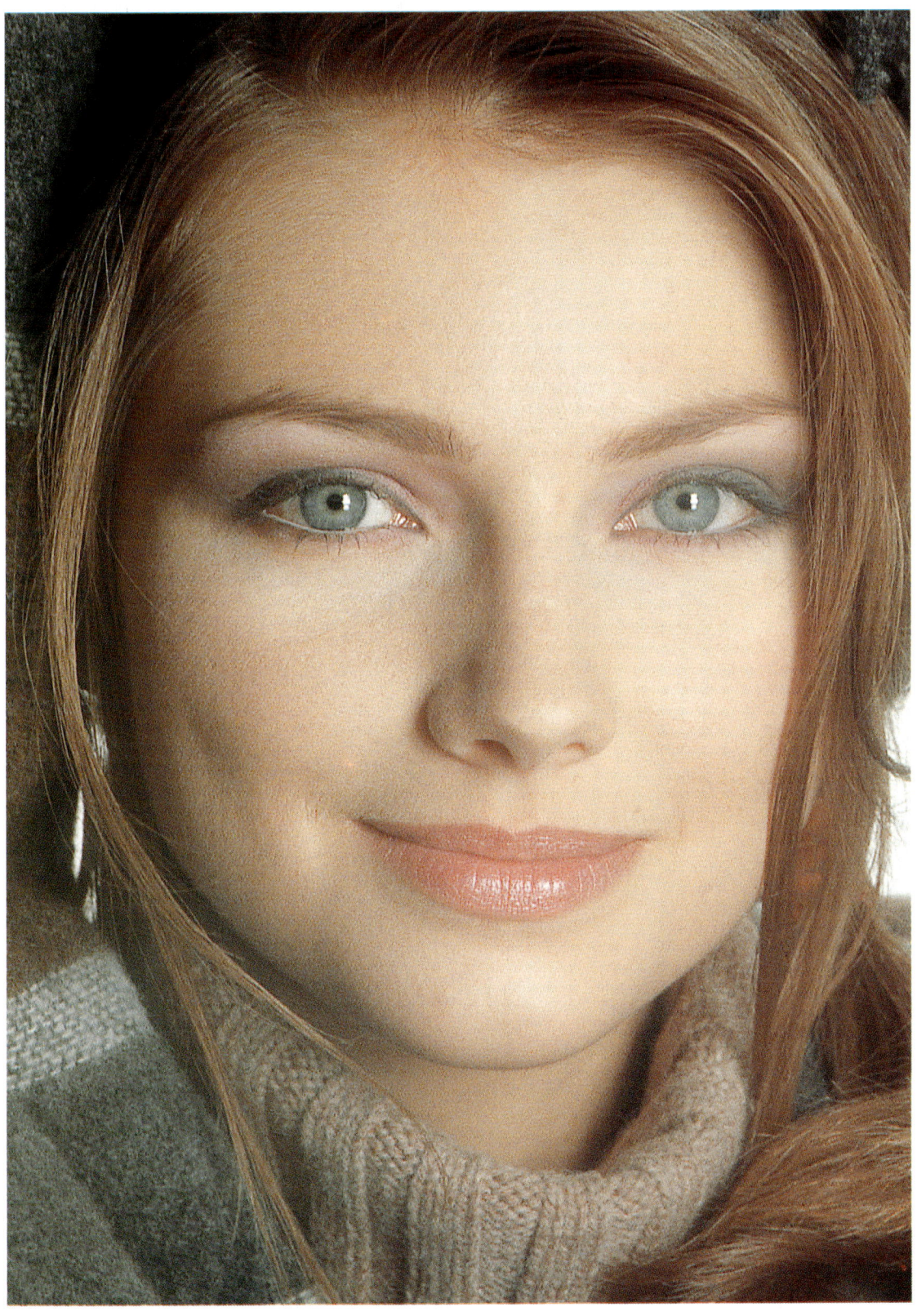

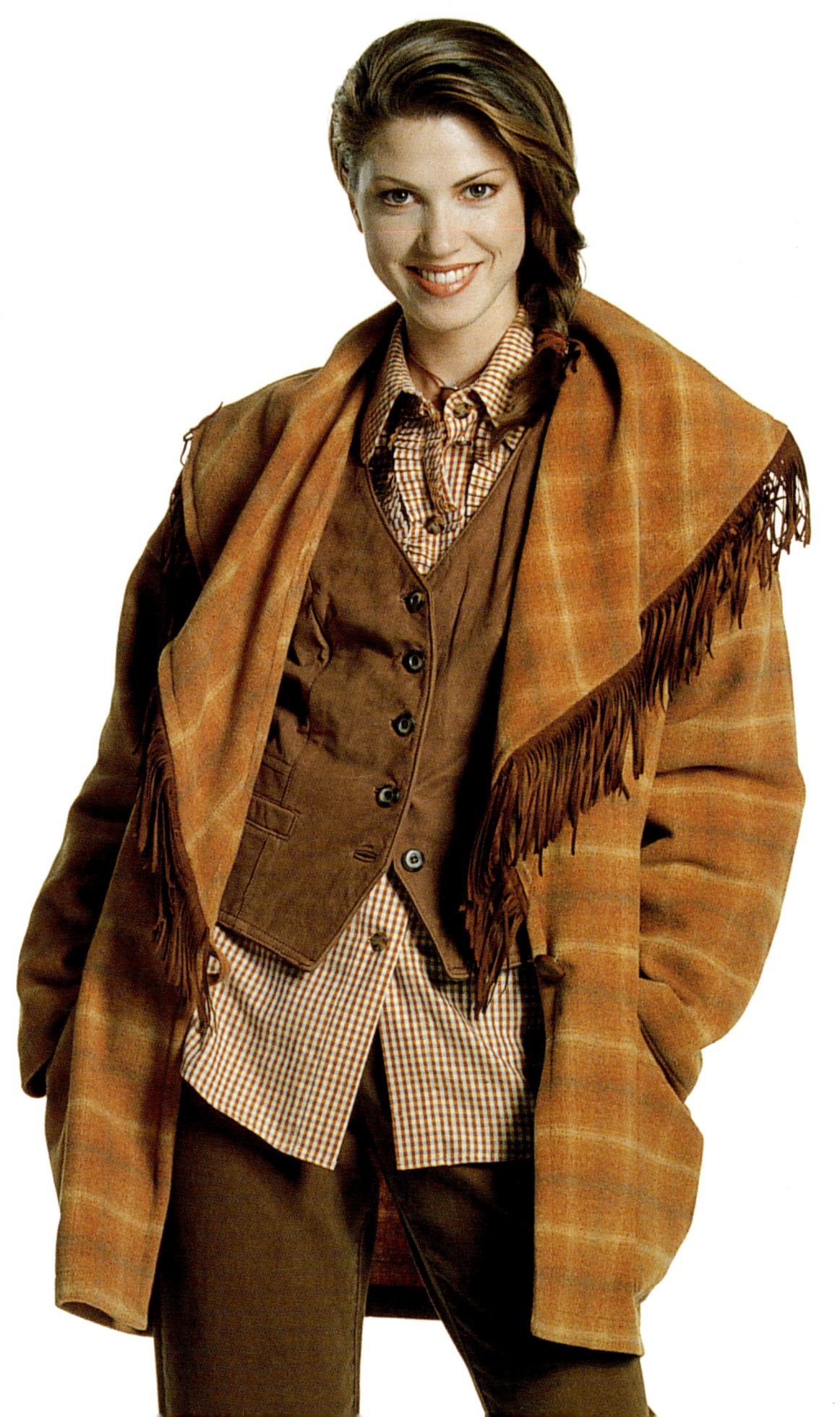

Naturtöne für den HERBST

Braun- und Beigenuancen, die dem Herbsttyp schmeicheln, haben einen deutlich gelben oder rostig-roten Unterton. Sie bilden ein perfektes Pendant zu seinem rötlich-goldenen Haar und der oft goldgesprenkelten, hellen Haut. Speziell die Braunnuancen haben zudem eine tiefe Leuchtkraft und wirken erdig bis rostig. Anders als der Frühlingstyp (der ebenfalls eine warme Farbskala hat), kann der Herbsttyp tiefe, dunkle Rotbrauns tragen. Sie setzen einen schönen Kontrapunkt zu seinem ausdrucksvollen natürlichen Kolorit.

■ Beispiele für Braun- und Beigetöne, in die

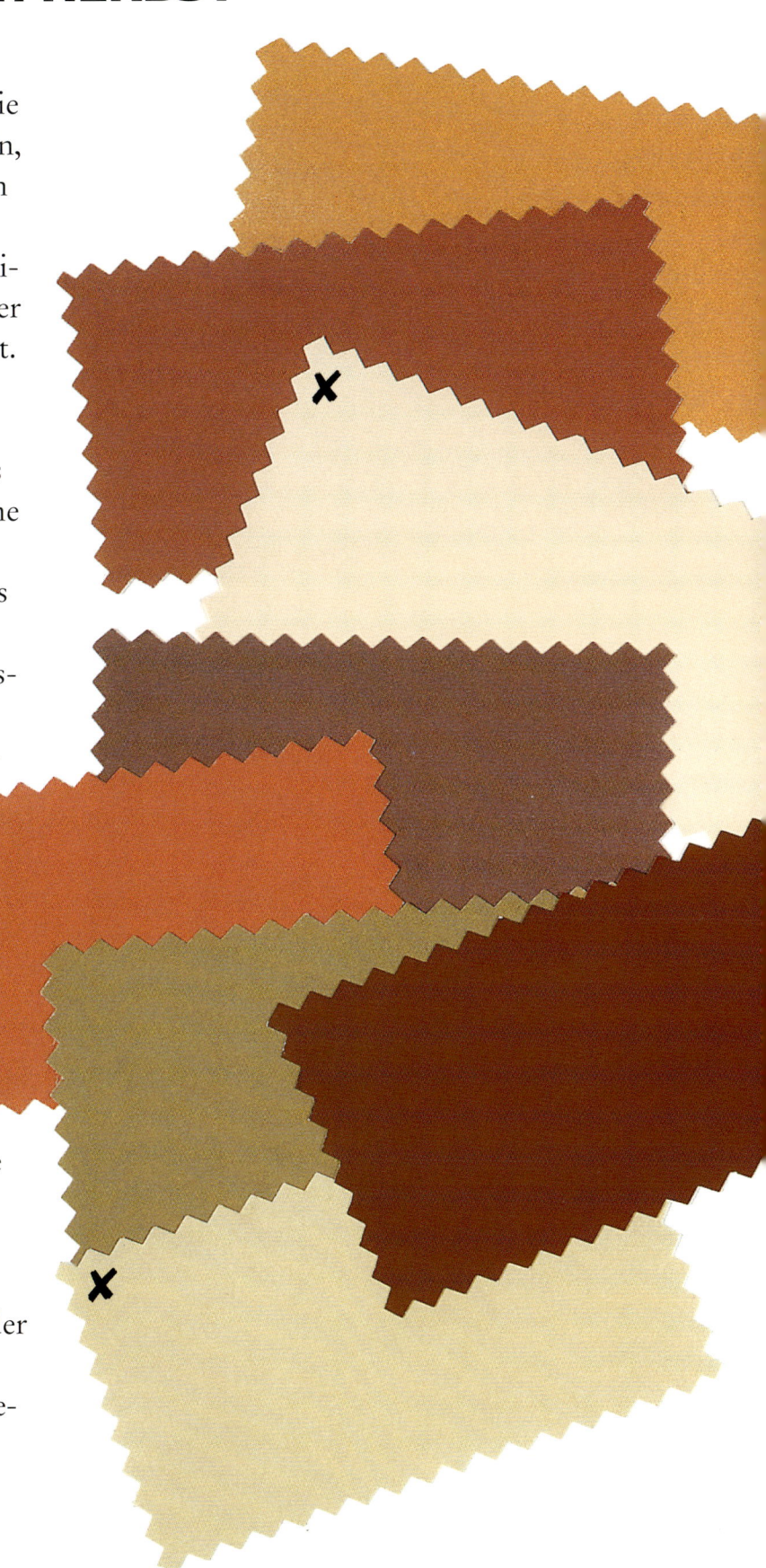

Links: Der Herbsttyp im Countrylook. Unterschiedliche Beige- und Brauntöne in Jacke, Weste, Hemd und Hose steigern sich gegenseitig in der Wirkung

sich der Herbsttyp kleiden sollte, sehen Sie rechts. Sie harmonieren perfekt miteinander und passen auch zu den Herbstnuancen der anderen Farben.

■ Braun- und Beigenuancen aus der Herbstpalette, die auch der Frühlingstyp tragen kann, sind mit x gekennzeichnet.

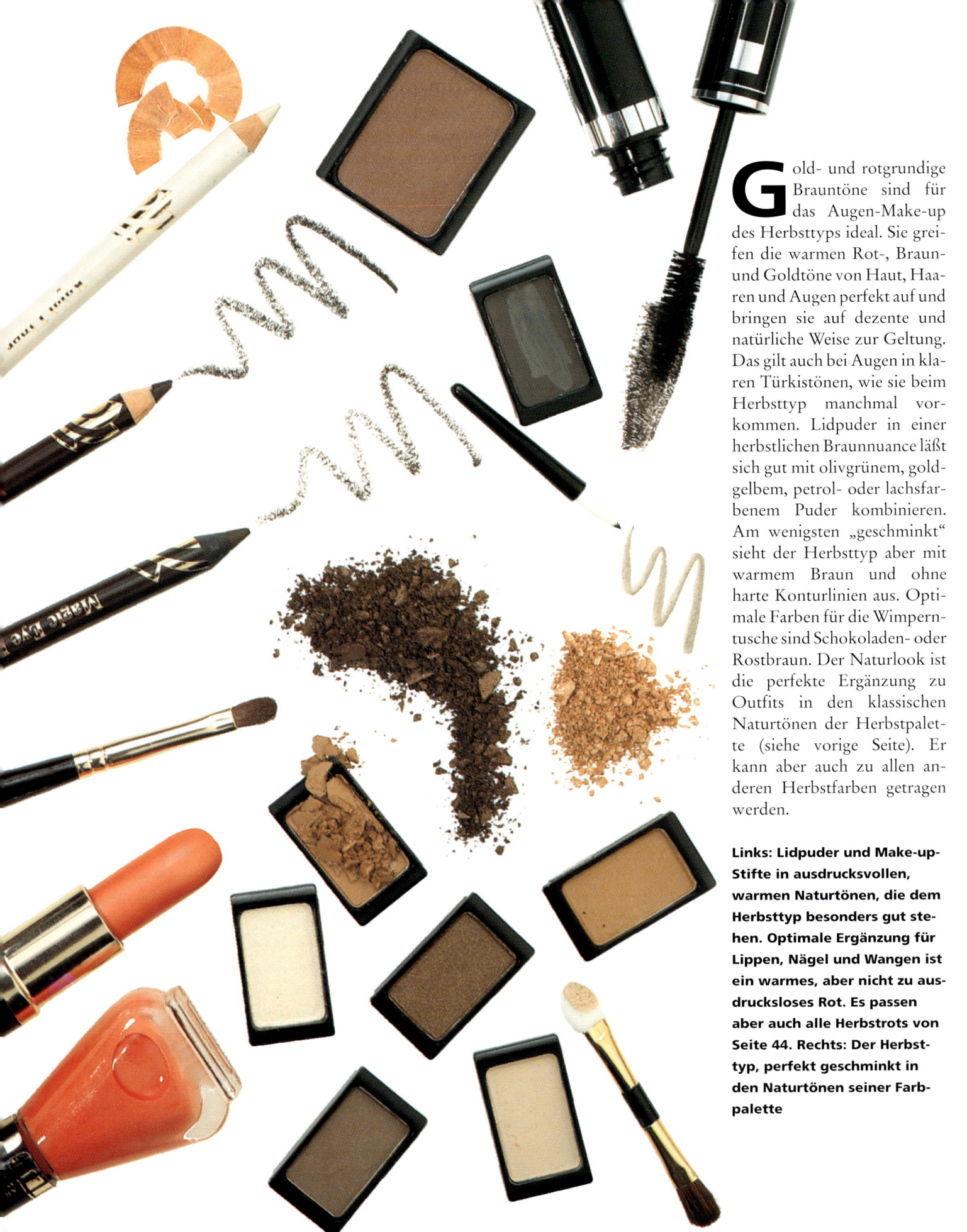

G old- und rotgrundige Brauntöne sind für das Augen-Make-up des Herbsttyps ideal. Sie greifen die warmen Rot-, Braun- und Goldtöne von Haut, Haaren und Augen perfekt auf und bringen sie auf dezente und natürliche Weise zur Geltung. Das gilt auch bei Augen in klaren Türkistönen, wie sie beim Herbsttyp manchmal vorkommen. Lidpuder in einer herbstlichen Braunnuance läßt sich gut mit olivgrünem, goldgelbem, petrol- oder lachsfarbenem Puder kombinieren. Am wenigsten „geschminkt" sieht der Herbsttyp aber mit warmem Braun und ohne harte Konturlinien aus. Optimale Farben für die Wimperntusche sind Schokoladen- oder Rostbraun. Der Naturlook ist die perfekte Ergänzung zu Outfits in den klassischen Naturtönen der Herbstpalette (siehe vorige Seite). Er kann aber auch zu allen anderen Herbstfarben getragen werden.

Links: Lidpuder und Make-up-Stifte in ausdrucksvollen, warmen Naturtönen, die dem Herbsttyp besonders gut stehen. Optimale Ergänzung für Lippen, Nägel und Wangen ist ein warmes, aber nicht zu ausdrucksloses Rot. Es passen aber auch alle Herbstrots von Seite 44. Rechts: Der Herbsttyp, perfekt geschminkt in den Naturtönen seiner Farbpalette

HERBST: Make-up zu Naturtönen

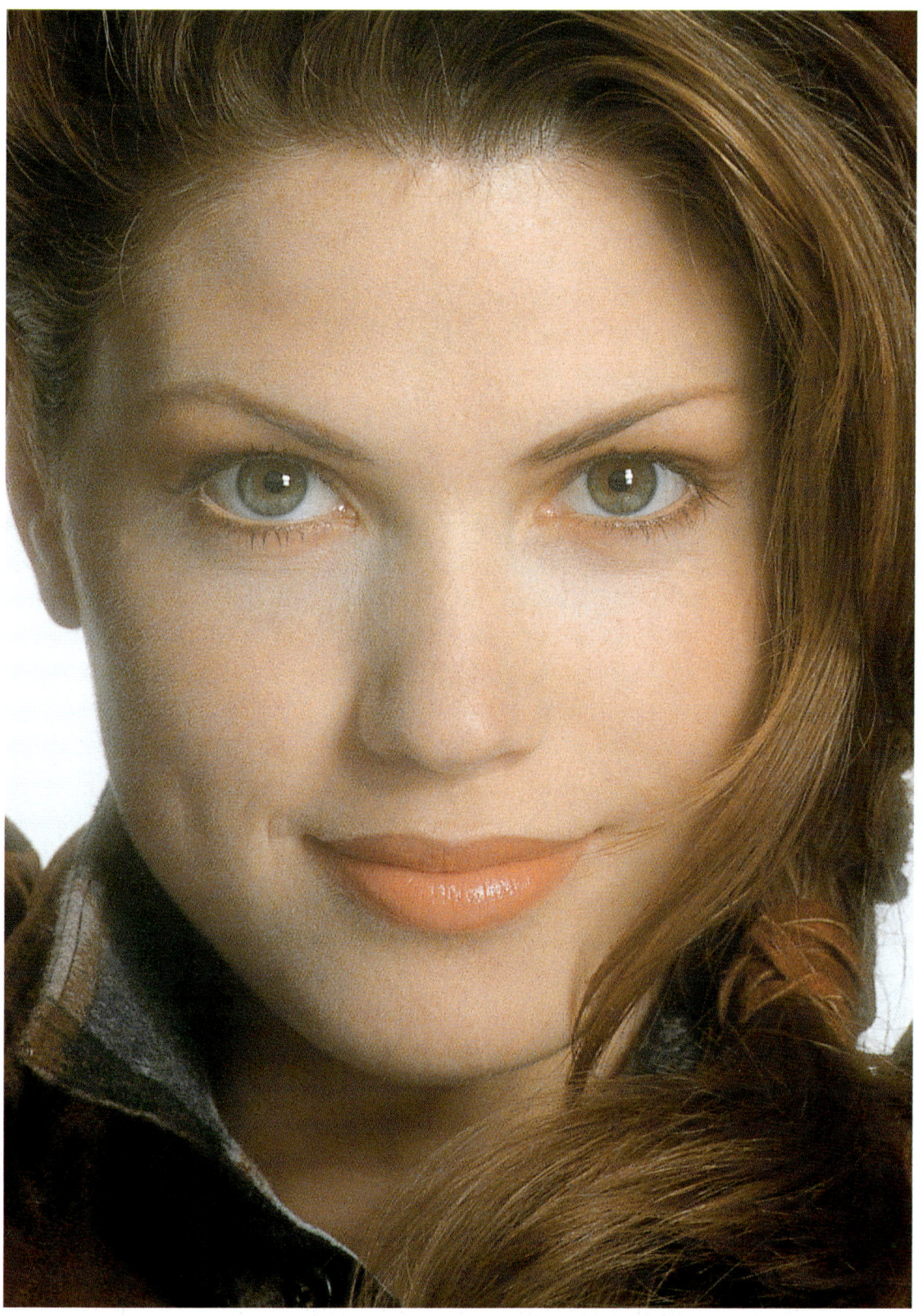

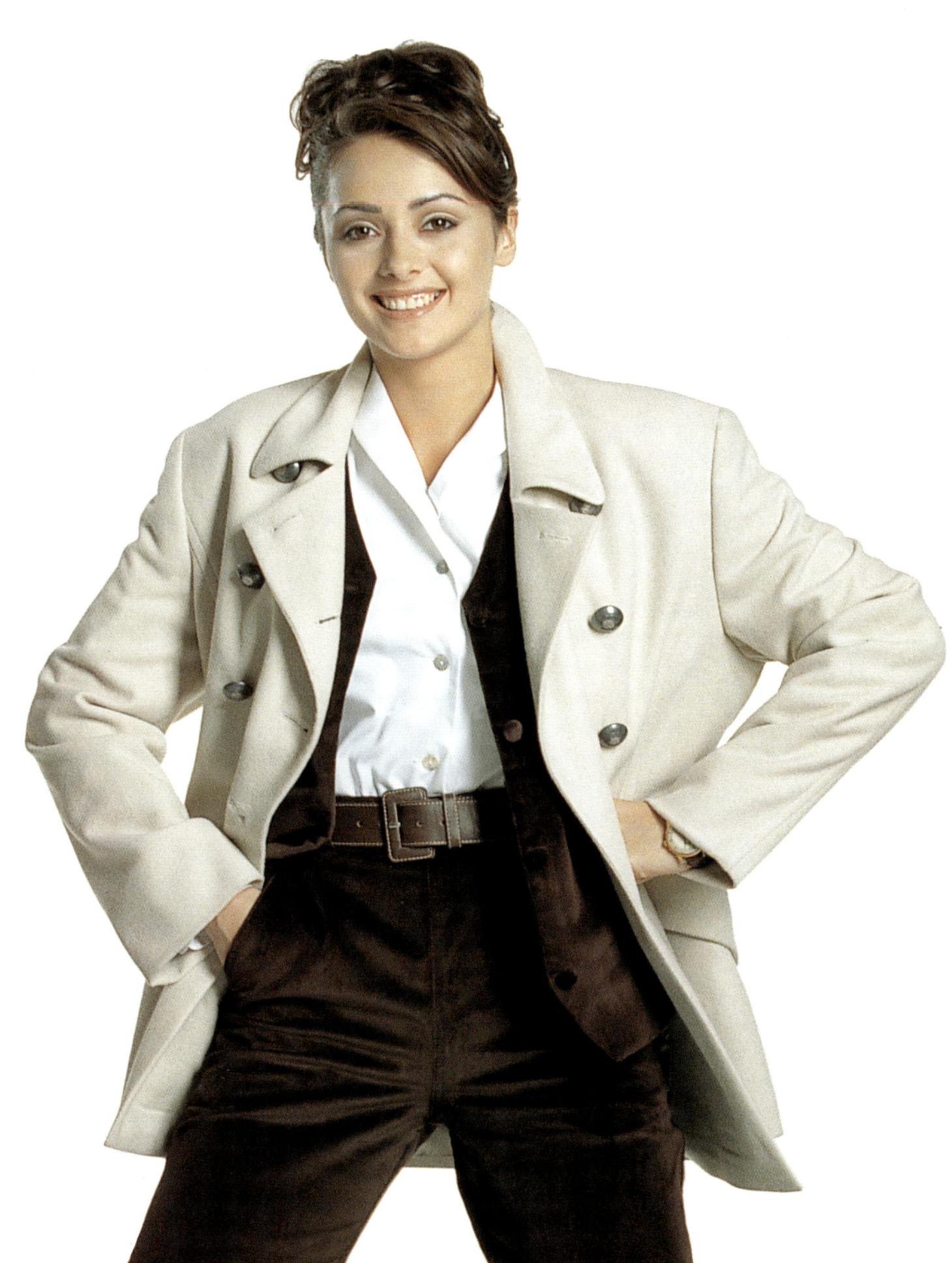

Naturtöne für den WINTER

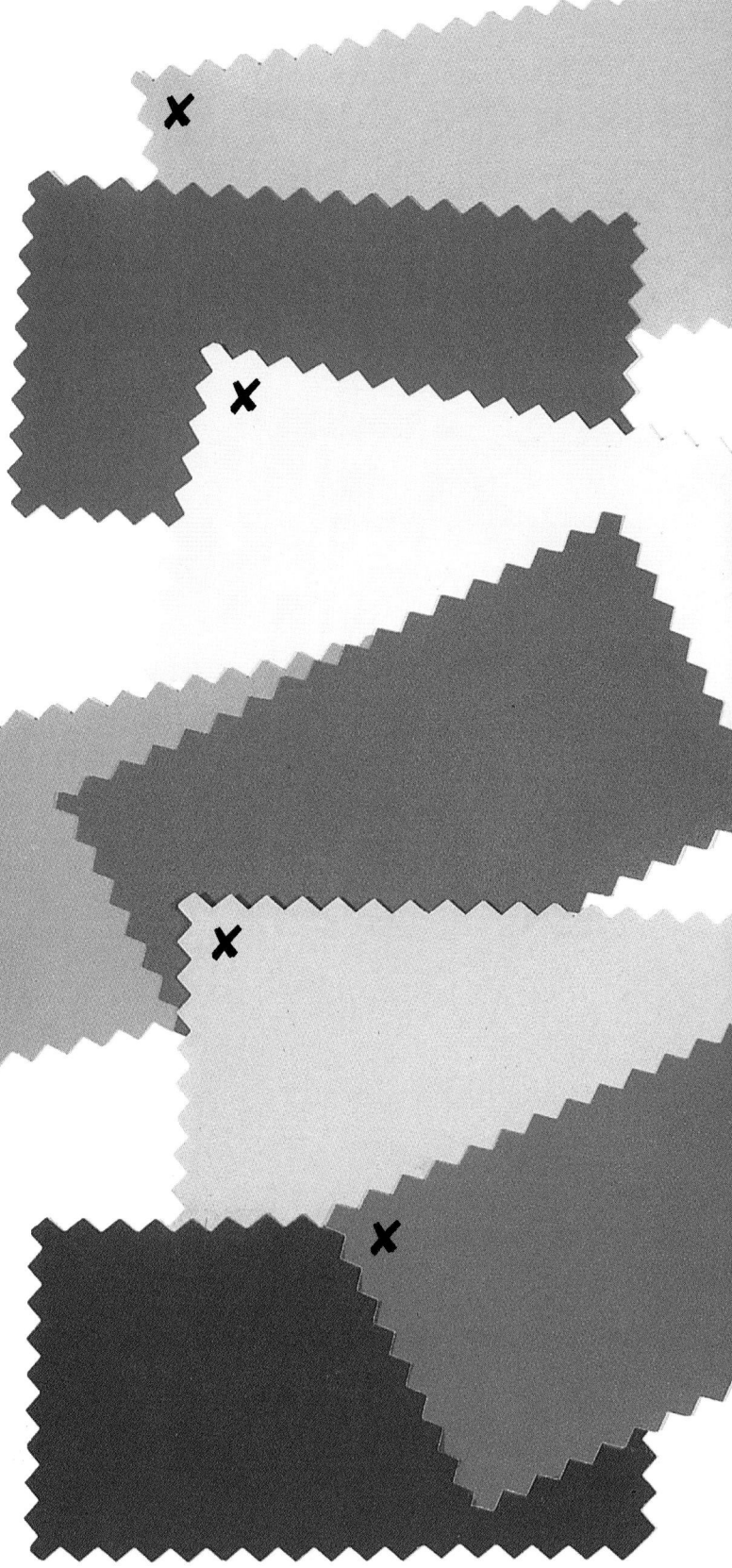

Braun- und Beigenuancen, die der Wintertyp tragen kann, haben einen bläulich-kühlen, grauen bis schwärzlichen Unterton. So passen sie hervorragend zu den kräftigen Kontrasten des natürlichen Winterkolorits mit der hellen kühlen Hautfarbe und den Haaren und Augen in klaren, ausdrucksvollen Farben. Der Wintertyp kann alle kühlen Beige- und Braunnuancen tragen, vom eisigen Graubeige bis zum tiefen Schwarzbraun. Hüten muß er sich allerdings vor Nuancen mit gelblich-warmen Unterton. Sie lassen ihn – ebenso wie die

Links: Der Wintertyp in einem Naturtonstyling, das bewußt auf Kontraste setzt: Hose und Weste in schwarzbraunem Samt, Jacke in frostigem Graubeige. Dazu paßt die Bluse in klarem, hartem Weiß, wie es nur dem „kühlen" Wintertyp steht

rosigen Braunnuancen des Sommers blaß wirken.

■ Beispiele für Beige- und Braunnuancen, in die sich der Wintertyp kleiden sollte, sehen Sie rechts. Sie lassen sich untereinander und auch mit den Winternuancen der anderen Farben kombinieren.

■ Winterbrauns- und -beiges, die auch der Sommertyp tragen kann, sind mit x gekennzeichnet.

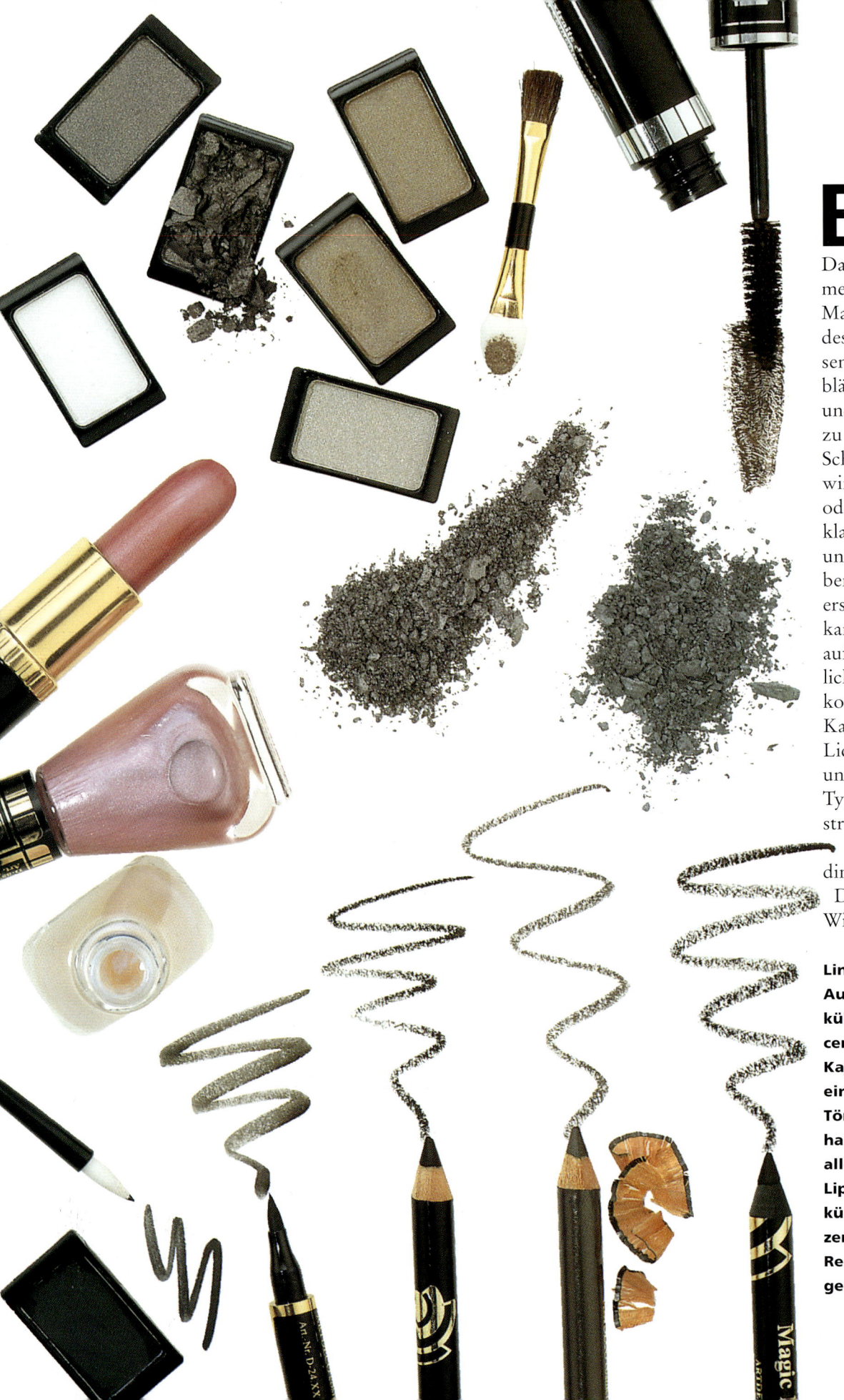

Braun ist eine Farbe, bei der sich der Wintertyp leicht vergreifen kann. Das gilt für die Kleidung, noch mehr aber für das Augen-Make-up. Oberste Regel ist deshalb: Winterbrauns müssen einen eindeutig kühlen, bläulichen Unterton haben und sollen in hellen Nuancen zu Grau, in dunklen zu Schwarz tendieren. Schon ein winziger Touch ins Gelbliche oder Rötliche läßt den hellen, klaren Teint des Wintertyps und die ausdrucksvollen Farben seiner Augen matt und fad erscheinen. Der Wintertyp kann Lidpuder ruhig kräftig auftragen und die Augen deutlich mit Grau oder Schwarz konturieren. Selbst dunkle Kajal- oder Eyelinerstriche zu Lidschatten in hellem Braun und Beige wirken an diesem Typ nicht hart, sondern unterstreichen sein kontrastreiches Kolorit. (Sie sollten allerdings fein und dezent sein.) Die ideale Farbe für die Wimpern ist Schwarz.

Links: Optimale Farben für ein Augen-Make-up im Naturlook: kühle Braun- und Graunuancen, schwarze Eyeliner und Kajalstifte und als Highlighter ein schimmerndes Weiß. Alle Töne dürfen auch Perlglanz haben. Natürlicher wirken allerdings matte Farben. Lippenstift und Nagellack in kühlem Perlmuttrosa ergänzen das Make-up raffiniert. Rechts: Der Wintertyp, perfekt geschminkt in Naturtönen

WINTER: Make-up zu Naturtönen

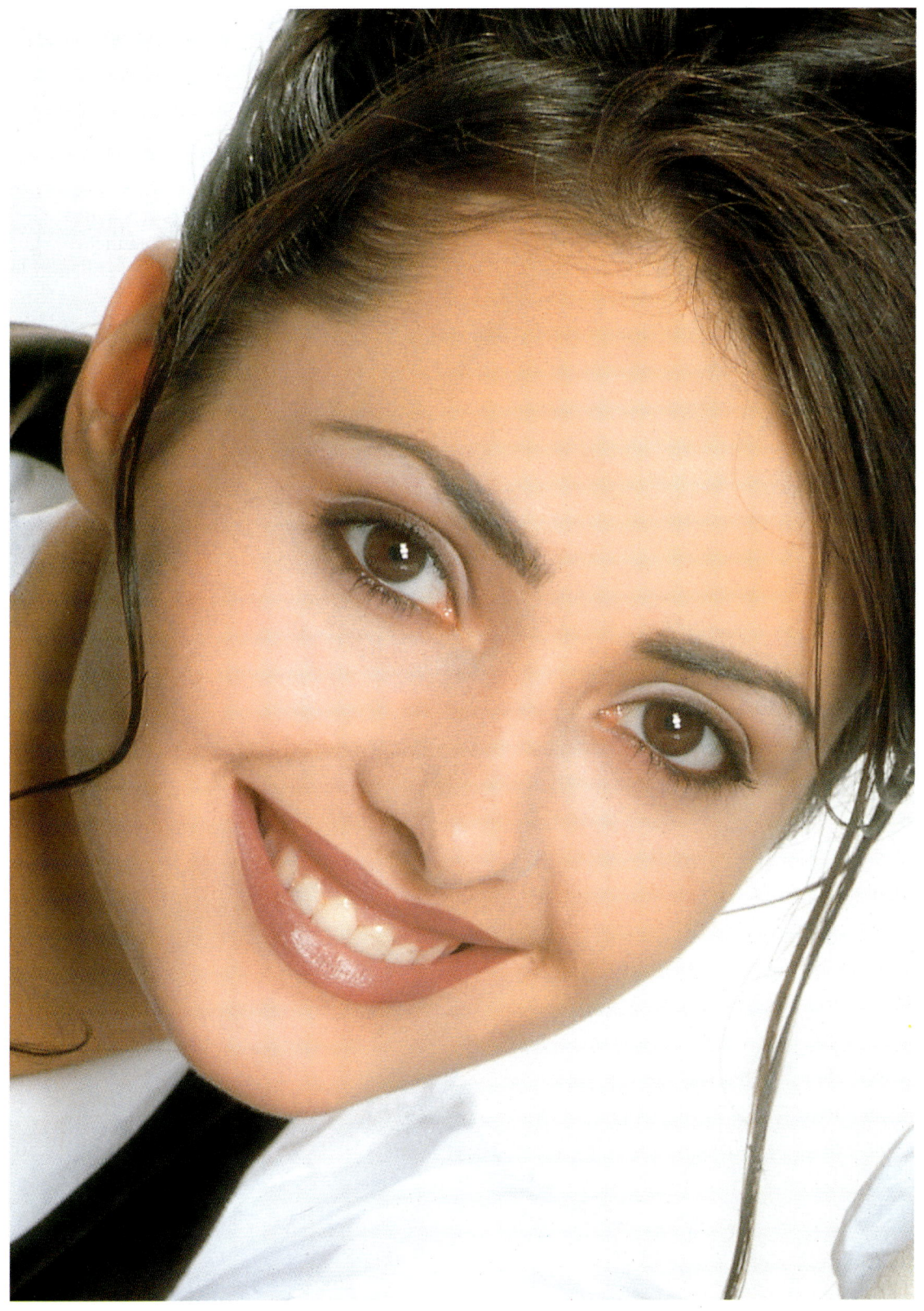

FRÜHLING

Graunuancen, die dem Frühlingstyp stehen, wirken weich, warm
und haben einen feinen, nickel-
bis cremefarbenen Unterton.
Frühlingsgraus sind eher hell;
dunkle Nuancen wirken am
Frühlingstyp zu schwer.

■ Beispiele für Frühlingsgrau-
nuancen sehen Sie links.

■ Das optimale Weiß des Frühlingstyps hat einen Stich ins Eier-
schalfarbene.

■ Schwarz ist für den Frühlingstyp tabu – vor allem am Gesicht.

SOMMER

Der Sommertyp kann von hellem
Silbergrau bis zu mittlerem
Anthrazit alle kühlen, silbrigen
Grautöne tragen. Sie harmonie-
ren am besten mit seinem hellen,
kühlgrundigen Teint. Dunkle
Graunuancen wirken am Som-
mertyp dagegen hart und schwer.

■ Beispiel für optimale Sommer-
graunuancen sehen Sie links.

■ Das optimale Sommerweiß ist
leicht milchig und frei von jedem
Gelbstich, jedoch nicht so klar
wie das typische Winterweiß.

■ Schwarz macht den Sommertyp blaß und betont Augenschatten.

Das sind Ihre Graunuancen

HERBST

Die Graunuancen des Herbsttyps haben einen olivfarbenen
oder grünlichen Unterton, der sie
perfekt mit dem warmen, rötlich-
goldenen Kolorit von Teint und
Haaren harmonieren läßt.

■ Optimale Grautöne für den
Herbsttyp sehen Sie rechts.

■ Das optimale Herbstweiß hat
einen deutlichen Stich ins Gelb.

■ Schwarz ist eigentlich tabu,
kann aber gut aussehen in Kombination mit Make-up, Schmuck
und Accessoires in effektvollen
Farben.

WINTER

Von hellem Silbergrau über
Anthrazit bis hin zu tiefem
Schwarzgrau kann der Wintertyp
alle kühlen Grautöne tragen.
Vorsicht allerdings vor Graunuancen mit gelblichem oder
grünlichem Unterton: Sie lassen
den Wintertyp fad aussehen.

■ Beispiele für optimale Winter-
graunuancen, sehen Sie rechts.

■ Das Weiß des Wintertyps ist
strahlend, hart und klar. Eier-
schal- und Wollweiß passen
nicht.

■ Schwarz kann der Wintertyp
als einziger Jahreszeitentyp nach
Belieben tragen.

KAPITEL III

Muster, Materialien, Accessoires

- Die richtigen Muster für jeden Typ
- Mehr Effekt durch Muster-Mix
- Accessoires: Jeder Typ hat „seine" Materialien
- Stoff, Leder, Schmuckmetall: Was paßt zu welchem Typ?

Auch das Material ist wichtig

Seine Farben typgerecht auszuwählen, ist zweifellos der wichtigste Schritt auf dem Weg zu einem optimalen Farbstyling. Zur Perfektion aber gehört noch etwas mehr: die Auswahl von passenden Stoffstrukturen und geeigneten Materialien bei den Accessoires. Denn nicht jedem Farbtyp stehen grobe oder feine, matte oder glänzende Materialien gleich gut. Obwohl falsch gewählte Stoffe und Accessoires weniger negativ auffallen als unpassende Farbnuancen, spürt man doch auch hier instinktiv, wenn etwas nicht stimmt. Deshalb sollte man bei der Wahl von Stoffen und Materialien bestimmte Regeln beachten und nicht unkritisch irgendwelchen Modetrends folgen.

Welche Oberflächenstruktur paßt zu welcher Jahreszeit?

Bei der Bewertung und Zuordnung von Oberflächenstrukturen spielen
■ die Einteilung der Farben in warm und kalt und
■ ihre Abstammung von den drei Grundfarben Gelb, Rot und Blau eine Rolle.
■ Mit „warm", der farblichen Grundstimmung von Frühling und Herbst beispielsweise assoziieren wir unbewußt die (gröberen oder feineren) Strukturen von Erde, Moos, Gehölz, Blättern oder das Gefieder und Fell von Tieren. Im

Hinblick auf die Jahreszeitentheorie bedeutet das: Strukturierte Oberflächen in der Natur sind typisch für die Jahreszeiten Herbst und Frühling und passen deshalb auch besonders gut zum Herbst- oder Frühlingstyp. Sie unterscheiden sich nur im Grad der Strukturierung: Zum Herbst gehören die eher groben, zum Frühling die eher zarten Strukturen.
■ Da wir bei „kalt" automatisch an die glatten, kaum strukturierten Oberflächen von polierten Steinen, Eis, Schnee, Wasser und Metallen denken, liegt es nahe, sie auch mit den „kühlen" Jahreszeitentypen Winter und Sommer zu verbinden. Und in der Tat: Glatte Oberflächen bringen alle Farben, die den beiden kühlen Farbtypen stehen, optimal zur Geltung (mehr darüber unten).

Die passenden Stoffe für jeden Jahreszeitentyp

Die Wirkung der Grundfarben Gelb, Rot und Blau auf den verschiedenen Oberflächenstrukturen ist eine eher emotionale. Wir erinnern uns:
■ Gelb wirkt warm, licht und heiter und ist die Grundfarbe der Frühlingsfarben. Da schwach strukturierte Oberflächen zum Frühling passen, heißt das, daß Gelb auch am schönsten in feinen, leicht strukturierten Materialien wirkt.
■ Rot ist warm, lebhaft und freundlich und die Grundfarbe der Herbstfarben. Da

kräftig strukturierte Oberflächen zum Herbst passen, heißt das, daß Rot am besten in entsprechenden Materialien zur Geltung kommt.
■ Blau erscheint kühl, hart tiefgrundig und distanziert und ist die Grundfarbe der Winter- und Sommerfarben. Da glatte, mehr oder weniger glänzende Oberflächen am besten zu Winter und Sommer passen, kommen alle kühlen, blaugrundigen Farben auch am besten auf glatten Oberflächen zur Geltung.

Von jeder Regel gibt es Ausnahmen

Selbstverständlich gibt es – wie von jeder Regel – auch von dieser manche Ausnahme. Beispiel: Ein feuriges Signalrot hat auch auf glänzenden Oberflächen eine brillante Wirkung – man denke nur an roten Lack. Oder, um von einem Stoff auszugehen: Glänzende Seide bringt fast alle Farben in jeder ihrer Nuancen wunderschön zur Geltung, und das heißt: Sie kann von allen Jahreszeitentypen in den typgerechten Farben getragen werden. Das geschilderte Prinzip ist trotzdem bei der Zuordnung von Farben und Strukturen durchaus hilfreich. Zwei Beispiele:
■ Gelb, eine (in den meisten ihrer Nuancen) strahlende Farbe, kann sich an einem schwach strukturierten, fast glatten Stoff wie Seide oder Duchesse voll entfalten. An

MATERIALIEN, DIE ZU IHREM TYP PASSEN

	STOFFE	LEDER	SCHMUCK UND BRILLEN	
Charakteristische Merkmale	Weich, fein, fließend, matt bis leicht glänzend	Glatt, weich, matt bis leicht glänzend	Dezent, fein, zart, glatt bis leicht glänzend	**FRÜHLING**
Materialien	Seide, Satin, Seidensamt, Wildseide, Crêpe de Chine, Crêpe Georgette, Batist, Jersey In feiner Ausführung: Wolle, Kaschmir, Alpaka, Flanell, Kamelhaar, Leinen, Gabardine, Tweed, Pikee, Rips, Cord, Cordsamt, Spitze, Webpelz	Glattleder, feines Wild- und Flechtleder. Lackleder nur an Schuhen oder Taschen	Metalle: Gelbgold Natur- und Kunststoffe: gelbgrundige Perlen, Horn, Schildpatt, Holz, Leder- und Strohgeflecht, Plastik Steine: warmgrundige Edel- und Halbedelsteine. Hochglänzenden Straß nur sparsam verwenden	
Charakteristische Merkmale	Glatt, fein, leicht, fließend, seidenmatter bis mittlerer Glanz	Glatt, weich, fein seidenmatt bis glänzend	Zurückhaltend, glatt, fein, seidenmatt bis leicht glänzend, dezent	**SOMMER**
Materialien	Seide, Satin, Seidenbatist, Seidensamt, Wildseide, Crêpe de Chine, Moiré, Chiffon, Crêpe Georgette, Gaze, Seidenmusslin, Voile, Batist, Jersey In feiner Version: Wolle, Jersey, Kaschmir, Alpaka, Flanell, Leinen, Musselin, Popeline, Pikee, Rips, Tweed, Cordsamt	Glattleder, feines Wild-, Struktur- und Flechtleder. Lackleder nur bei Schuhen und Taschen	Metalle: Weißgold, Platin, Silber, Zinn Natur- und Kunststoffe: rosige bis bläuliche Perlen, Perlmutt, Horn, farblackiertes Holz, Leder- und Strohgeflecht, Plastik Steine: kühlgrundige Halbedel- und Edelsteine. Hochglänzenden Straß nur sparsam verwenden	
Charakteristische Merkmale	Ausgeprägt bis grob, weich, flauschig, matt, rustikal (leichter Glanz nur bei schweren, eleganten Stoffen)	Glatt, matt, glänzend, stumpf, grob, derb, rustikal	Matt, stumpf, gebürstet, ausgeprägt, rustikal, zurückhaltender Glanz	**HERBST**
Materialien	Schwere Seide, Wildseite, Spitze und Samt, Brokat, Atlas, Breitcordsamt, Angora, Mohair, Shetland, Bouclé, Borkenkrepp, Tweed, Kanevas, Nessel, Flachsleinen, Loden In ausgeprägter Version: Wolle, Kaschmir, Alpaka, Kamelhaar, Jersey, Pikee, Rips, Popeline, Leinen, Gabardine, Noppenstoffe, Webpelz, Cord, Cordsamt, Spitze	Glattleder, Rippen- und Noppenleder, feines bis grobes Wildleder, mittleres bis gröberes Flechtleder. Lackleder nur sparsamst verwenden	Metalle: Gelbgold, Rotgold, Kupfer, Messing, Bronze Natur- und Kunststoffe: gelbgrundige Perlen, Horn, dunkles Schildpatt, Holz, Stroh- und Ledergeflecht, Muscheln, Beeren und sonstige Naturprodukte, kein glattes, glänzendes Plastik Steine: matt polierte bis leicht glänzende Halbedelsteine, leicht schimmernde Edelsteine. Kein hochglänzender Straß	
Charakteristische Merkmale	Glatt, fein, fließend, glänzend bis hochglänzend, stark strukturiert, extravagant, ausdrucksvoll	Glatt, fein, leicht bis hochglänzend, strukturiert	Glatt, glänzend bis hochglänzend, aufwendig, extravagant	**WINTER**
Materialien	Atlas, Brokat, Damast, Duchesse, Moiré, Seide, Wildseide, Satin, Samt, Taft, Chiffon, Spitze In ausgeprägten wie feinen Varianten: Wolle, Kaschmir, Shetland, Flanell, Gabardine, Leinen, Nessel, Pikee, Rips, Cord, Tweed, Twill, Popeline, Kammgarn	Glattleder, Lackleder, Wildleder, Flechtleder, Strukturleder	Metalle: Weißgold, Platin, Silber, Zinn Natur- und Kunststoffe: schwarze und blaugrundige Perlen, Perlmutt, dunkles Horn, Holz (nur farblackiert), Stroh- und Ledergeflecht, Plastik Steine: kühlgrundige Halbedel- und Edelsteine, Straß	

Filz dagegen wirkt sie leblos, matt und fast schmutzig.

■ Flaschengrün, in dem die Grundfarbe Blau deutlich hervortritt, läßt glänzenden Samt elegant und luxuriös aussehen. In einem Grünton wie Oliv, in dem die Grundfarbe Gelb deutlich sichtbar wird, bekommt Samt dagegen einen eher plüschigen, rustikalen Touch (siehe auch Tabellen auf Seite 107).

Die richtigen Muster für jeden Farbtyp

Was für Farbnuancen und Strukturen gilt, trifft für Muster in besonderer Weise zu: Nicht jeder kann jedes Muster gleich gut tragen. Auch Muster müssen in Form und Intensität auf den Jahreszeitentyp und sein Kolorit harmonisch abgestimmt sein. Optimal ist es, wenn in einem Muster alle Farben aus ein und derselben Jahreszeitenpalette stammen. Dieser Glücksfall ist jedoch selten. Meist sind Nuancen aus zwei oder gar mehreren Jahreszeiten im selben Muster miteinander kombiniert. Hier gilt folgende Regel: Die Farbe, die im Muster dominiert, bestimmt die Zugehörigkeit des Musters zum Farbtyp. Ist ein kaltes, klares Rot aus der Winterpalette unter zwei, drei „warmen" Konkurrenten eindeutig Sieger, dann darf der Wintertyp zugreifen. Mogelt sich in eine durchaus stimmige Kombination warmer Herbstnuancen ein Klecks „falsches" Pink, wird das Muster dem Herbsttyp trotzdem stehen. Liegen verschiedene Farbtöne in einem Muster eng beieinander, können sie sich in ihrer Wirkung gegenseitig beeinflussen und sogar verändern. Je nach Größe und Dichte eines Musters ist dieser Effekt stärker oder schwächer. Vor allem bei kleinen Mustern verschwimmen die Farben leicht ineinander und können in ihrer Gesamtwirkung den Eindruck einer völlig neuen Nuance ergeben. So kann aus zwei oder mehr Farbtönen, die, wenn man sie einzeln betrachtet, alle aus der gleichen „richtigen" Palette stammen, im Gesamtbild ein Farbeindruck entstehen, der überhaupt nicht mehr zum Typ paßt. Auch das Umgekehrte ist möglich: Farbtöne, die für sich genommen „falsch" sind, ergeben zusammen einen Farbeindruck, der wieder „richtig", nämlich typgerecht ist.

Beispiele: Schwarz und Knallgelb. Beides sind typische Töne aus der Winterpalette. Treten sie jedoch in einem kleinen Karo oder einem dünnen Blockstreifenmuster in engster Nachbarschaft auf, entsteht aus der Entfernung der Eindruck von Olivgrün – einer Farbe, die dem Wintertyp überhaupt nicht steht.

Ein anderes Beispiel: Cremebeige und Schwarz in einem feinen Fischgrätmuster. Hier liegen eine Winter- und eine Frühlingsnuance so eng nebeneinander, daß der Eindruck von einem hellen Milchkaffeebraun entsteht, das weder dem Winter- noch dem Frühlingstyp, dafür aber dem Sommertyp sehr gut steht.

Weniger gravierend als bei den sehr kleinen Mustern ist der Effekt der gegenseitigen Farbveränderung bei ausgeprägteren, größeren Mustern. Obwohl sich auch hier die Farben gegenseitig beeinflussen, sind doch die einzelnen Töne meist klar genug gegeneinander abgegrenzt – je kontrastreicher und größer ein Muster, desto deutlicher.

Umso wichtiger ist es, bei solchen Mustern, die einzelnen Farbtöne sehr kritisch auf ihre Zugehörigkeit zu den vier Jahreszeitentypen zu prüfen.

Wenn nicht alle aus der gewünschten Palette stammen, so sollte es doch der überwiegende Teil der Farben tun. Sie dominieren dann das Gesamtbild so, daß der eine oder andere „falsche" Farbtupfer kaum störend ins Gewicht fällt.

Regeln für die Beurteilung von Mustern

■ Betrachten Sie das Muster aus einiger Entfernung, entweder, indem Sie es in Armweite von sich halten – noch besser – einige Schritte zurücktreten. Der Gesamteindruck, der so entsteht, zählt!

■ Im Zweifel das Muster bei neutralem Tageslicht direkt ans Gesicht halten: und im Spiegel überprüfen. Erscheint Ihnen das Farbbild nicht klar überzeugend, verzichten Sie lieber.

■ Wenn Sie Muster passend zu einem Uniton kombinieren möchten, sollte es ein Ton sein, der im Muster nicht zu knapp vorkommt. Spielt er für die Gesamtwirkung des Musters kaum eine Rolle, kann die Kombination unharmonisch wirken.

Mustermix: schwierig, aber effektvoll

Besonders raffiniert und deshalb nicht ganz einfach ist ein gekonnter Mix aus mehreren Mustern. Einige Regeln für diese Kunst:

■ Größe und Intensität müssen bei allen kombinierten Mustern im Charakter auf den Farbtyp abgestimmt sein.

■ Beschränkt sich die Anzahl der Muster, die miteinander kombiniert werden, auf zwei, können Streifen, Punkte, Karos oder Blumendessins beliebig nebeneinanderstehen.

■ Wenn Sie mehr als zwei Muster kombinieren möchten, sollte eines den Ton angeben und die anderen sich angleichen oder unterordnen.

■ Stimmen die Farbnuancen aller Muster wirklich exakt überein, kann man sogar dominante Muster kombinieren.

■ Wichtig ist, daß gerade beim Mustermix auch Unitöne für Ausgleich und Ruhe sorgen.

MUSTER, DIE ZU IHREM TYP PASSEN

	Größe	Charakter	Kontraste	Farbmix	Beispiele
FRÜHLING	Klein bis mittel, fein	Warm, zart, zurückhaltend, klassisch	Weich und dezent. Lebhaft und kontrastreich nur bei kleinen bis sehr kleinen Mustern	Bei nicht ganz kleinen Mustern sollten alle Töne aus der Frühlingspalette stammen	Glencheck, enge Blockstreifen, kleine Karos, Hahnentritt, Fischgrät, Blümchenmuster (Millefleurs)
SOMMER	Klein, fein, maximal mittelgroß	Kühl, gedeckt, dezent, klassisch oder verspielt, romantisch	Dezent, zurückhaltend, zart	Bei nicht ganz kleinen Mustern sollten die Töne dezent und exakt aus der Sommerpalette sein	Pepita, Nadelstreifen, Fischgrät, dezenter Glencheck, Blumendessin (Millefleurs), kleines Paisley, Tupfen
HERBST	Klein, mittelgroß bis groß	Warm, tiefgrundig, erdig, ausdrucksvoll, exotisch, rustikal, folkloristisch	Weich, tief, ausdrucksvoll, lebhaft	Je kleiner das Muster, desto ausdrucksvoller sollten die Kontraste sein	Tigerfell, tropische Blumenmuster oder Folklore- und Trachtendessins, ausdrucksvolles Glencheck, lebhafte Karos, Streifen oder Punkte
WINTER	Klein, mittelgroß bis groß	Kühl, ausdrucksvoll, extravagant, exotisch	Kräftig, klar, eindeutig	Je kleiner das Muster, desto klarer und ausdrucksvoller sollten die Kontraste sein	Pepita, Nadelstreifen, Zebramuster, ausdrucksvolle Blockstreifen, Blumen-, Punkt- oder geometrische Dessins in allen Varianten und Größen

Accessoires für den FRÜHLING

Der Frühlingstyp braucht Accessoires, die farblich zu seinem warmen, goldgrundigen Kolorit passen und durch Stil und Material die Zartheit und Transparenz seines Typs unterstreichen. Zarte, filigrane Formen, weiche, feine Strukturen, dezente Muster und wenige, aber gezielt gesetzte Akzente runden sein Farbstyling perfekt ab. Dabei kann der Frühlingstyp gerade bei den Accessoires durchaus zu den lebhaften, leuchtenden Farben seiner Palette greifen. Schuhe und Taschen, Gürtel, Hüte und Handschuhe in kräftigen Rot-, Grün- und Blaunuancen aber auch Schmuck in leuchtendem Türkisblau bringen – sparsam eingesetzt – sein Kolorit effektvoll zur Geltung. Stoffe, Tücher und Schals sollten aus weichen, fließenden oder auch transparenten Materialien sein und zarten Glanz haben. Ähnliches gilt für die Strukturen von Leder, Geflecht und anderen Materialien: Je feiner und edler die Oberflächen, desto besser kommen die warmen Farbtöne der Frühlingsskala zur Geltung und desto perfekter ergänzen die Materialien das Farbstyling. Beim Schmuck sind Gelb- und Rotgoldmetalle richtig, goldgrundige Perlen und Steine in warmen, weichen Frühlingsnuancen. Bei Brillenfassungen hat der Frühlingstyp die Wahl zwischen Gelbgoldmetall, gelbgrundigem, hellem Horn (oder Kunststoff).

Die Farben sind zart bis lebhaft, aber immer gelbgrundig und warm, die Materialien edel, fein strukturiert und dezent glänzend, die Formen filigran und eher romantisch-elegant als sportlich-rustikal

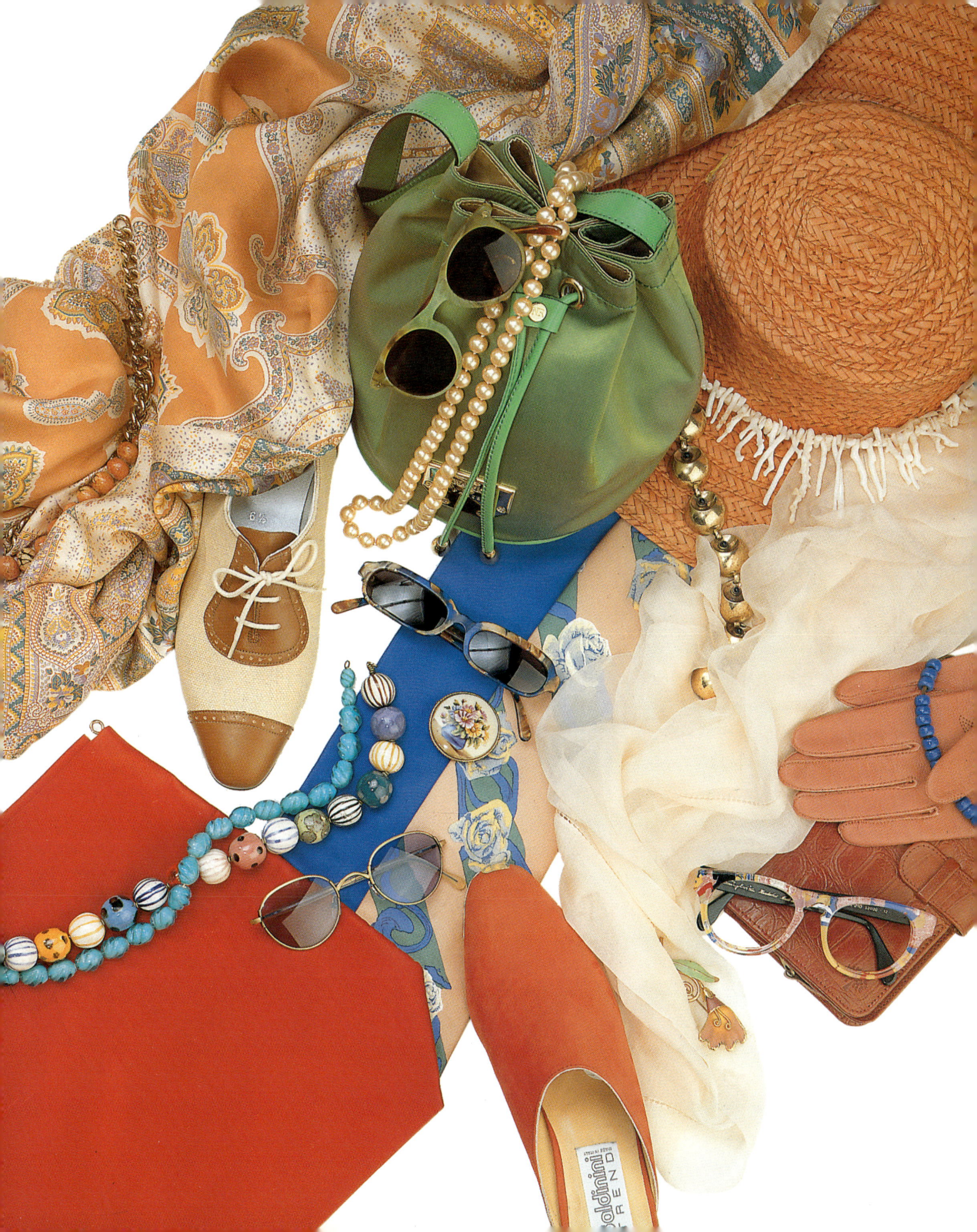

1

2

3

Der Frühlingstyp sollte nur zurückhaltende Muster in den dezenten, hellen Nuancen seiner Farbpalette tragen. Knallige, großflächige Dessins verfremden seinen Typ. Die bunteren, leuchtenderen Nuancen der Frühlingsfarben lassen sich jedoch für Accessoires wie Gürtel, Taschen und Ketten verwenden. Hier setzen sie lebhafte, fröhliche Akzente. Mustermix steht dem Frühlingstyp am besten in Kombination mit großflächig verwendeten Unis. Wenn die Farben stimmen, das heißt exakt aus der Frühlingspalette stammen und fein aufeinander abgestimmt sind, können auch mehrere ganz unterschiedliche Muster kombiniert werden. Die Wirkung ist sogar höchst raffiniert. Einige Beispiele für gelungene Farb- und Musterkombination:

1 Ein Unistoff in warmem Grau (für Rock, Hose oder Kleid), kombiniert mit einem Karomuster (Blazer), das auf dem gleichen warmen Grau basiert. Dazu ein Streifenmuster in zartem Pastell (Bluse, Schal), das die Farben von Uni und Karomuster aufgreift. Raffiniert dazu: ein kleiner, aber kräftiger Akzent in warmem, leuchtendem Frühlingsrot (Gürtel, Tasche oder Schmuck).

2 Zu einem Unistoff in kräftigem Frühlingsviolett oder Frühlingsgrün lassen sich beliebig Blusen, Tücher, Westen oder Krawatten in dezenten Karo-, Streifen- oder Blumen-

FRÜHLING: Perfekter Farb- und Mustermix

mustern kombinieren. Ein Tupfer Apricot im Blumendessin muntert die Kombination auf. Einer der beiden Unitöne kann auch als Accessoirefarbe verwendet werden.

3 Eine schlichte, aber raffinierte Kombination von zwei Frühlingsgrünnuancen, dezent belebt durch ein grünviolettes Karo und ein Paisleymuster mit passendem Grundton.

4 Pastellfarben wie Gelb und Maigrün sind auch als Unis kombiniert für den Frühlingstyp schmeichelhaft. Mixt man sie mit verschiedenen Mustern, in denen diese Grundfarben dominieren, wird der Gesamteindruck aber noch pfiffiger – vor allem dann, wenn eine dritte Farbe für zusätzlichen Pepp sorgt (hier: Apricot).

5 Warmes, helles Braun und Beige sind ideale Unifarben für die Grundgarderobe des Frühlingstyps. Sie lassen sich wunderschön kombinieren, z.B. mit dezentem Glencheck in graublau, weiß und beige oder mit nicht zu strengem Streifenmuster in frühlingshaften Pastelltönen wie Lachs, Gelb und Blau.

6 Auch Frühlingsblau in einer dunkleren Nuance eignet sich gut als Unifarbe für die Grundgarderobe. Es kann sehr effektvoll mit vielen anderen Frühlingsblaus in unterschiedlichen Mustern (hier: Streifen, Karo, Blumendessin) gemischt werden. Schön als Kontrastfarbe: warmes, lichtes Frühlingsgelb.

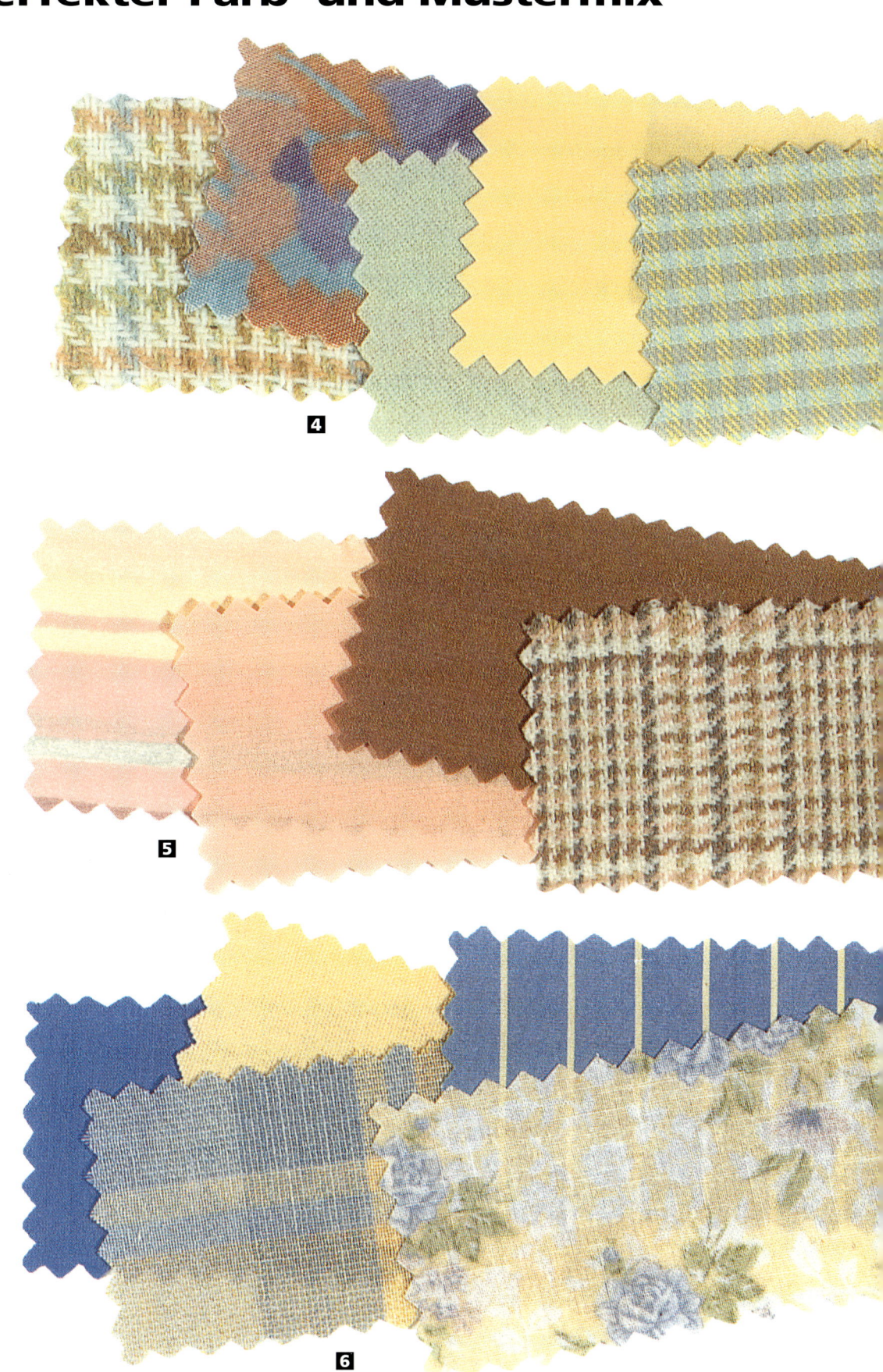

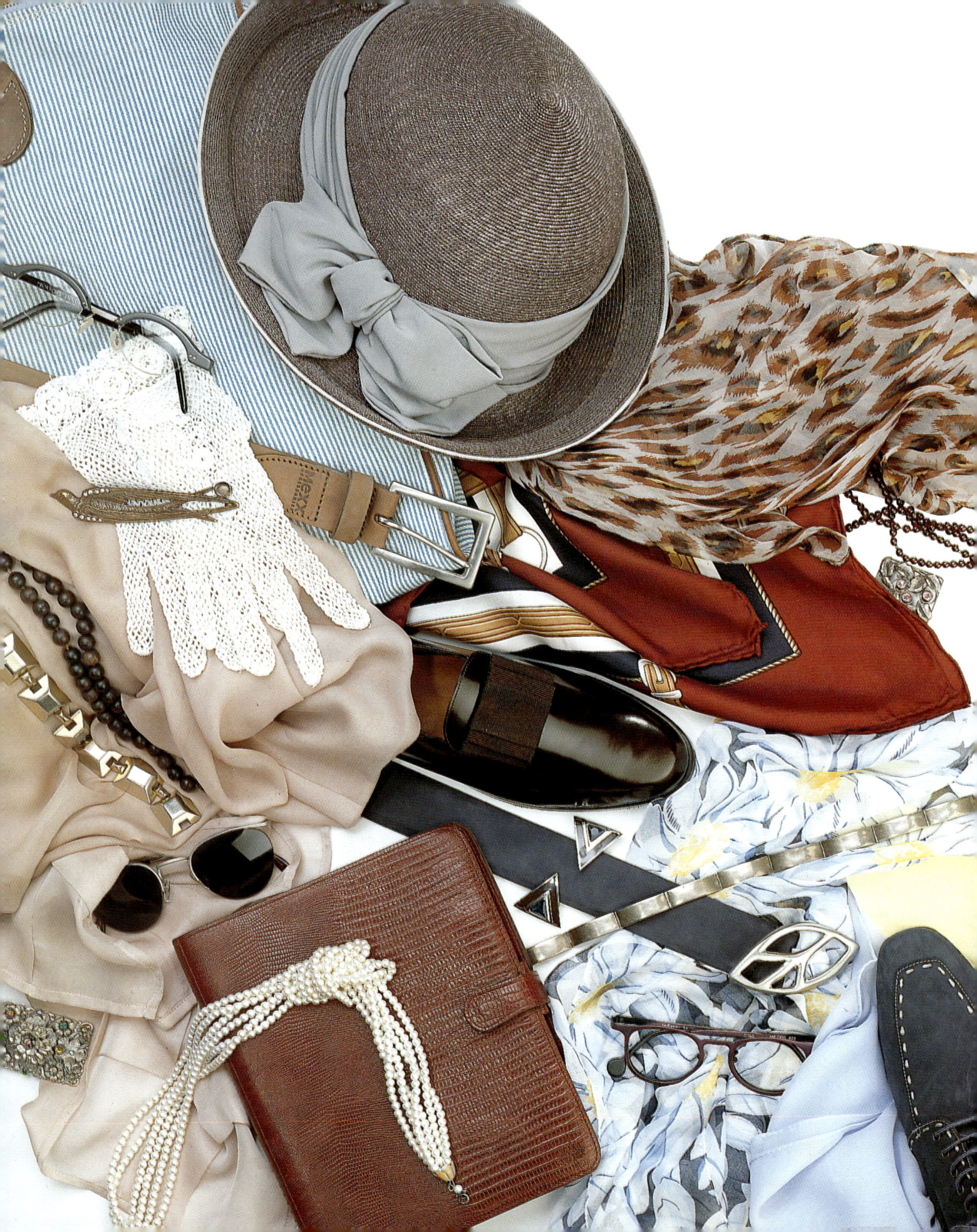

Accessoires für den SOMMER

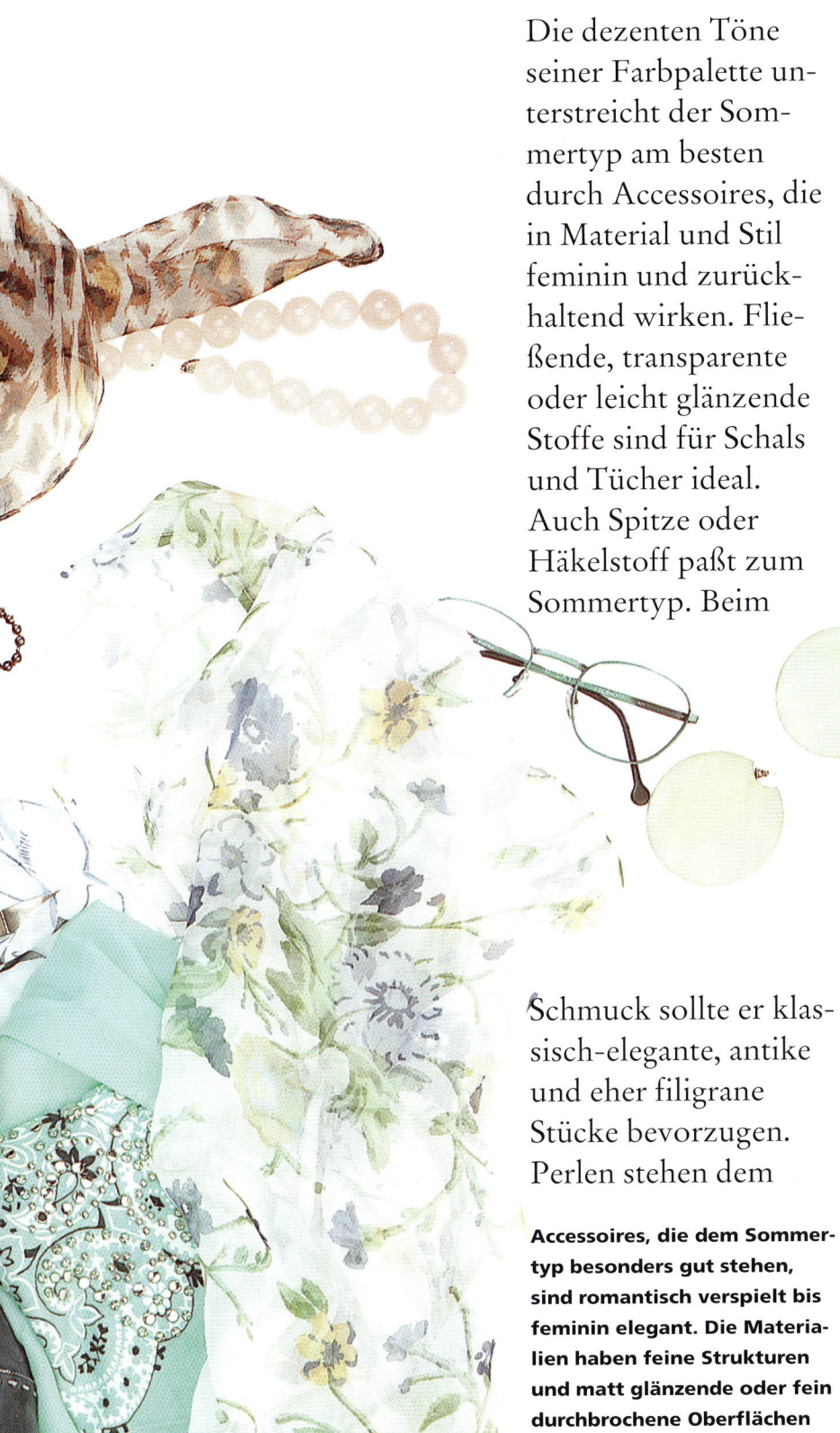

Die dezenten Töne seiner Farbpalette unterstreicht der Sommertyp am besten durch Accessoires, die in Material und Stil feminin und zurückhaltend wirken. Fließende, transparente oder leicht glänzende Stoffe sind für Schals und Tücher ideal. Auch Spitze oder Häkelstoff paßt zum Sommertyp. Beim

Schmuck sollte er klassisch-elegante, antike und eher filigrane Stücke bevorzugen. Perlen stehen dem

Accessoires, die dem Sommertyp besonders gut stehen, sind romantisch verspielt bis feminin elegant. Die Materialien haben feine Strukturen und matt glänzende oder fein durchbrochene Oberflächen

Sommertyp ausgezeichnet, wenn sie einen Stich in kühles Rosé, Silberbeige oder Graublau haben. Als Edelmetalle für Ohrringe, Ketten oder Broschen kommen Silber, Platin oder Weißgold infrage. Warmes Gelbgold paßt zum Sommertyp nicht. Wenn der Sommertyp Gold trägt, sollte es Rotgold sein; auch Kupfer kann gut aussehen. Die optimalen Brillenfassungen für den Sommertyp sind eher zart und unauffällig. Sehr schön können filigrane Gestelle aus silbrigen Metallen sein, aber auch Horn mit kühlem Graustich oder Kunststoff in den rauchigzarten Nuancen der Sommerpalette passen. Beim Leder sind es feines Wildleder, Glattleder mit mattem Glanz oder dezenter Prägung, die das Farbstyling perfekt ergänzen.

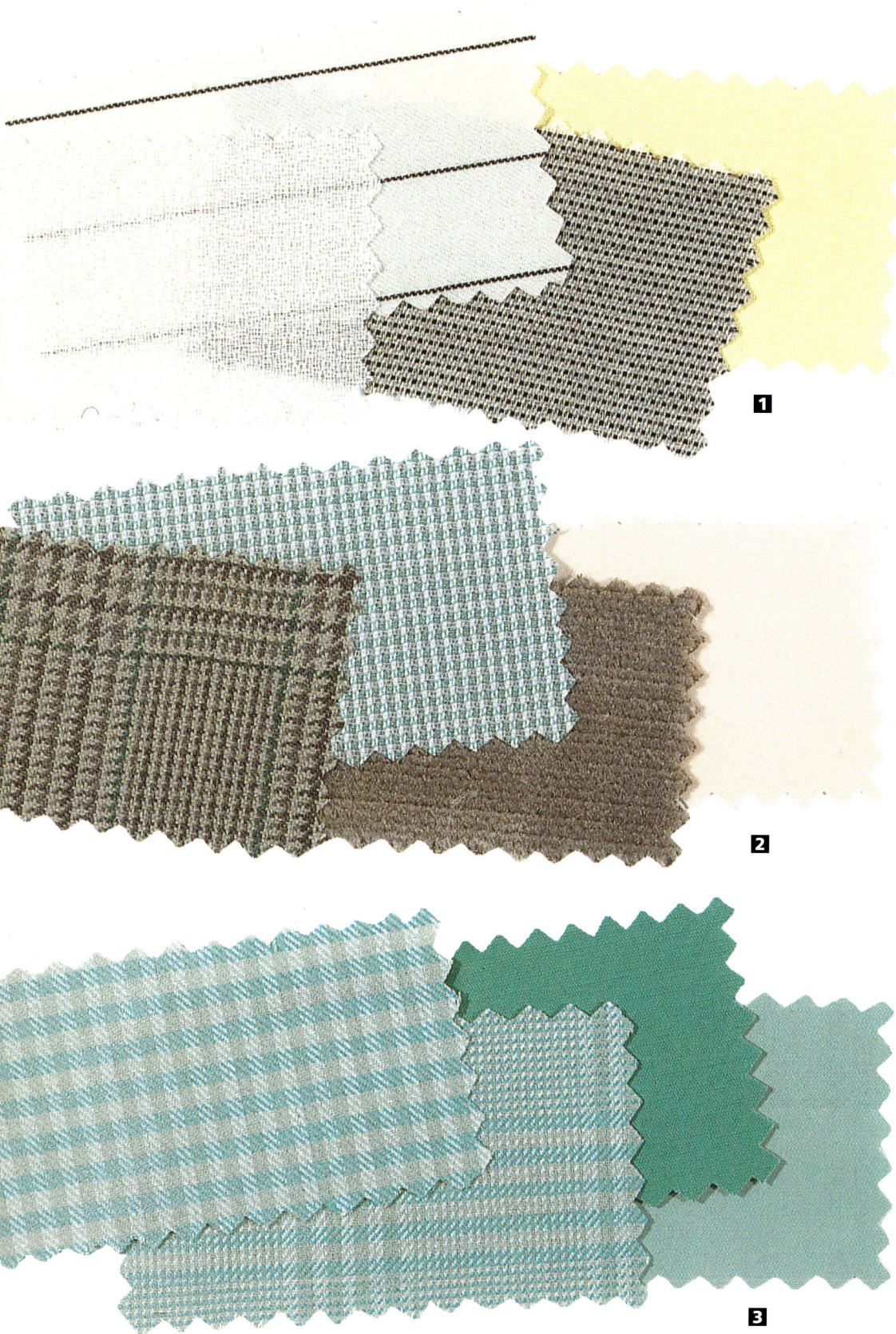

1

2

3

Muster, die dem Sommertyp besonders gut stehen, sind klassisch-dezent bis romantisch-verspielt. Sie wirken zart, leicht und eher vornehm-zurückhaltend als laut. Damit unterstreichen sie optimal die Merkmale des sanften, kühlen Sommerkolorits.

Kleine Blumen-, feine Streifen- und ineinanderfließende Aquarellmuster oder klassischer Glencheck kann der Sommertyp beliebig miteinander kombinieren, ohne seinen Typ zu verfremden. Farben, Musterarten und Mustergrößen sollten sich aber keine Konkurrenz machen, sondern dezent ergänzen. Daß alle in den Mustern vorkommenden Farben aus der Sommerpalette stammen müssen, versteht sich. Sie können Ton in Ton, aber auch beliebig miteinander kombiniert werden. Steigern läßt sich die Wirkung von Farben und Mustern durch passende Stoffarten und Schnitte. Romantisch-fließende oder klassische Silhouetten bringen die sommertypischen Stoffe wie Seide, Chiffon, feinen Samt oder Kashmir optimal zur Geltung.

1 Raffiniert wirkt die Kombination in Grau, Weiß und Chrysanthemengelb aus hauchdünner Baumwolle mit feinem Nadelstreifen, zartem, melierten Wollstoff und einfarbigem Baumwollbatist.

2 Hier werden klassischer Glencheck, feine Streifen und ein samtiger Cord in den Sommerfarben Graubeige, Mint-

SOMMER: Perfekter Farb- und Mustermix

grün und Milchkaffeebraun zu einer bestechend eleganten Mischung zusammengestellt. Wahlweise könnten auch Muster und Farben von Beispiel 3 eingefügt werden.

3 Ein feines Karo-, ein Glencheckmuster und zwei Unis bilden eine sommertypische Ton-in-Ton-Kombination in Flaschengrün.

4 Für einen hochsommerlichen Freizeitlook kann der Sommertyp auch zu klaren, eindeutigen Mustern wie Blockstreifen und Punkten greifen. Wichtig dabei ist, daß er sich auf wenige, dezente Farben beschränkt und die Muster über die mittlere Größe nicht hinausgehen. Passende Stoffe sind feines Leinen, kombiniert mit transparenter Baumwolle.

5 Markante Muster kann der Sommertyp tragen, wenn die Farbtöne exakt aus der Sommerfarbpalette stammen und eher dunkel-zurückhaltend sind. Wichtig bei der Kombination stark kontrastierender Muster wie Blockstreifen und Karos: daß sie durch Unistoffe oder Accessoires verbunden bzw. getrennt werden.

6 Graublau und Graubeige, farblich angereichert durch zartes Schokoladenbraun, sind ideale Basisfarben für die Grundgarderobe des Sommertyps. Leichte Woll- und Baumwollstoffe mit Streifen-, Mini-Hahnentritt-, Streublümchen- oder Glencheckmustern lassen sich zu immer neuen Farb- und Musterbildern zusammenstellen.

Accessoires für den HERBST

Das warme, kontrastreiche Kolorit des Herbsttyps und die erdigen, satten Farbtöne seiner Palette sind für ein üppiges Styling mit Accessoires bestens geeignet. Im Gegensatz zum warmen, aber zarten Frühlingstyp kann der Herbsttyp nach Lust und Laune ausdrucksvolle Materialien und Muster mit aufwendigen Zutaten kombinieren, ohne überladen zu wirken. Wichtig dabei ist, daß der Look natürlich und eher rustikal als elegant wirkt. Ideal für Ketten, Armreifen, Anstecker und Ohrringe sind Naturmaterialien, wie Bernstein, Koralle, gelbliche Perlen, Horn, Holz oder Muscheln (wenn sie nicht silberrosa schimmern). Das passende Edelmetall ist Gelbgold; es sollte allerdings keinen aufdringlich strahlenden Glanz haben. Dasselbe gilt für Edel- oder Halbedelsteine und Kunststoffmaterialien, besonders aber für Brillanten und Straß: Ihr kühles Blitzen steht dem Herbsttyp überhaupt nicht. Bei den Materialien für Schuhe, Gürtel und Taschen sind rauhes Wildleder, rustikales Schweinsleder, Flechtleder und grob geprägtes Glattleder richtig. Tücher und Schals sollten aus matter Rauhseide oder aus wollig anmutenden Stoffen sein, Brillenfassungen aus mattem Kunststoff, vorzugsweise mit braungelben Horn- oder Schildpattmustern.

Die warmen, rotgrundigen Herbstnuancen kommen optimal zur Geltung in üppigen Formen, ausdrucksvollen Mustern und markant strukturierten Materialien

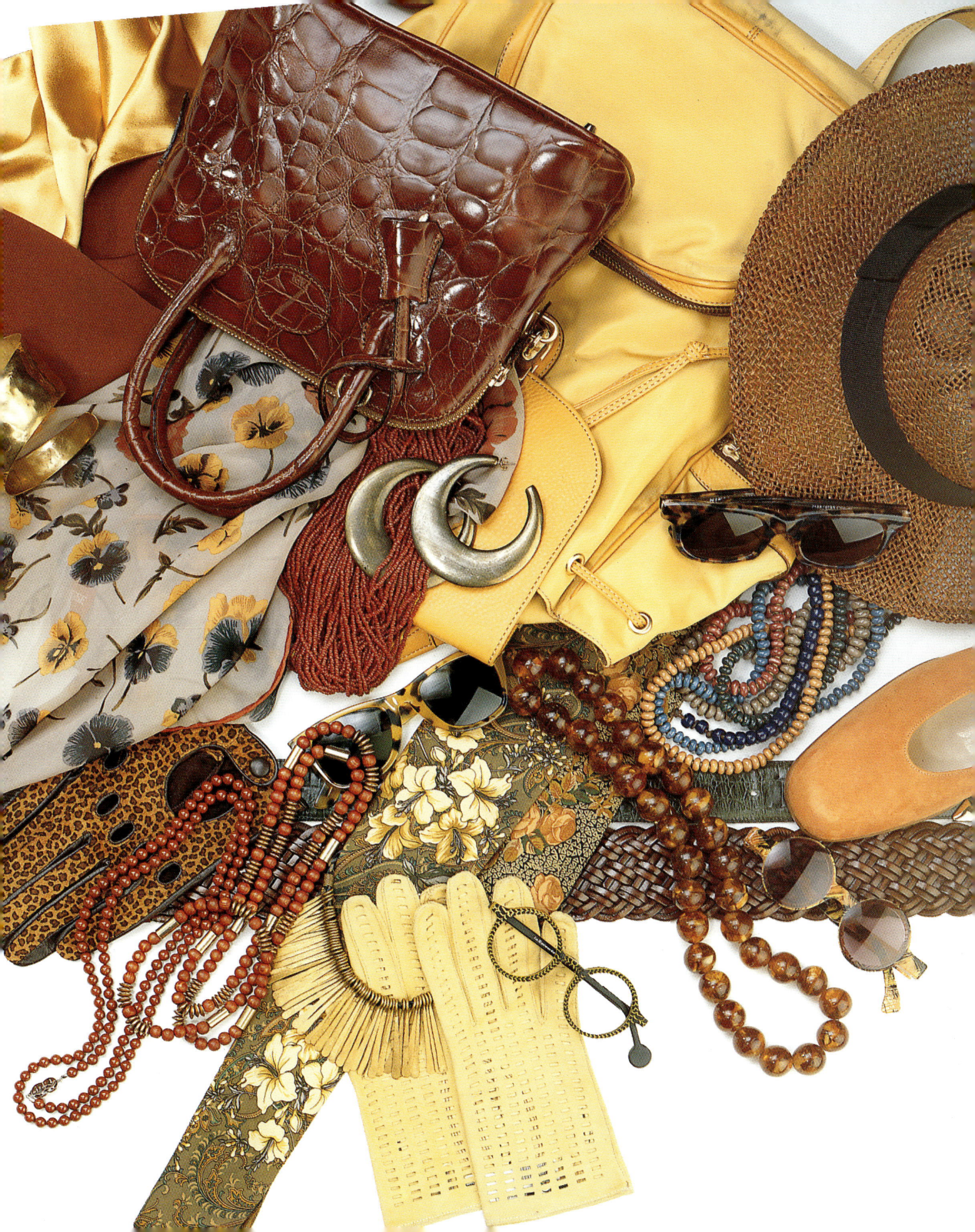

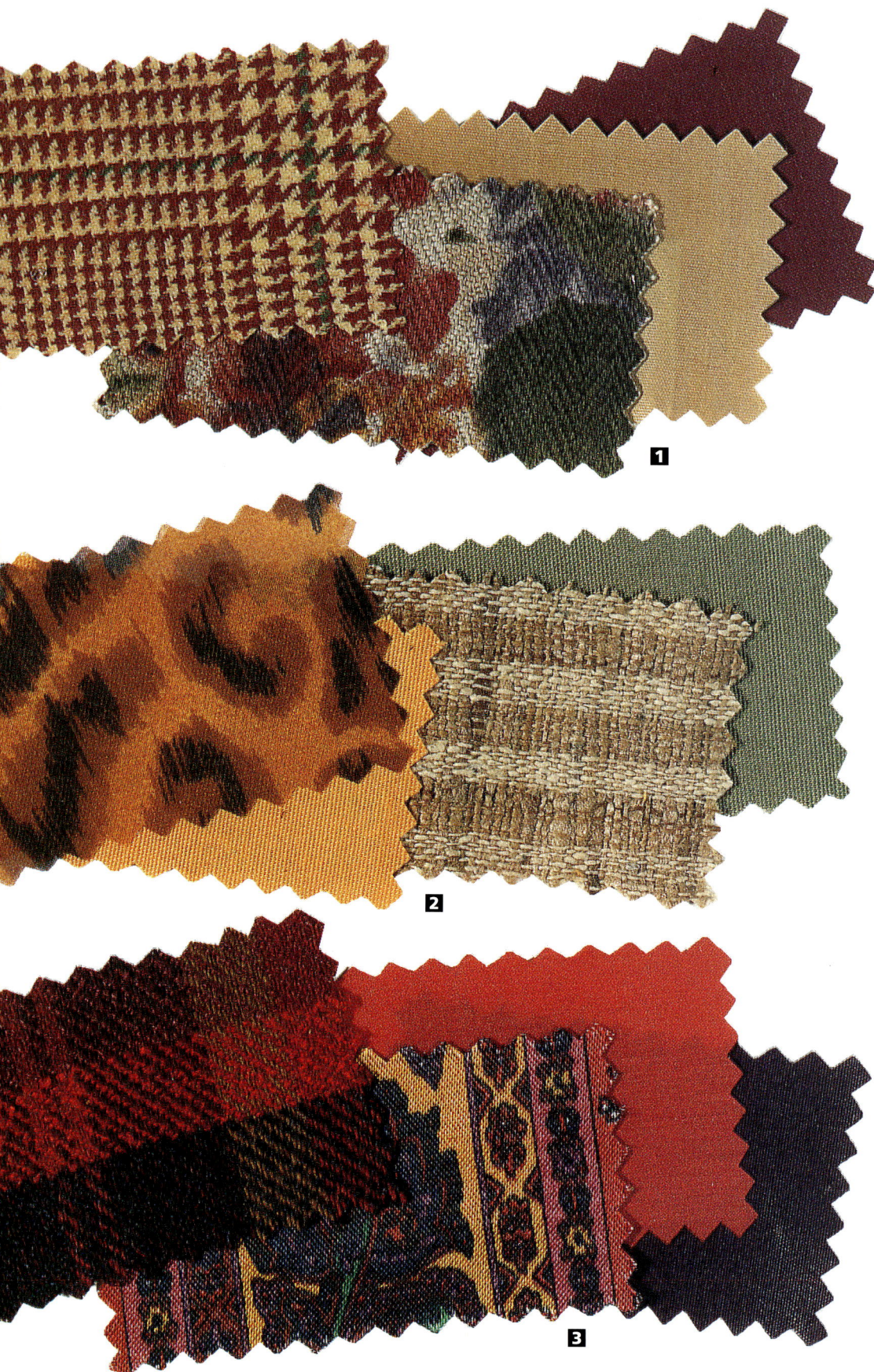

1

2

3

Der Herbsttyp kann in Mustern schwelgen. Wenn die Farbnuancen wirklich alle aus der Herbstfarbpalette stammen, wird sein warmes, ausdrucksvolles Kolorit selbst von einem extravaganten Muster oder Mustermix kaum übertönt. Hinzu kommt, daß die warmen, erdigen Töne seiner Farbskala für Muster wie geschaffen sind. Mit keiner anderen Farbpalette läßt sich eine ähnlich raffinierte Mischung aus satten Farben, wilden Formen und griffigen Materialstrukturen kreieren. Tiger-, Folklore-, Tropen- oder Dschungelmuster, ausdrucksvolle Karos und Streifen – der Herbsttyp kann (anders als der ebenfalls „warme" Frühlingstyp) jeden Trend mitmachen: vom ländlich-rustikalen Look über Western-, Trachten- und Safaristil bis zum eleganten oder betont feminin-erotischen Styling. Einige Beispiele für perfekten Mustermix in Herbstfarben:

1 Glencheck in einem dominanten Kleidungsstück (Blazer) läßt sich gut mit einem Blumenmuster (Bluse oder Weste) kombinieren, wenn beide Dessins durch ein oder zwei farblich passende Unis (Rock, Accessoires) ergänzt werden.

2 Ein rustikaler Stoff mit schlichten Streifen in warmen Beigenuancen (Kostüm) kann aufgemuntert werden mit Unis in Olivgrün und Goldbeige (Bluse, Weste, Accessoires). Erst das Leopardenmu-

HERBST: Perfekter Farb- und Mustermix

ster (Tuch, Krawatte) verleiht der Mischung aber Pep.

3 Ein grobes Karo bildet die Basis (Blazer) für ein Outfit in leuchtenden Rot- und Blautönen. Flankiert wird es von Unis in denselben Farben (Rock, Accessoires), zusätzlich aufgepeppt durch Maisgelb und einen Spritzer Petrolgrün im lebhaft gemusterten Seidenstoff (Bluse, Tuch).

4 Nach dem gleichen Schema sind hier Muster und Unis in Violett- und Petroltönen kombiniert. Basis fürs Outfit könnte einer der beiden Unistoffe sein (Kostüm, Kleid, Blazer), aber natürlich auch das Karo. Das bunte Muster (Bluse, Tuch oder Krawatte) bewahrt die Kombination vor allzuviel Seriosität.

5 Hahnentritt und Glencheck stehen dem Herbsttyp ausgezeichnet, wenn kräftige Töne für Kontraste schon innerhalb des Musters sorgen. Zum Kombinieren bieten sich passende Unis an, wobei das mittlere Blau für die Glencheck- wie die Hahnentrittkombination verwendet werden kann.

6 Maisgelb, zartes Petrolblau und tiefes Kaffeebraun – zu jedem dieser Unis lassen sich das Karo- oder das Blumenmuster (oder auch beide) sehr effektvoll kombinieren. Basis des Outfits kann jeweils einer der Unis, aber auch das Karo sein (Kostüm, Blazer). Das Blumenmuster gehört auf jeden Fall als romantischer Gegenspieler des strengen Karos (Bluse, Schal, Krawatte) dazu.

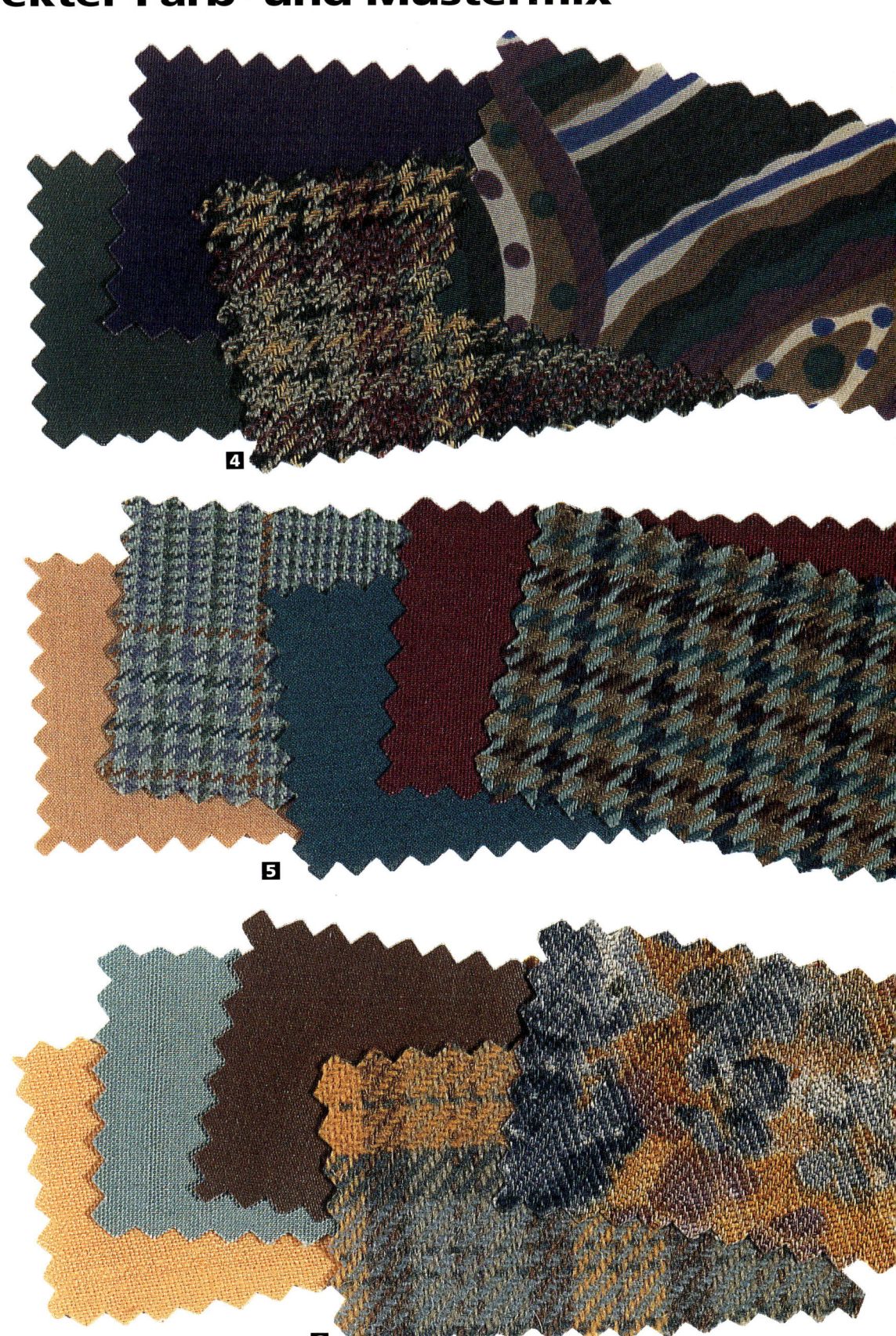

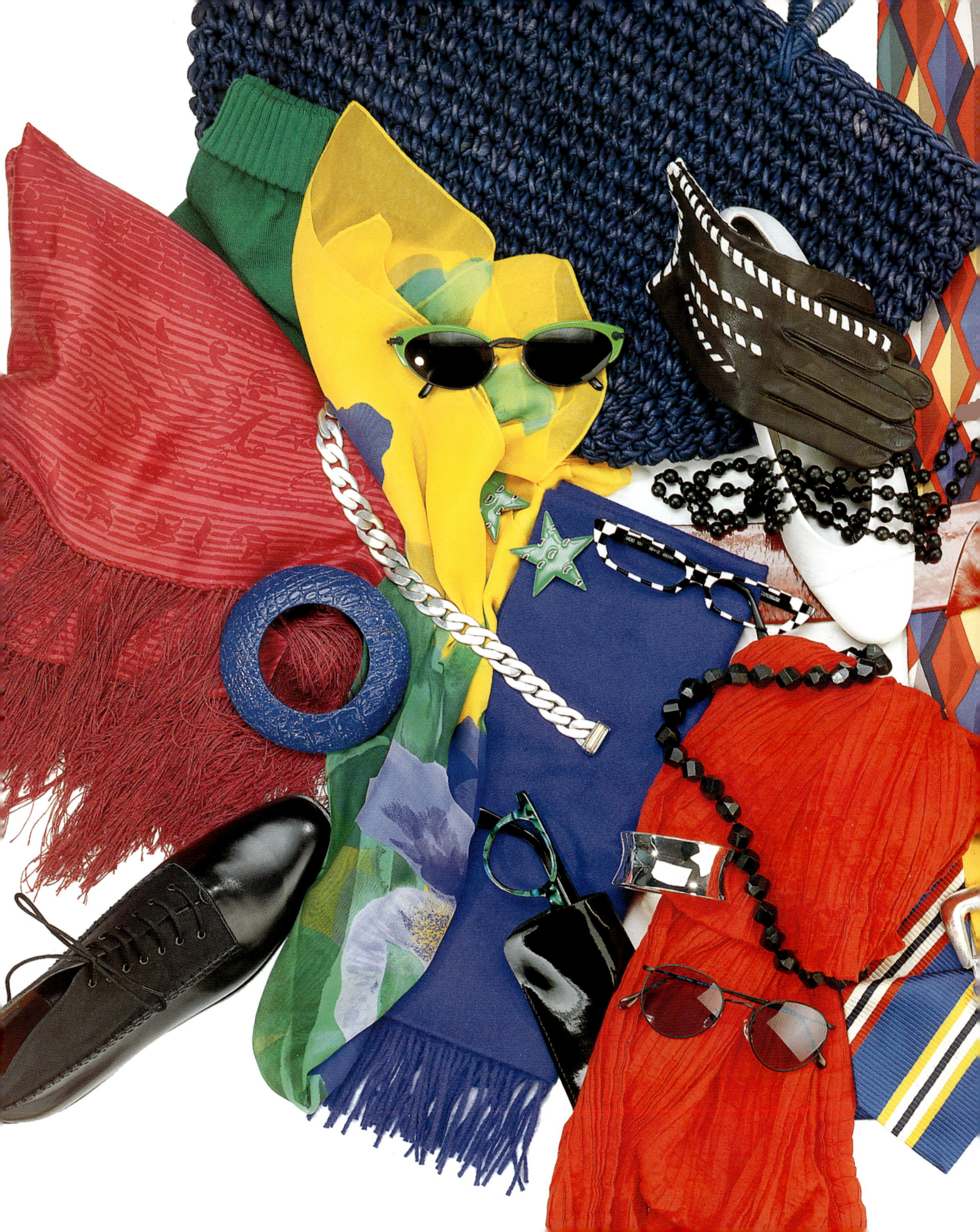

Accessoires für den WINTER

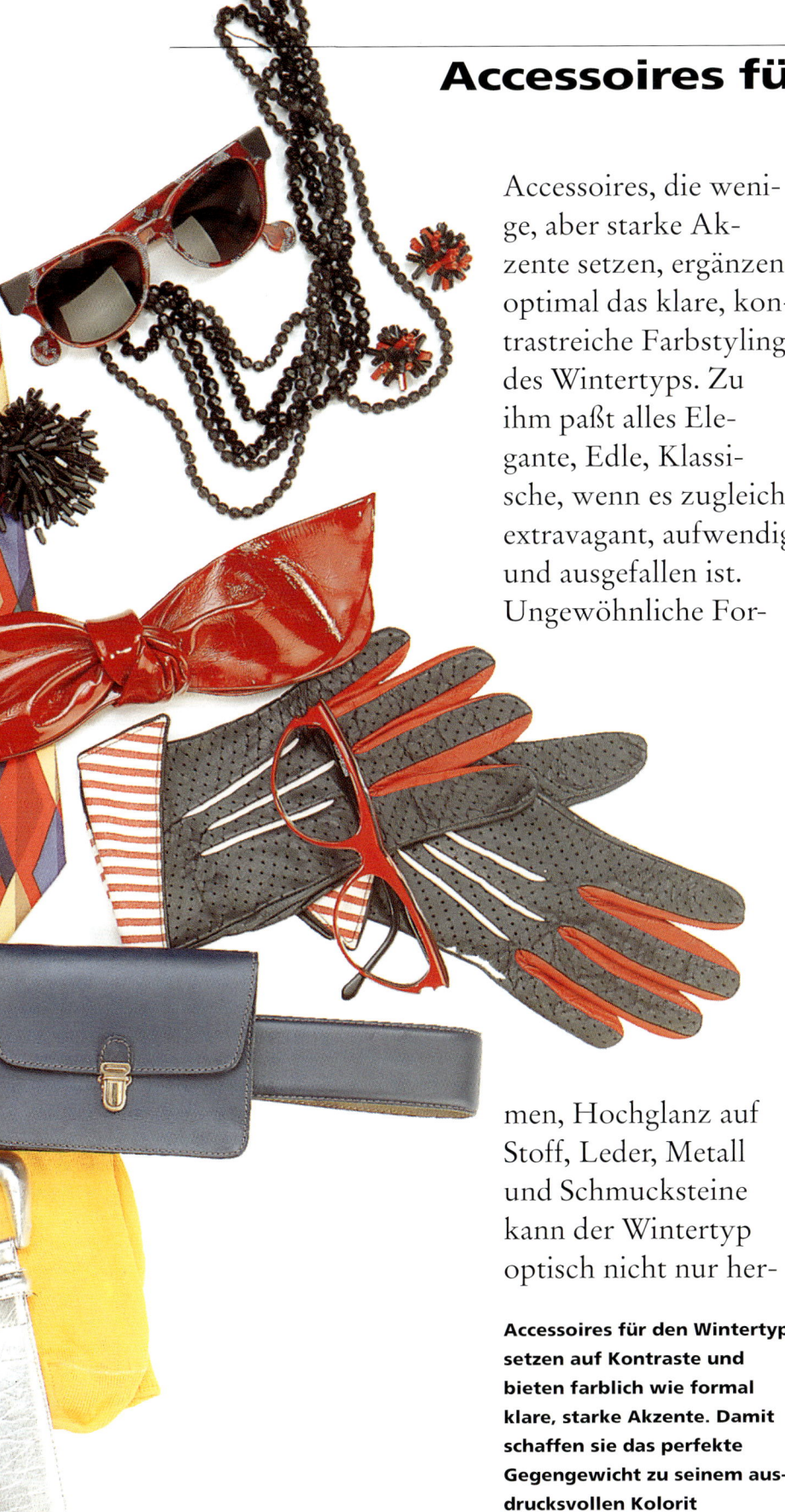

Accessoires, die wenige, aber starke Akzente setzen, ergänzen optimal das klare, kontrastreiche Farbstyling des Wintertyps. Zu ihm paßt alles Elegante, Edle, Klassische, wenn es zugleich extravagant, aufwendig und ausgefallen ist. Ungewöhnliche Formen, Hochglanz auf Stoff, Leder, Metall und Schmucksteine kann der Wintertyp optisch nicht nur her-

Accessoires für den Wintertyp setzen auf Kontraste und bieten farblich wie formal klare, starke Akzente. Damit schaffen sie das perfekte Gegengewicht zu seinem ausdrucksvollen Kolorit

vorragend verkraften, sie sind sogar das einzig Richtige, um seine Ausstrahlungskraft angemessen zu unterstreichen. Alles Zierliche, Filigrane, Verspielte oder Rustikale bildet nicht das nötige Gegengewicht zum Typ. Perlen (in kühlen Weiß-, Grau-, Schwarz- oder Graublautönen) kann der Wintertyp sehr gut tragen, am besten aber gleich in mehreren Reihen. Hochglänzendes Silber hat absolut Vorrang vor Gelbgold, das am Wintertyp nicht nur farblich falsch ist, sondern bei üppiger Verarbeitung auch leicht billig wirkt. Brillen passen ihm am besten in ausgefallenen Formen und grellen Farben. Bei Schals und Tüchern sind schwere, hochglänzende Seide, aber auch glitzerndes Lurex angesagt. Unter den Ledern ist Lack der absolute Favorit.

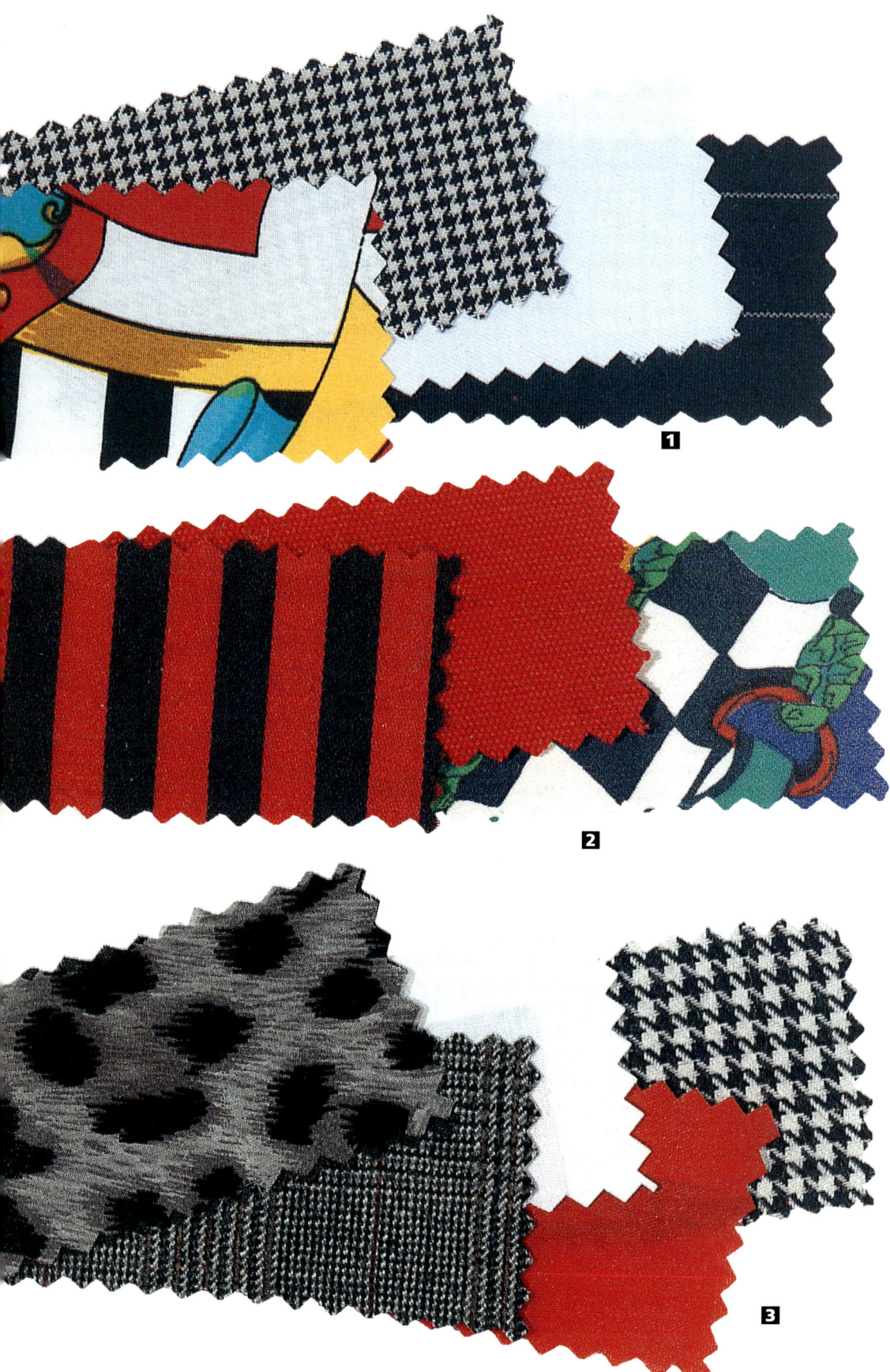

Der Wintertyp sollte bei der Wahl seiner Stoffe auf Kontraste achten, die sein ausdrucksvolles Kolorit effektvoll unterstreichen. Das gilt sowohl für die Farben selbst wie für Muster und Mustermix. Anders als der Sommertyp mit seiner ebenfalls kühlen Farbskala sieht der Wintertyp in dezenten, romantischen oder zu edlen Dessins leicht langweilig aus. Was ihn schmückt, sind breite Blockstreifen, große Karos, klassisches Glencheck, Leopardenmuster (wenn es kein warmes Braun enthält), dicke Tupfen und wilde Muster in kontrastierenden Farben. Alles, was geometrisch, extravagant oder klassisch im strengen Sinne ist, läßt den Wintertyp noch rassiger und dynamischer erscheinen. Farb- und Mustereffekte können noch gesteigert werden durch glänzende Oberflächen und ein strenges Styling, zum Beispiel in den klaren Tönen Pechschwarz oder Schneeweiß – zwei Farben, die keinem anderen Jahreszeitentyp wirklich gut stehen. Einige Beispiele für gekonnten Farb- und Mustermix:

1 Perfekt für ein klassisch-elegantes Outfit: Pepita, kombiniert mit Nadelstreifen. Klares, kühles Uniweiß und ein lebhaftes, buntes Muster peppen die Kombination effektvoll auf.

2 Zum Blockstreifenmuster in Signalrot und Dunkelblau paßt Unistoff in jeder dieser oder auch in beiden Farben.

WINTER: Perfekter Farb- und Mustermix

Die Kombination läßt sich zusätzlich beleben durch ein in kräftigen Winterfarben gemustertes Accessoire (Krawatte!).

3 Klassisch-edel, für den Wintertyp aber trotzdem streng genug, sind Glencheck- und Hahnentrittmuster in kräftigen Schwarz-Weiß- oder Schwarz-Grau-Kontrasten. Sie verlangen allerdings nach Ergänzungen durch lebhafte Unifarben wie Rot oder Weiß. Ein grau-schwarzes Leopardenmuster kann für zusätzlichen Pfiff sorgen.

4 Schottenkaros in klaren Tönen, wie Gelb, Schwarz, Grün und Weiß, kleiden den Wintertyp perfekt. Gut sieht es aus, wenn die im Karo enthaltenen Farben als Unis noch einmal auftauchen. Auch die Kombination mit einem zweiten Muster kann effektvoll sein.

5 Zwei Farben genügen – hier Dunkelblau und Weiß – wenn sich der Wintertyp durch raffinierten Mustermix in Szene setzen möchte. Punkte, Sterne und Blockstreifen können beliebig kombiniert werden. Etwas Uniweiß dazwischen sollte allerdings nicht fehlen.

6 Sieht gekonnt aus: Ein Karostoff in kräftigen Farben wie Rot, Grün und Violett, kombiniert mit Unistoffen und Accessoires in denselben lebhaften Winternuancen.

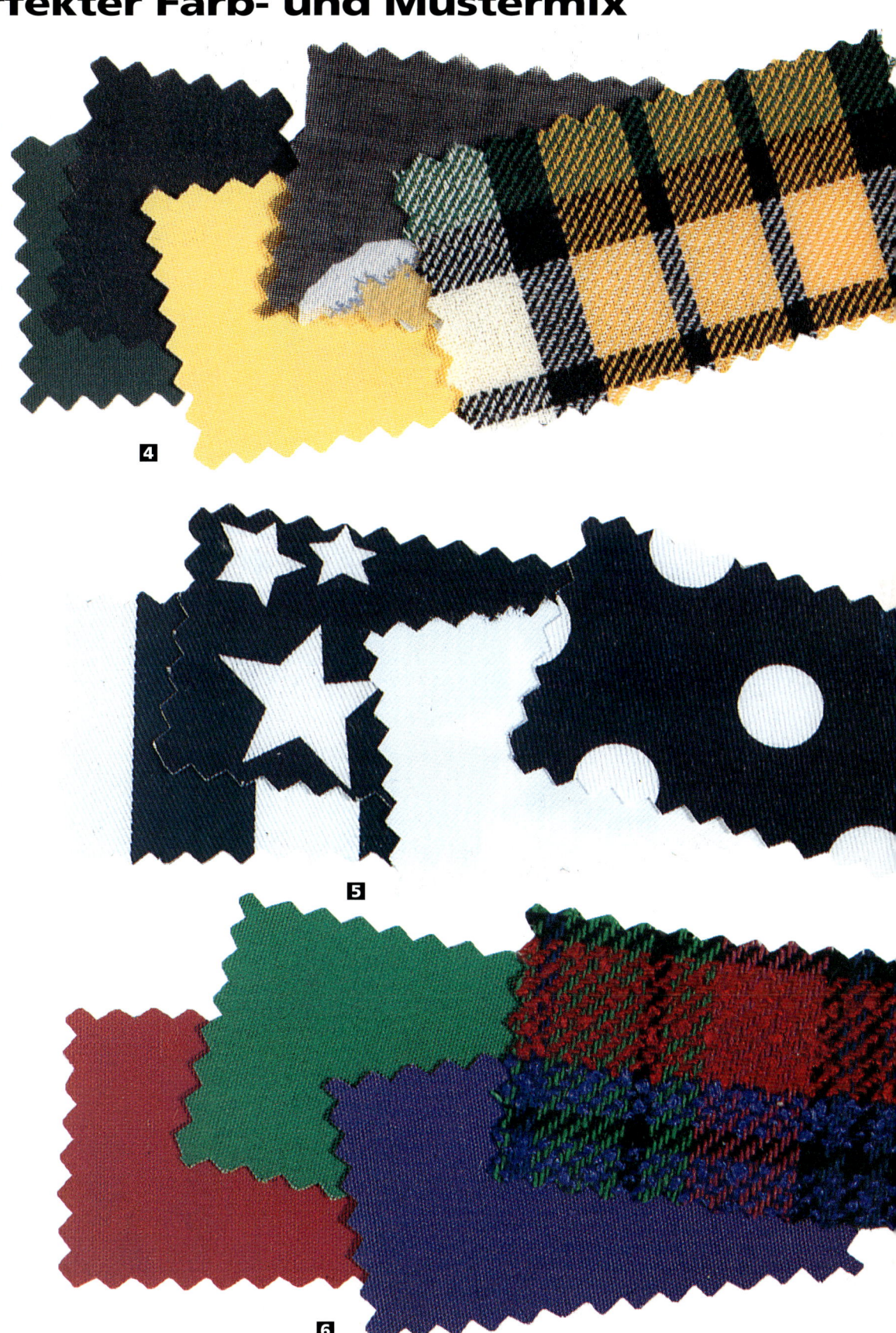

Make-up: die passenden Farben

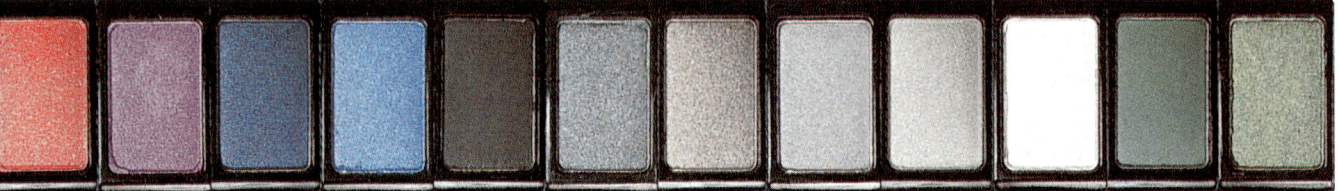

Alle in diesem Buch abgebildeten Make-up-Produkte sind von ARTDECO. Diese Kosmetikmarke zeichnet sich aus durch modische Aktualität, gute Qualität und günstige Preise. Auf den Seiten 36, 40, 44 und 48 sind es Lippenstifte, Nagellacke und Lidschatten, die zu Outfits in Rot besonders gut passen. Optimal

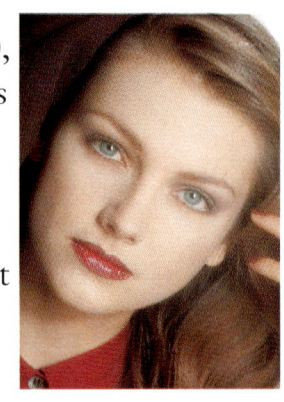

zu bieten. (Wer sich informieren und beraten lassen möchte, kann das in allen Parfümerien und Kosmetikinstituten tun, die ARTDECO-Produkte führen.) Die Lidschatten und Rougepuder (Blusher) haben übrigens einen magnetischen Rücken und haften zuverlässig auf dem Metallboden der dekorativen Beauty-Boxen, die ebenfalls eine Spezialität

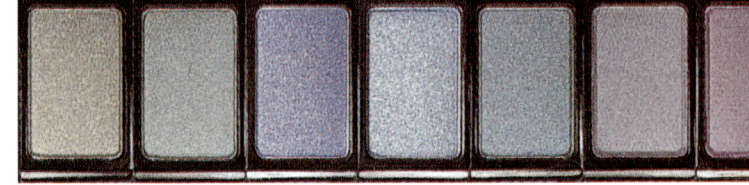

zu Blau sind die Produkte auf den Seiten 52, 56, 60 und 64, zu Grün auf den Seiten 68, 70, 74 und 78 und zu Naturtönen wie Braun, Beige und Grau auf den Seiten 88, 90, 94 und 98. Als Trendsetter für Make-up und Nagelpflege hat ARTDECO selbstverständlich noch mehr Nuancen für jeden Farbtyp

von ARTDECO sind. So kann sich jeder Farbtyp seine ganz persönliche Make-up-Palette zusammenstellen und einzelne Farben problemlos ersetzen oder austauschen, ohne jedesmal eine ganze Box wegwerfen und nachkaufen zu müssen. Weitere Informationen über:

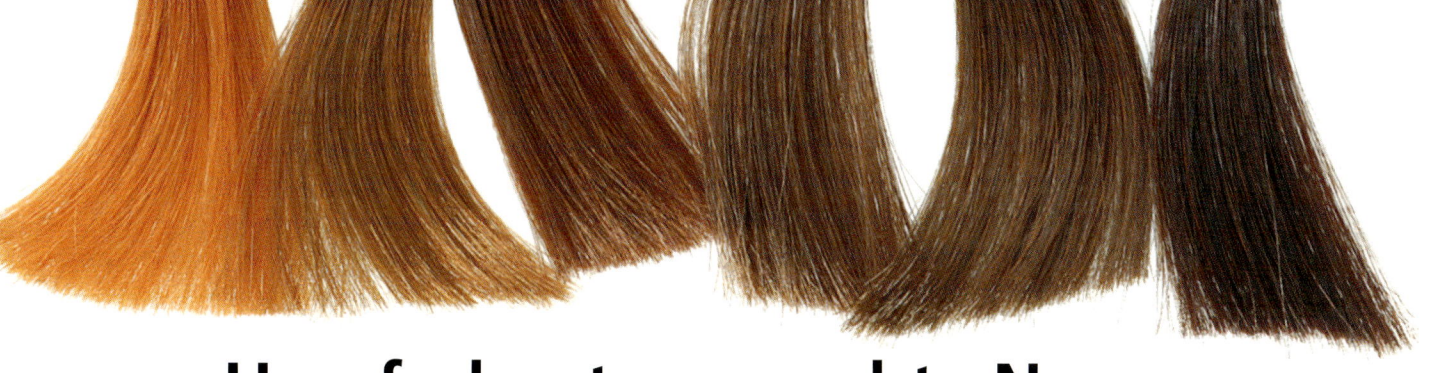

Haarfarbe: typgerechte Nuancen

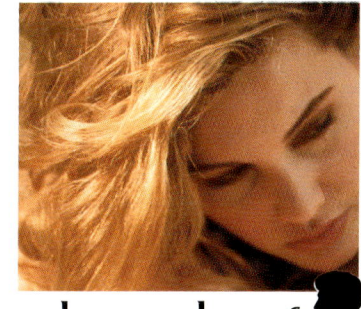

Alle auf den Seiten 16, 21, 24 und 29 abgebildeten Haarfarben stammen aus der Serie IGORA ROYAL COLOR CREME von Schwarzkopf. Es handelt sich um klassische Haarfarben, die jedem Haar jede beliebige Nuance verleihen können und sich (anders als Tönungen) nicht wieder auswaschen. Die gleichen Farben kann der Friseur jedoch – und das ist neu – für Colorationen und auswaschbare modische Farbauffrischungen verwenden. Typische IGORA

HANS SCHWARZKOPF GMBH
Hohenzollernring 127–129
22763 Hamburg

ROYAL-Frühlingsnuancen: Sonnenblond und Extra Hellgold blond. Typische Sommernuancen: Mittelblond Cendré und Dunkelblond Cendré. Typische Herbstnuancen: Hell Kupfer Gold und Kastanie Kupfer. Typische Winternuancen: Blauschwarz und Dunkelbraun. IGORA ROYAL Haarfarben gibt es ausschließlich für die Farbbehandlung durch den Fachmann im Friseursalon. Weitere Informationen über: Schwarzkopf (Adresse links)

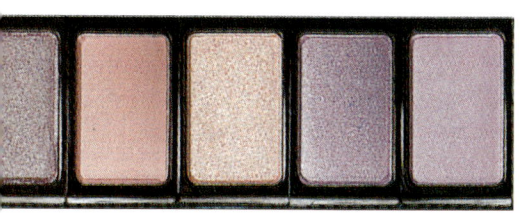

ARTDECO Cosmetic GmbH
Ohmstraße 12
85757 Karlsfeld

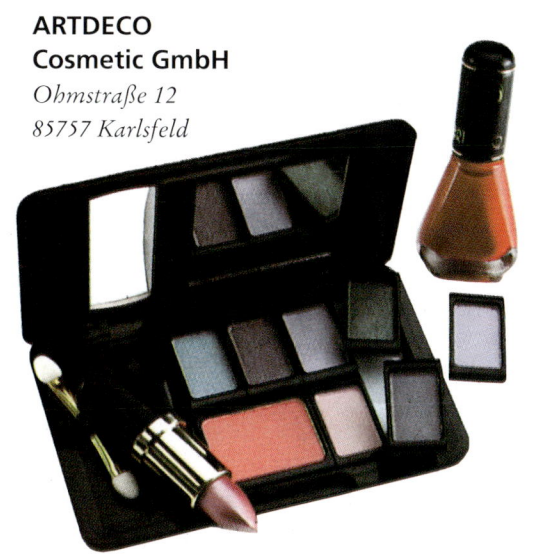

Augenfarbe: passend zum Typ

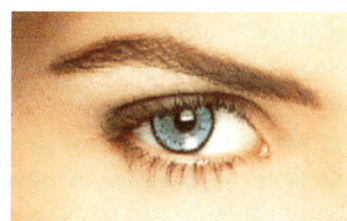

PBH
Pilkington Barnes Hind GmbH
85630 Grasbrunn/ München

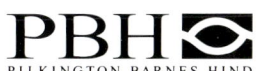

Die farbigen Kontaktlinsen von Seite 31 sind von PILKINGTON BARNES HIND. Die Nuancen goldbraun, türkis, grün, blau und himmelblau stammen aus der PERMAFLEX COLOR COLLECTION, die Farben hellblau, dunkelblau, grau, hellgrün, dunkelgrün, haselnußbraun und braun aus der Serie ELEGANCE COLOR. Die Sehschärfe kann im Bereich von -6,00 bis +6,00 Dioptrien korrigiert werden. Weitere Auskünfte über: PBH (Adresse links)

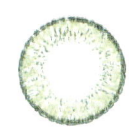
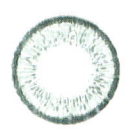
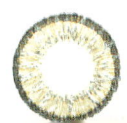

Sie haben dieses Buch gelesen und wissen nun, welcher Farbtyp Sie sind. Mit Hilfe der beiliegenden Farbbögen und Testschablonen können Sie jetzt ausprobieren, wie Ihnen Blusen und Blazer in typgerechten Nuancen stehen. Alles was Sie tun müssen: Auf den Bögen mit den vier Farbtypen Ihren Farbtyp

MACHEN SIE DIE PROBE AUFS EXEMPEL!

heraustrennen. Dann entfernen Sie entlang der Perforation auf der einen Karte die Bluse, auf der anderen den Blazer. Beide Karten können Sie nun auf den Mustern und Nuancen Ihres Farbmusterbogens hin- und herschieben und sich ansehen, welche Farben und Muster Ihrem Typ am besten stehen.

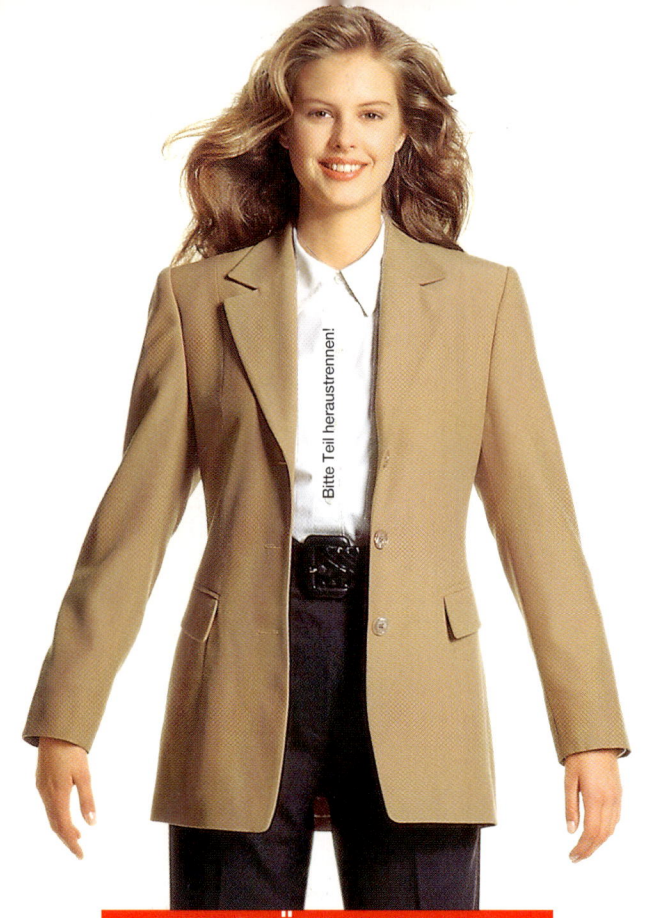

DER FRÜHLINGS-TYP

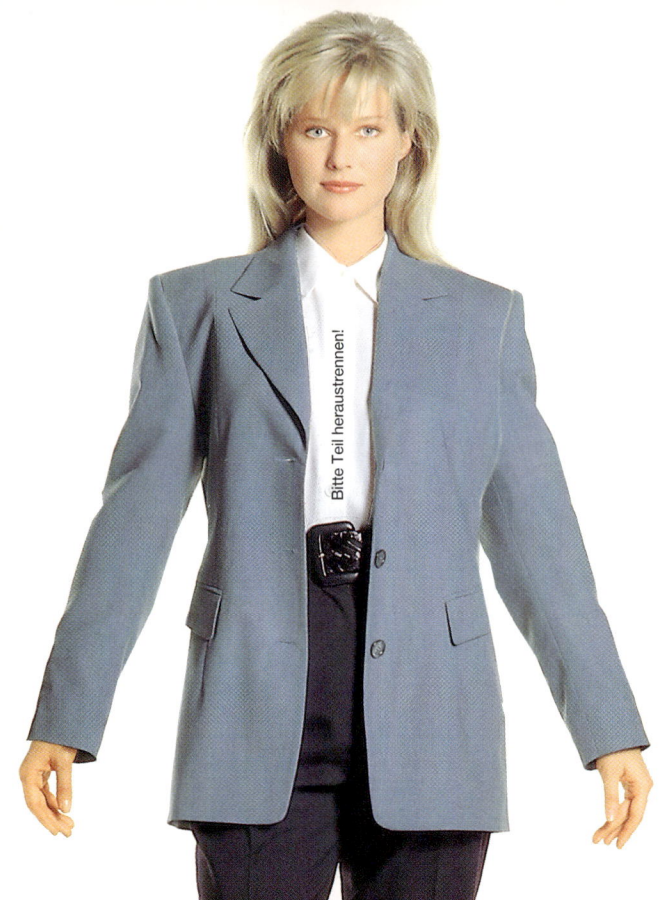

DER SOMMER-TYP

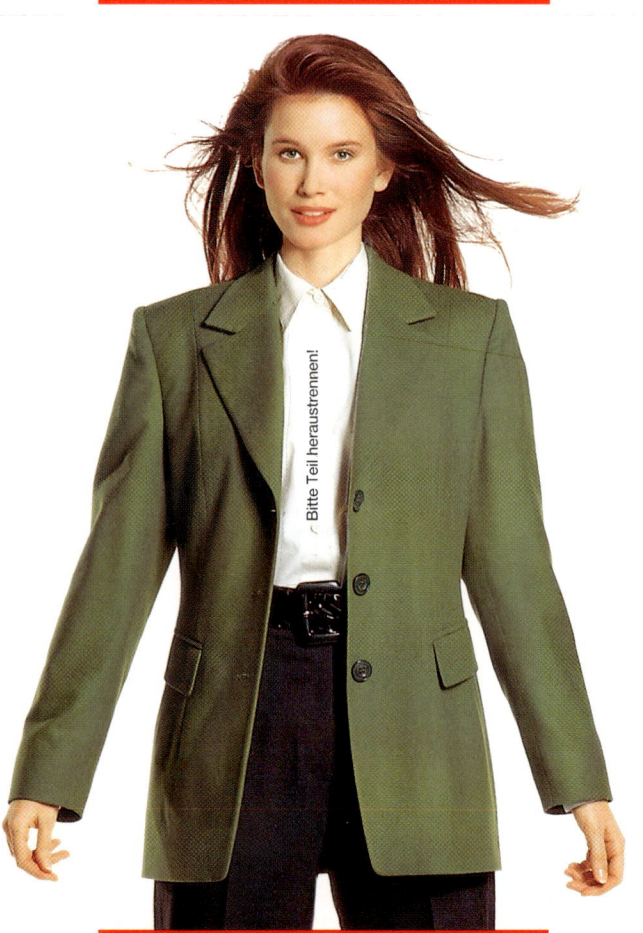

DER HERBST-TYP

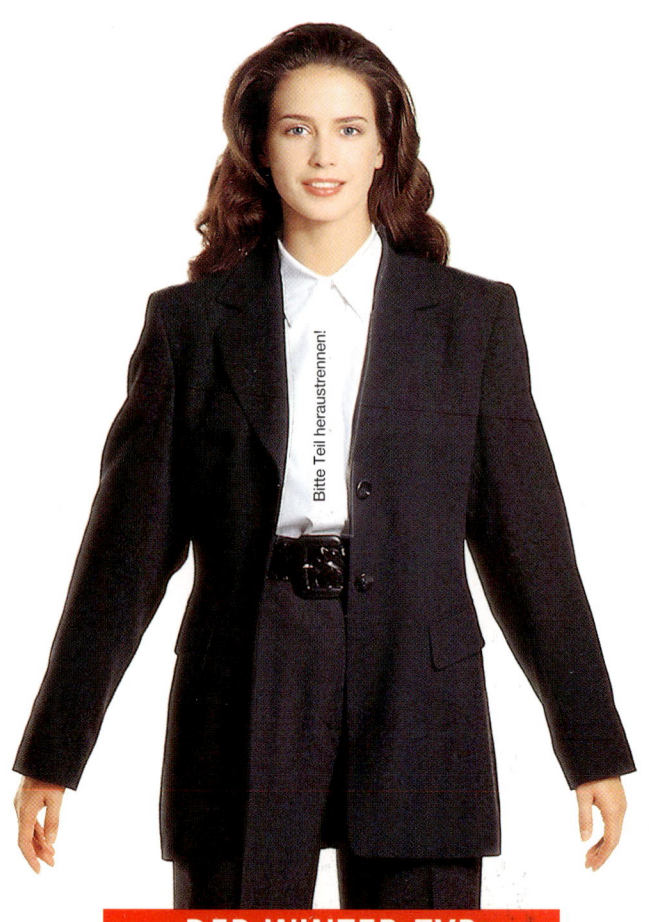

DER WINTER-TYP

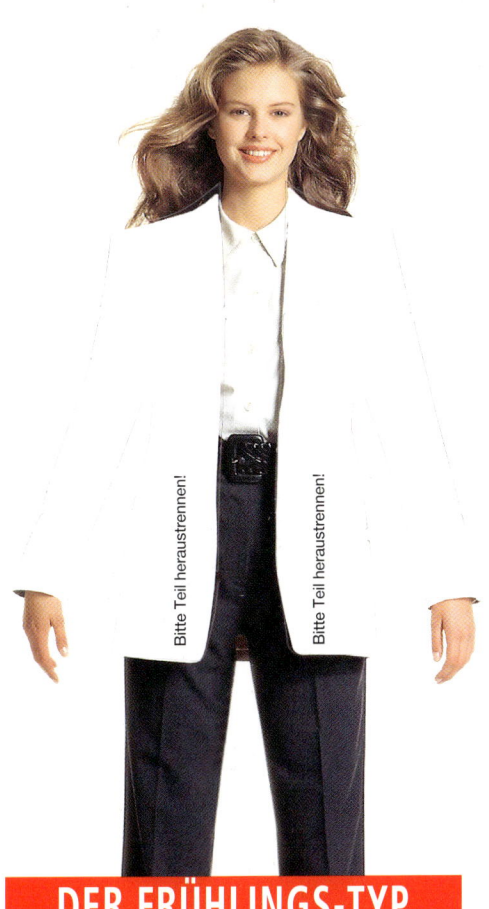

Bitte Teil heraustrennen!

Bitte Teil heraustrennen!

DER FRÜHLINGS-TYP

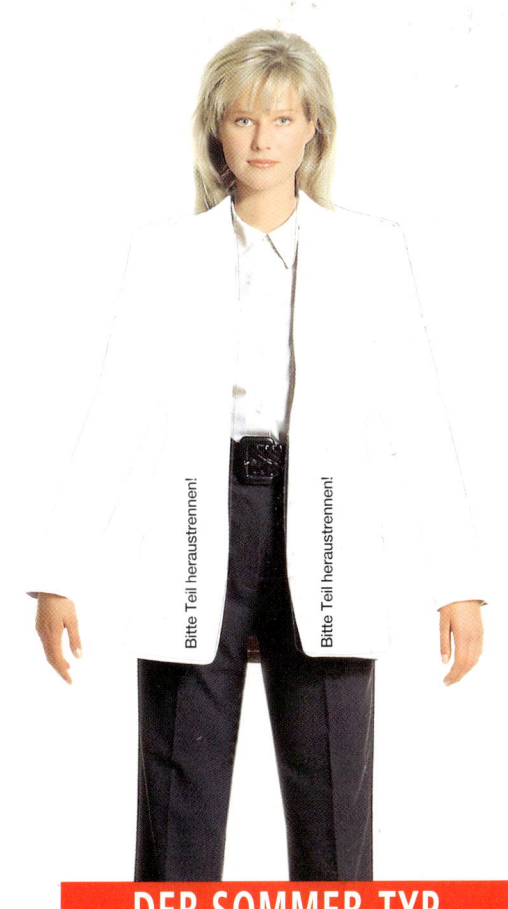

Bitte Teil heraustrennen!

Bitte Teil heraustrennen!

DER SOMMER-TYP

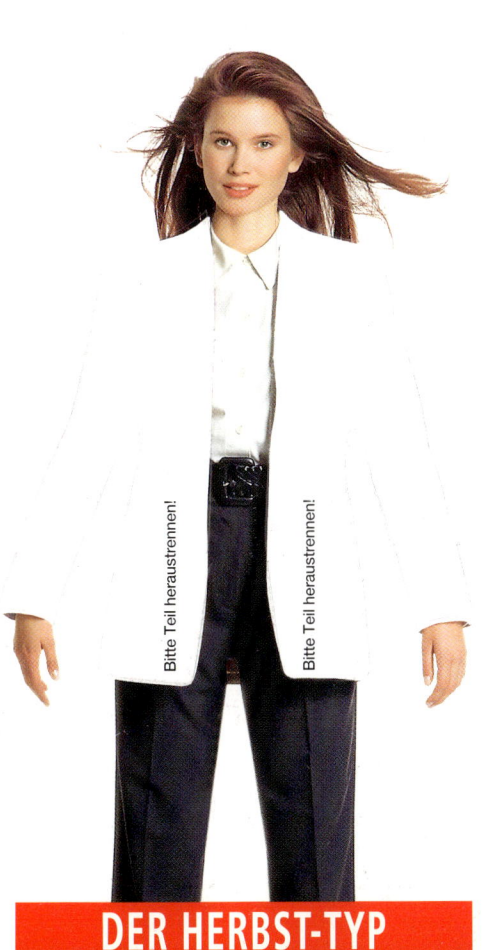

Bitte Teil heraustrennen!

Bitte Teil heraustrennen!

DER HERBST-TYP

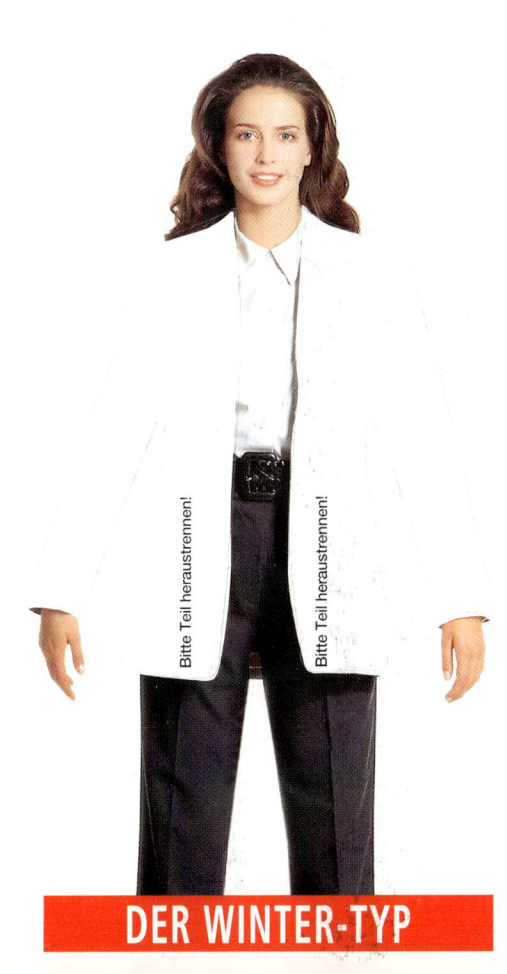

Bitte Teil heraustrennen!

Bitte Teil heraustrennen!

DER WINTER-TYP

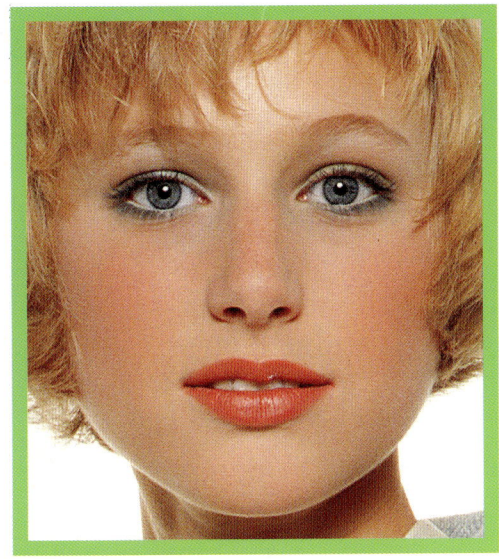
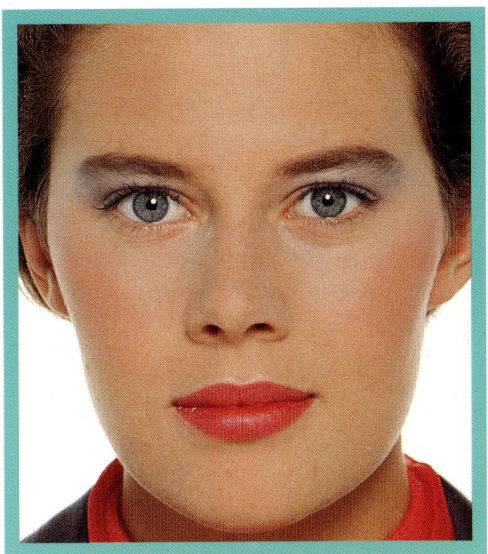
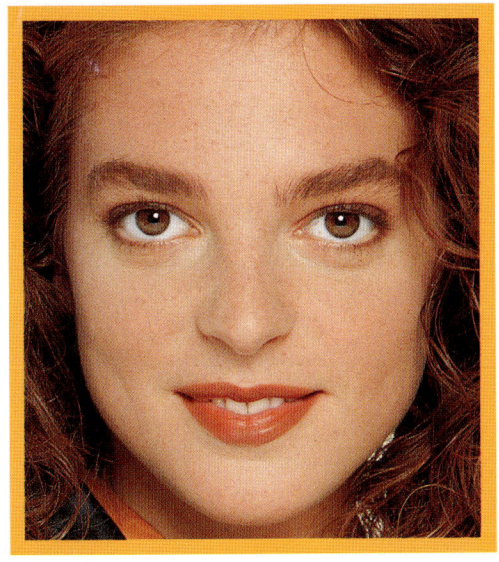
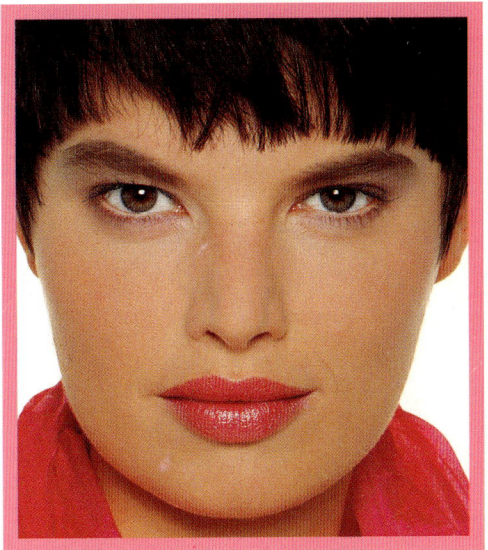

FARBBERATUNG

■ *Make-up, Mode, Haare, Brillen* ■ *Ihr spezieller
Typ* ■ *Ihre Traumfarben* ■ *Ihr persönlicher Stil*

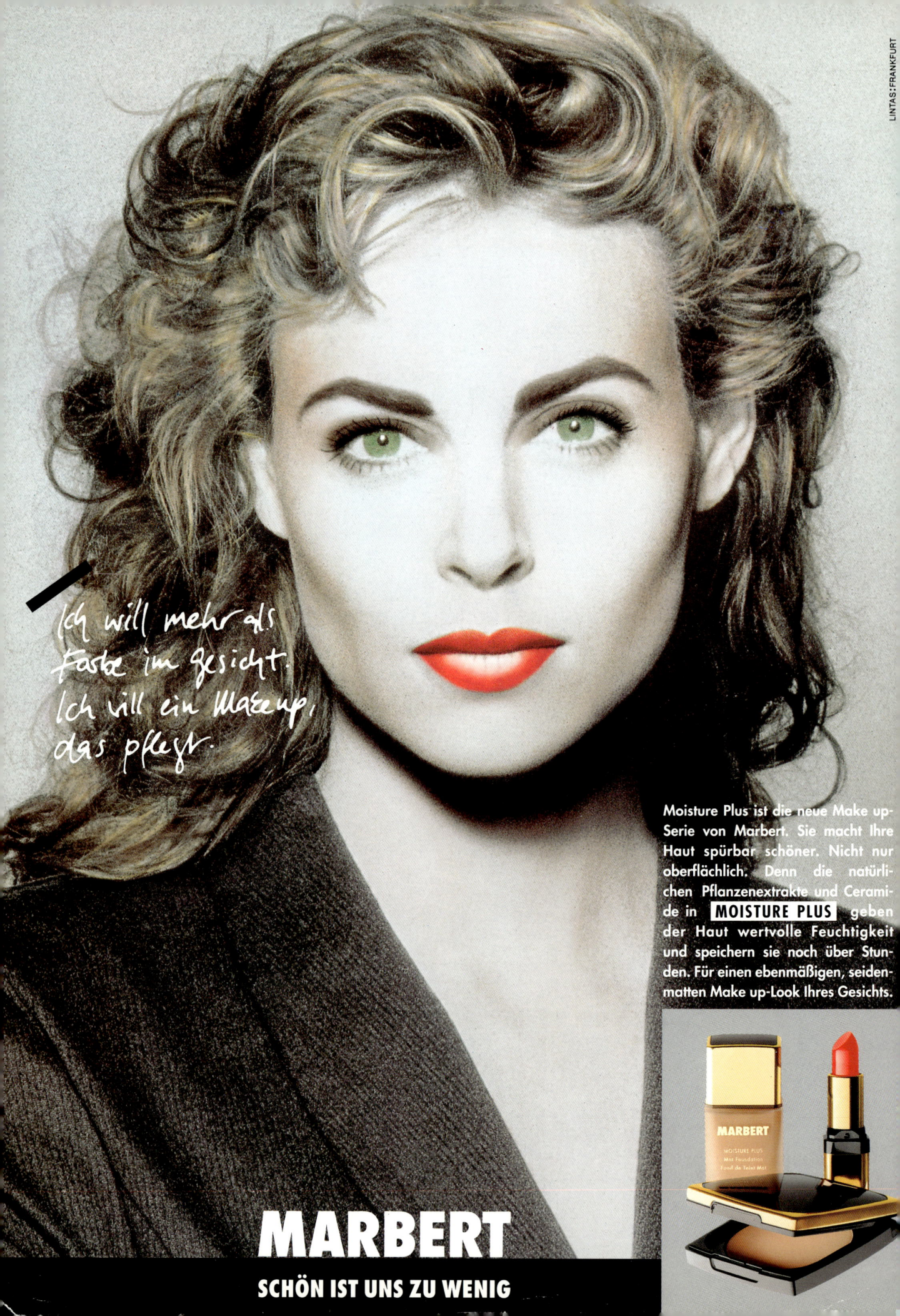

Ich will mehr als
Farbe im Gesicht.
Ich will ein Make up,
das pflegt.

Moisture Plus ist die neue Make up-
Serie von Marbert. Sie macht Ihre
Haut spürbar schöner. Nicht nur
oberflächlich. Denn die natürlichen Pflanzenextrakte und Ceramide in **MOISTURE PLUS** geben
der Haut wertvolle Feuchtigkeit
und speichern sie noch über Stun-
den. Für einen ebenmäßigen, seiden-
matten Make up-Look Ihres Gesichts.

MARBERT

SCHÖN IST UNS ZU WENIG

freundin
INHALT

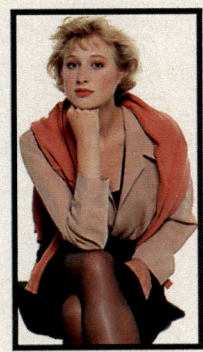

MODE
Ihre Traumfarben
fürs perfekte Styling

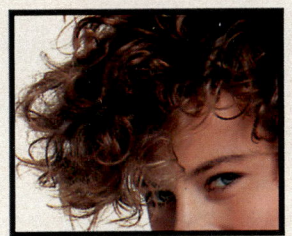

HAARE
Farbspiele mit
sanften Effekten

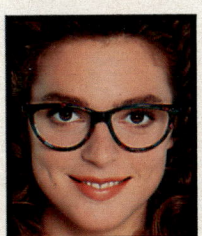

BRILLEN
Typgerecht mit dem
optimalen Design

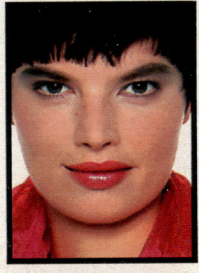

MAKE-UP
Schön geschminkt
mit den Idealfarben

Impressum: freundin erscheint in der Burda GmbH, Anschrift von Verlag und Redaktion: Arabellastr. 23, Postfach 81 01 64, 8000 München 81, Tel. 0 89/9 25 00. Chefredakteur: Eberhard Henschel (verantwortlich für den redaktionellen Inhalt); stellvertretende Chefredakteurin: Ulrike Schlüter; Cheflayouter: Karl Heinz Rauchberger; Textchefin: Rose-Marie Ippisch; Chef vom Dienst: Bernd Eckhoff; Redaktion: Renate Kuhlbrodt (Ltg.), Renate von Samson; Schlußredaktion: Ellen Delahaye (Ltg.), Sylvia Ey, Annette Hohberg; Bildredaktion: Christl Tessenyi; Layout: Wolfgang Schöbel; Herstellung: Heinz Beete Meissner. Fotos: Otto Rauser, Thomas von Salomon, Gerald Klepka (2); Illustrationen: Chris; Farbskalen: Villeroy & Boch

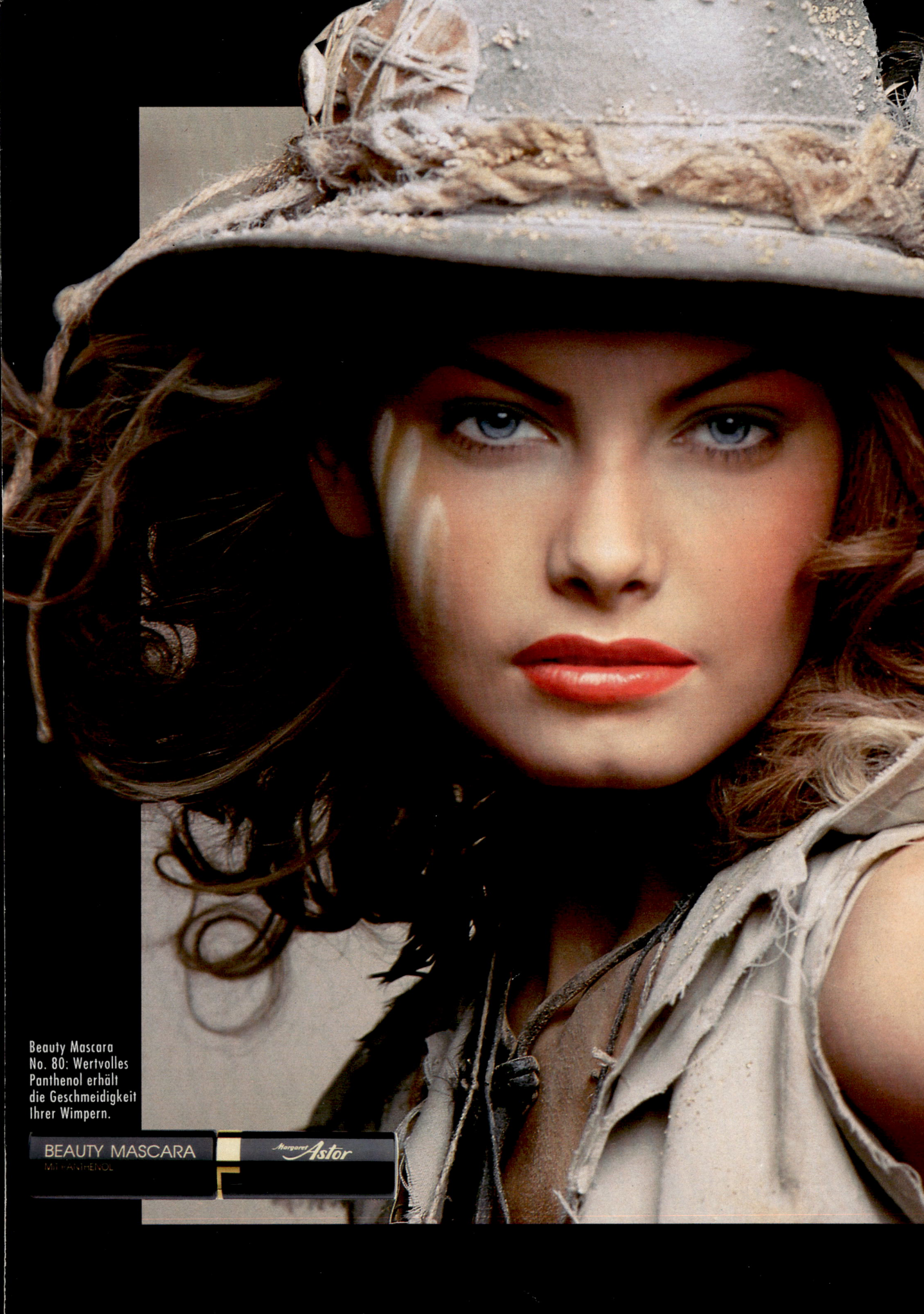

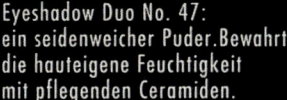

Eyeshadow Duo No. 47:
ein seidenweicher Puder. Bewahrt
die hauteigene Feuchtigkeit
mit pflegenden Ceramiden.

I/93 New York Communications

Die Farben einer Frau.

Ultra Soft No. 71:
spürbar zartere
Lippen durch
pflegende Ceramide.

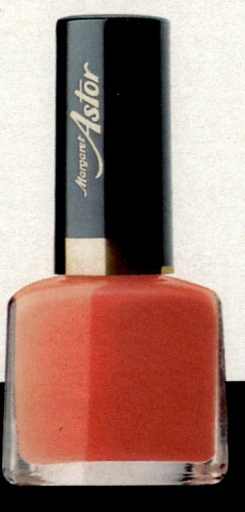

Margaret **Astor**

Ultra Diamant No. 71:
pflegender Nagellack mit schützenden
Ceramiden. Wirkt gegen Feuchtig-
keitsverlust. Für schöne, feste Nägel.

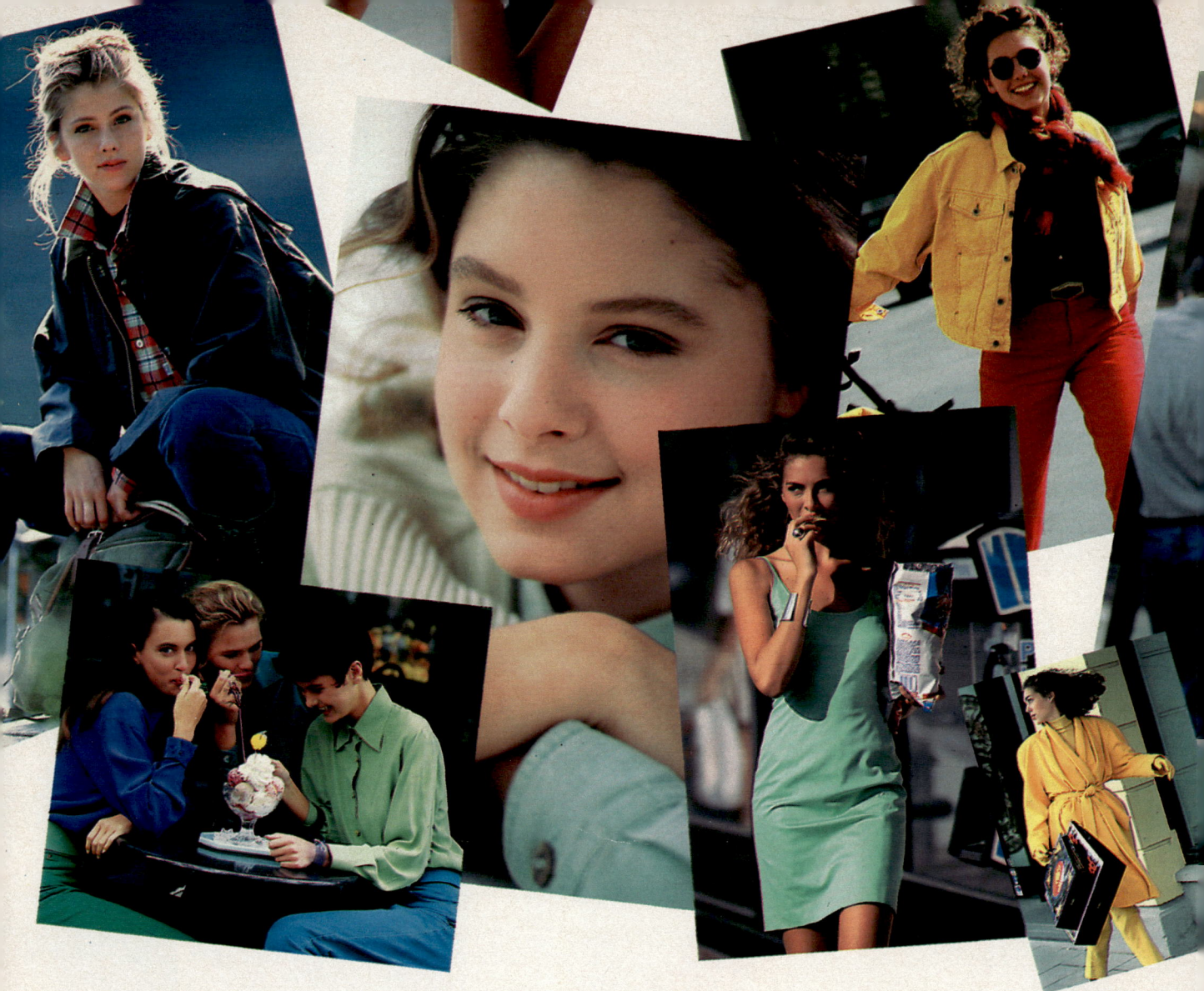

DAS GEHEIMNIS DER

Es gibt Frauen, die umwerfend gut aussehen, ohne daß man konkret sagen könnte, warum. Bei ihnen stimmt einfach alles. Andere wiederum wirken selbst im neuesten Outfit nicht überzeugend. Und man weiß ja von sich selbst, daß man sich in bestimmten Sachen wohler und schöner fühlt. Die Erklärung ist verblüffend einfach: Jeder von uns gehört zu einem von vier Farb-Typen – benannt nach Frühling, Sommer, Herbst und Winter. Jedem dieser Typen steht eine ganz bestimmte **Farbrichtung** besonders gut. Denn die Nuancen aus der jeweiligen Skala schmeicheln dem Gesicht, weil sie mit den natürlichen Farben

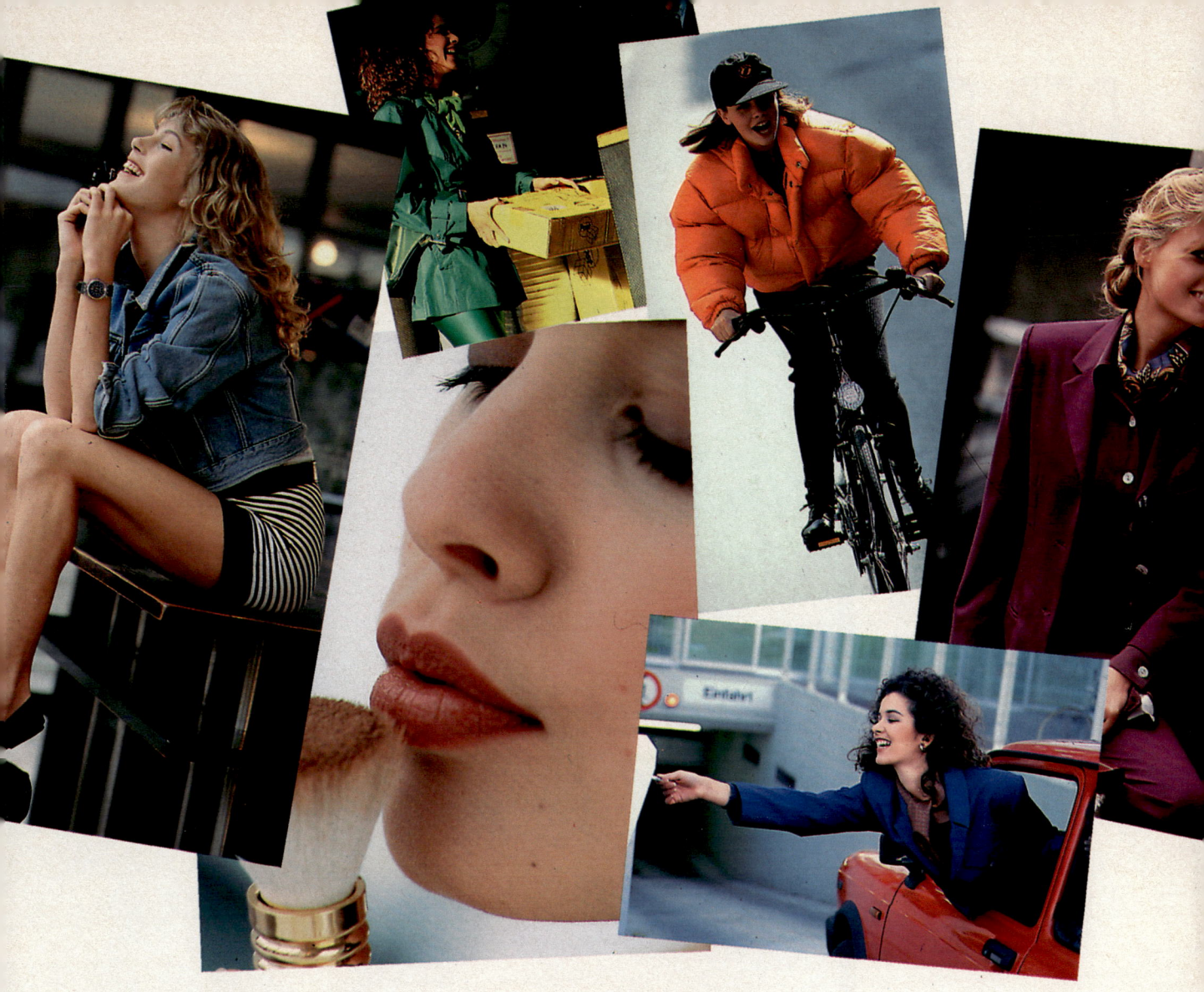

FARBEN DIE KUNST, RICHTIG GUT AUSZUSEHEN

von Haut, Augen und Haaren perfekt harmonieren. Machen Sie die
vier **Farbtests** auf den nächsten Seiten – und Sie wissen, zu welchem Typ
Sie gehören. Ob Sie mit kalten oder mit warmen Farben besser
rauskommen. Wie Sie sich optimal schminken und anziehen, welche Haarfarbe ideal ist, welche Brillen toll aussehen. Wenn Sie sich in etwa
an Ihrer Farbskala orientieren, werden Sie in Zukunft manchen **Fehlkauf**
vermeiden. – Übrigens gibt's von freundin zu diesem Thema auch das
große Farbberatungs-Buch (Falken-Verlag, 39 Mark). Überall im Buchhandel.

Fotos: freundin-Archiv

DER FRÜHLINGS-TYP

Typisch ist die fast transparent scheinende **helle Haut** *mit ihrem gelblichen bis zart goldenen Unterton. Die meisten Frühlings-Typen haben* **blonde Haare** *– von Flachsblond bis Dunkelblond, immer mit goldfarbenem Schimmer.*
Augenfarbe: *von Blau über Blautürkis bis hin zu Graugrün und Goldbraun. Dunkle Augen sind selten*

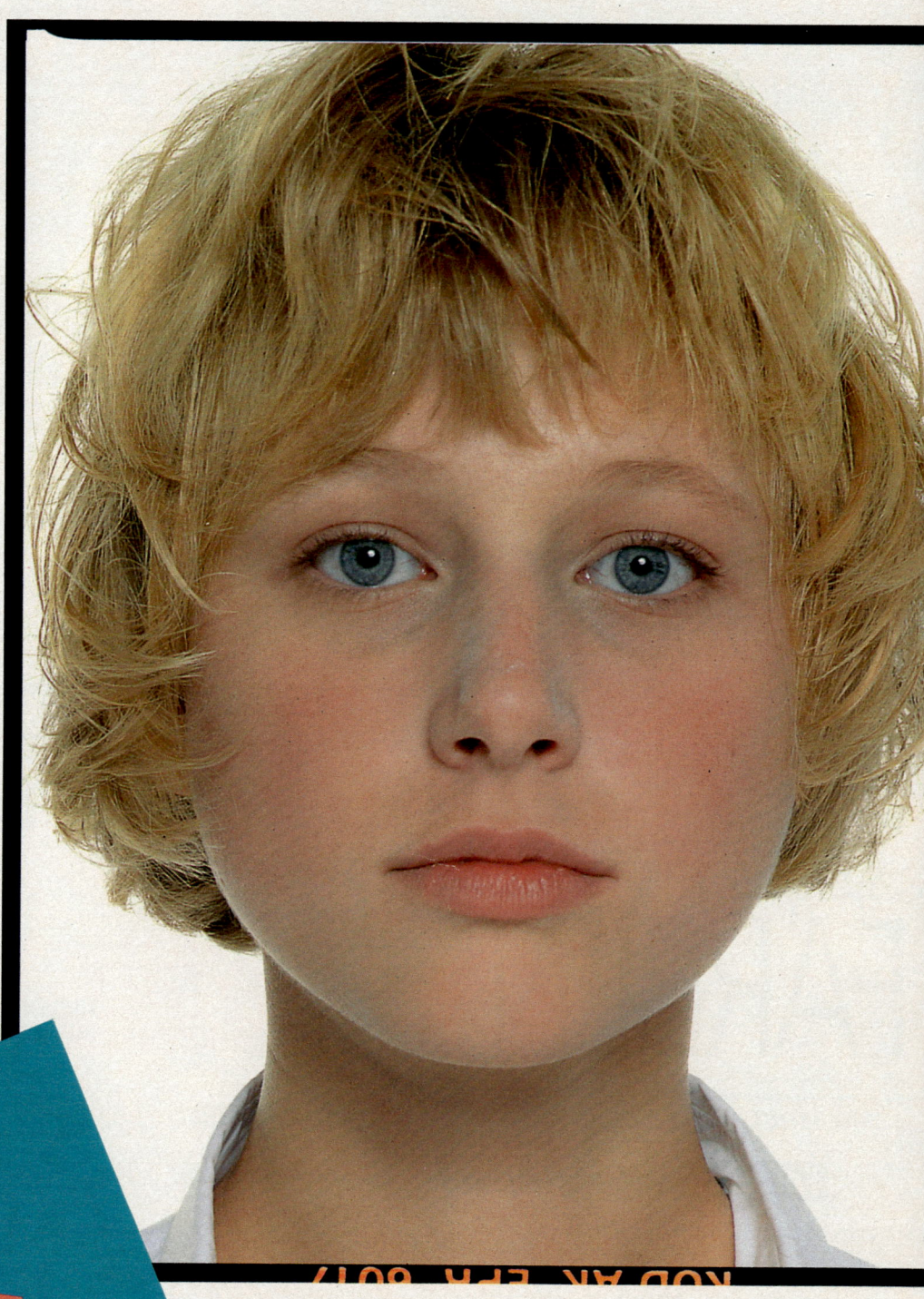

IHR PERSÖNLICHER FARBTEST

Finden Sie sich in der Beschreibung wieder? Dann müßten Ihnen warme, zarte Farben (wie links) besonders gut stehen. Testen Sie zu Hause mit Pullis, Schals usw. in exakt diesen

Nuancen die Wirkung auf Ihr ungeschminktes Gesicht (Stücke einfach unters Kinn halten). Wenn der Effekt deutlich frischer ist und Sie die folgenden Fragen überwiegend mit Ja beantworten, sind Sie vermutlich ein Frühlings-Typ.

■ Werden Sie schnell braun?
■ Schimmert Ihre Bräune golden bzw. rötlich?
■ Sommersprossen? Sind sie goldbraun?
■ Erröten Sie leicht?
Machen Sie den Gegen-Check mit den Farben und Fragen von Seite 10, 14 und 16.

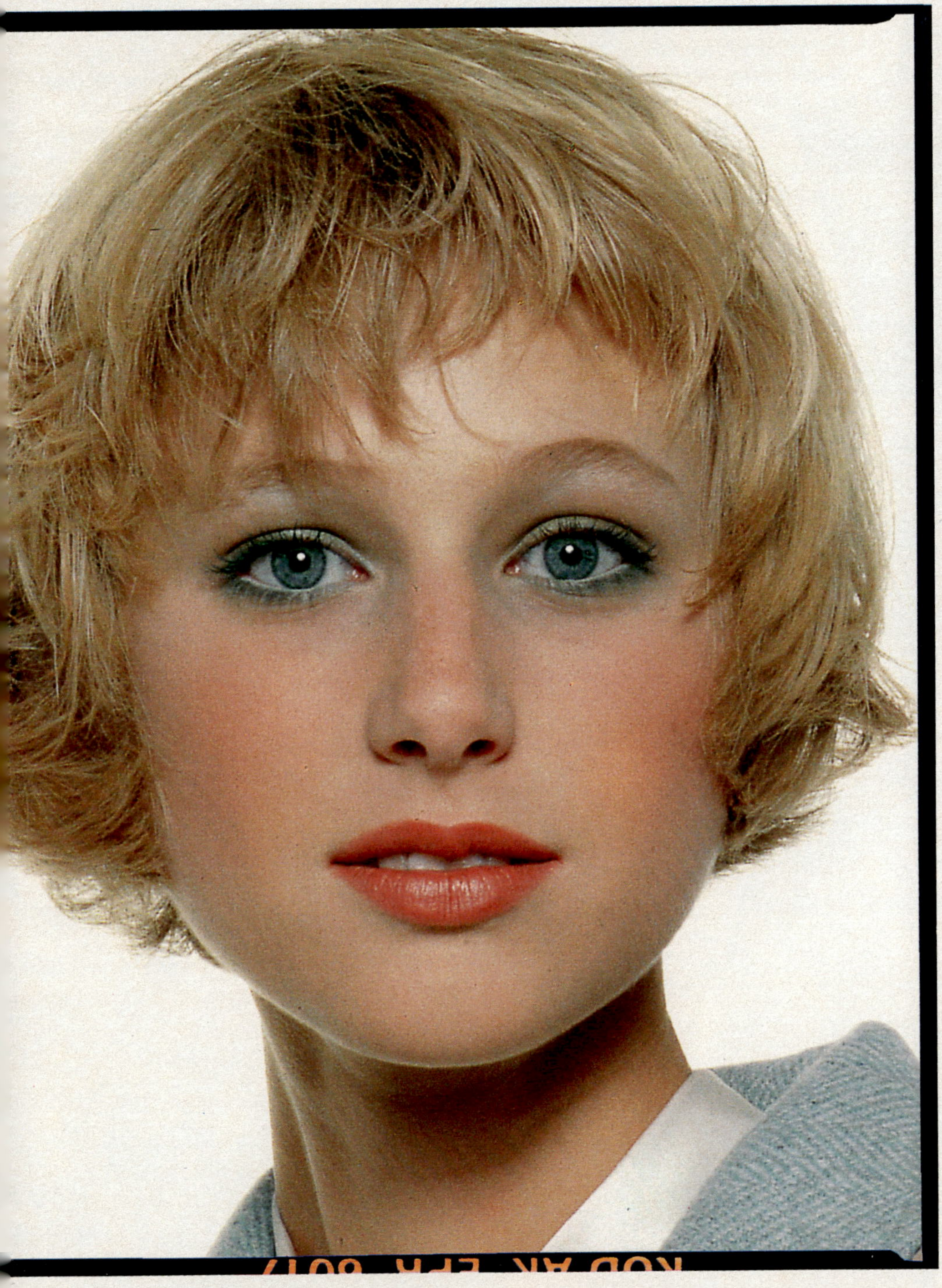

IDEAL: ZARTE, WARME FARBEN

Das Make-up sollte die Eigenfarben gekonnt betonen, so kommt die zarte Ausstrahlung dieses Typs am besten heraus (Foto links). Auf kompakte Grundierung und starke Farben und Kontraste im Gesicht verzichten. Schminktips:

■ Teint mit getönter Tagescreme oder flüssiger Grundierung im warmen, hellen Ton der Haut egalisieren.

■ Helles Rouge in Apricot oder Pfirsich verwenden. Immer flächig und konturenlos auftragen.

■ Augen und Lippen können Sie gleich stark betonen – mit hellen, weichen Farben (siehe unten).

■ Kajal: Grau oder Braun. Kein Schwarz.

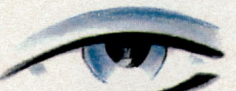
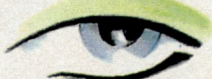

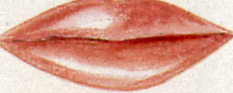

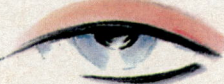
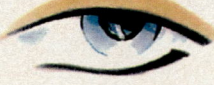
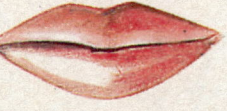
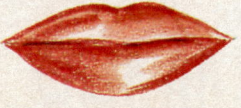

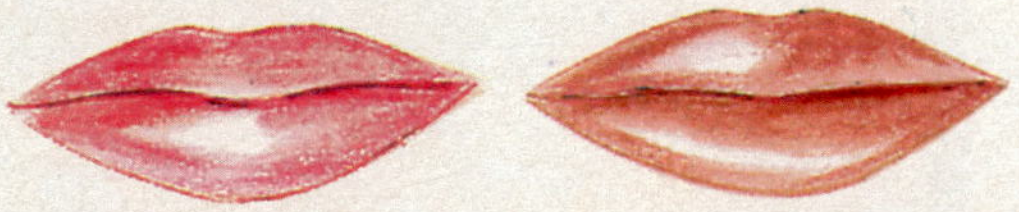

Lidschatten: sanfte Pastellnuancen

Lippenstifte: Rosa- und Orangetöne

Lidschatten in Türkis, Lindgrün, Rosé und Goldbraun sind optimal. Dazu passen Lippenstifte in den abgebildeten Farben, dezent oder kräftig aufgetragen. Vorsicht vor bläulichem Rot.

Das Gesicht des Sommer-Typs lebt durch kühle, gedämpfte Farbnuancen (wie links) eindrucksvoll auf. Warme Farben dagegen lassen es eher müde wirken. Testen Sie das zunächst mit Stoffen in exakt diesen Farben, indem Sie sie nacheinander unters ungeschminkte Gesicht halten. Testfragen:

■ Bei heller Haut: Ist sie eher bläulich als golden?

■ Bei dunkler Haut: Neigen Sie zu Augenschatten?

■ Ist Ihre Bräune eher graubraun als goldbraun?

■ Sommersprossen? Sind sie graubraun bzw. graurosa? Machen Sie den Gegen-Check mit den Farben und Fragen von Seite 8, 14 und 16. (Erst alle roten, dann die blauen und grünen Stoffe durchtesten.)

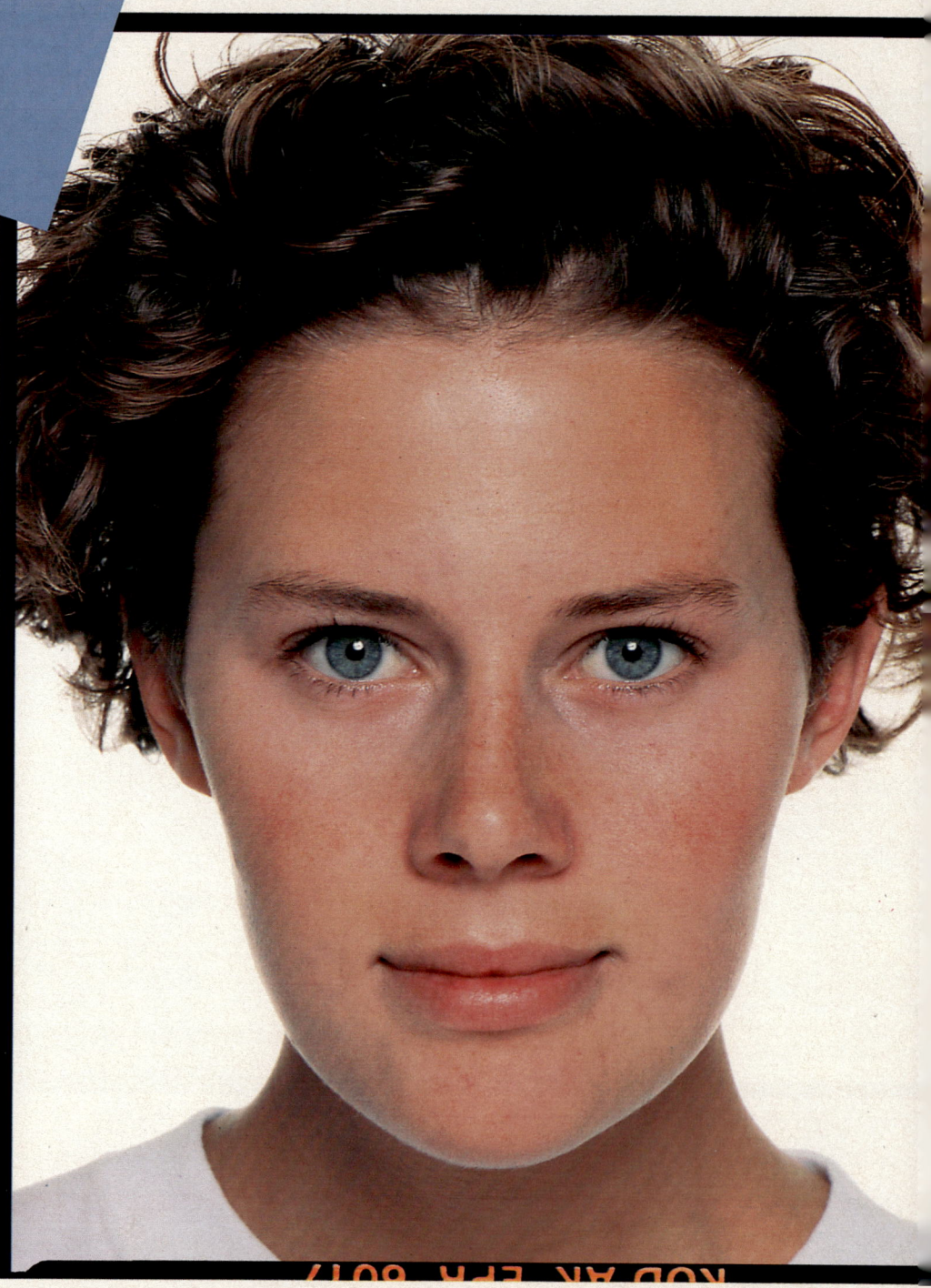

So unterschiedlich Sommer-Typen auch wirken, etwas haben sie gemeinsam: den **kühlen Hautunterton** und den aschigen statt goldenen Schimmer der Haare. Die Haut kann sehr hell, aber auch olivfarben sein und ist oft gut durchblutet. Die Palette der natürlichen **Haarfarben** reicht von Platinblond über Aschblond und Mittelbraun bis zu Dunkelbraun. **Augenfarbe:** Graublau, Hellblau, Blaugrün, Haselnuß

DER SOMMER-TYP

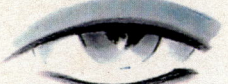 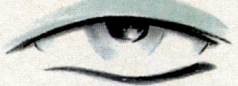 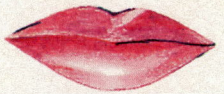 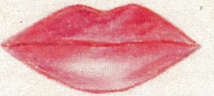

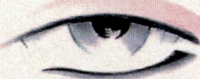 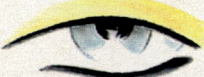 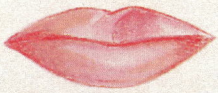 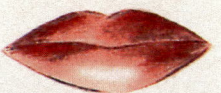

Lidschatten: farbintensiv, aber nicht bunt

Lippenstifte: satte Blaurottöne

Rauchiges Blau, bläuliches Grün, helles Rosé und kühles Zitronengelb als Akzent – das sind genau die passenden Lidschattenfarben. Bei den Lippenstiften sind es intensive Violettnuancen, edles Altrosa und lebhaftes Pink.

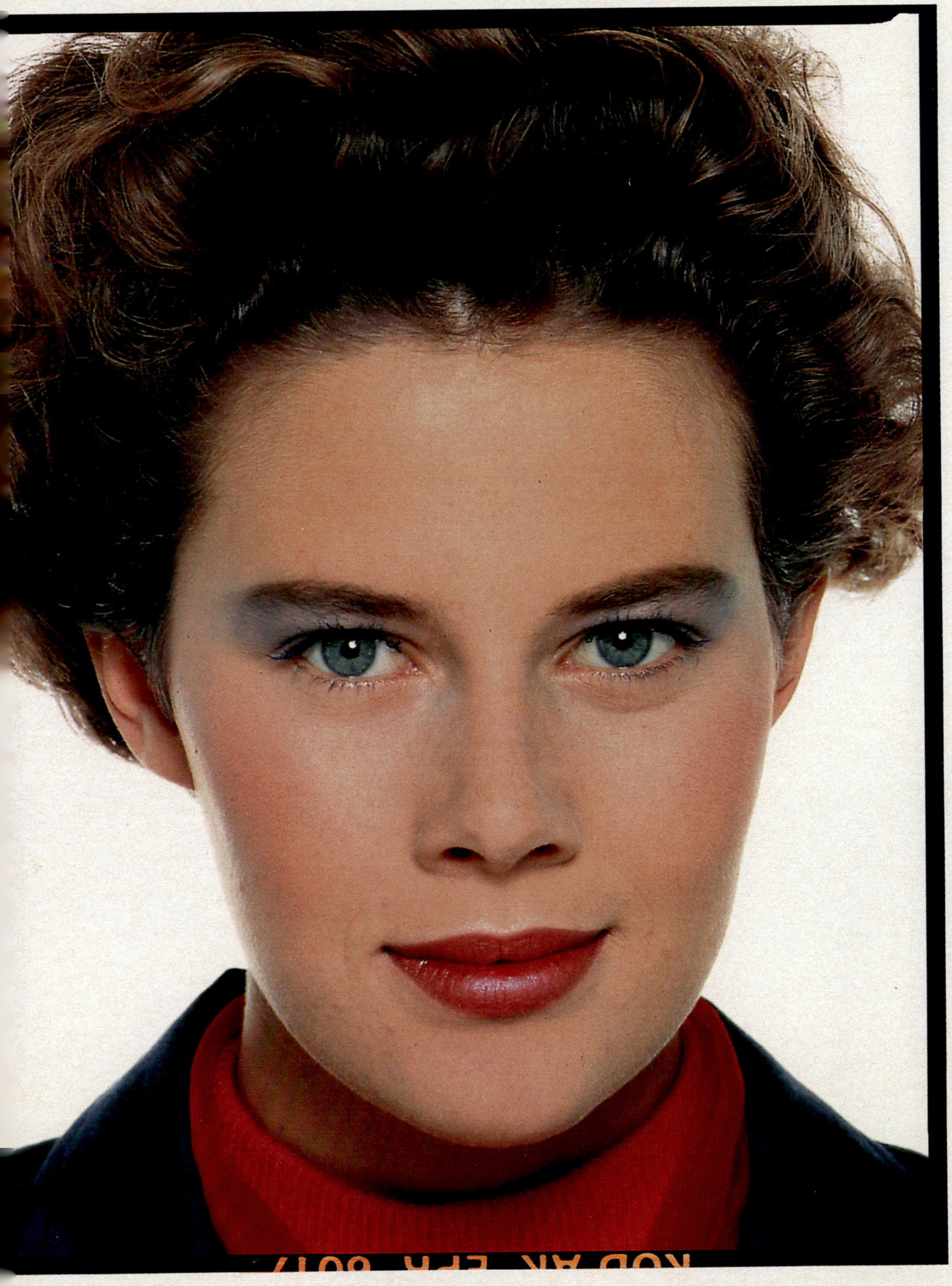

IDEAL: KÜHLE GEDÄMPFTE FARBEN

Frauen dieses Typs können intensive Make-up-Farben tragen. Solange sie sich auf ihre Idealfarben konzentrieren – etwa ein azaleeroter Lippenstift und Lidschatten in Blauviolett und Rosétönen –, werden sie trotzdem nicht angemalt aussehen (Foto links). Schminktips:

■ Getönte Tagescreme oder Grundierung plus Puder auftragen.

■ Bei kräftigen Lippenstiftfarben Rouge und Lidschatten nur sparsam einsetzen.

■ Für ein sanft-raffiniertes Augen-Make-up zwei, drei kühle Lidschattentöne kombinieren (siehe links).

■ Dezenter: Lidschatten und Kajal in Grau- und Brauntönen.

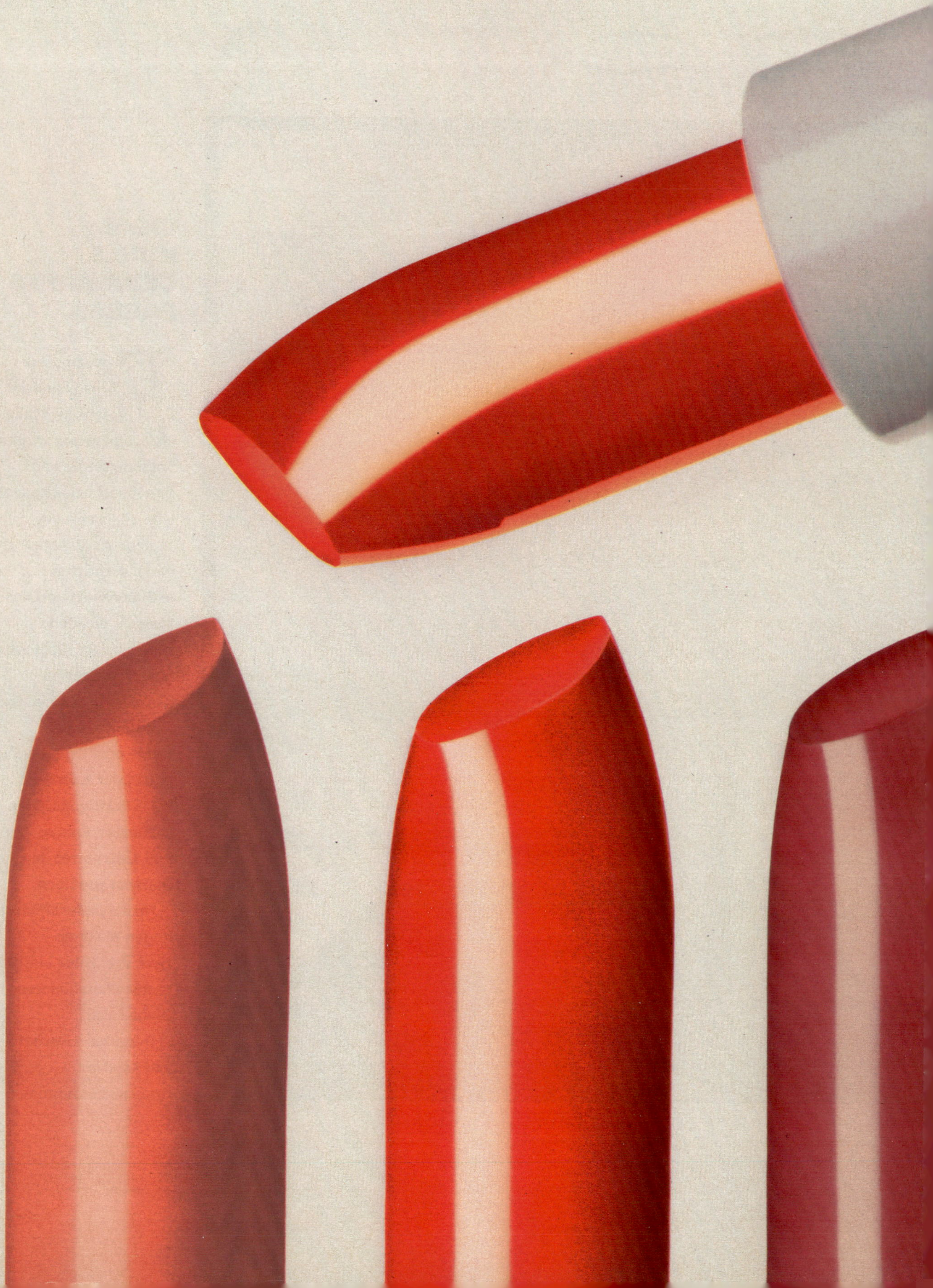

JIL SANDER
Und welche ist Ihre neue Lieblings-Farbe?
JIL SANDER
COLOUR PURE

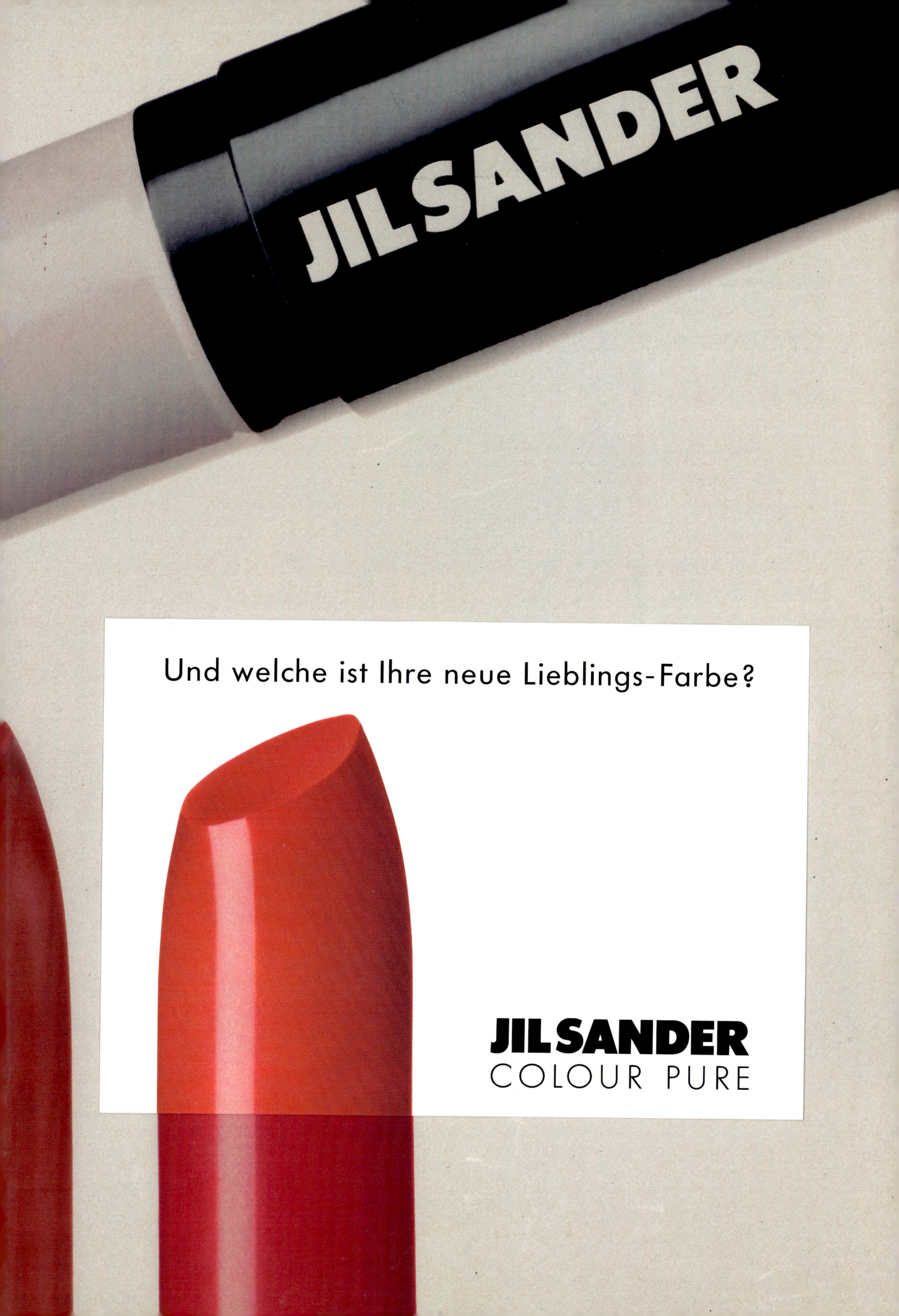

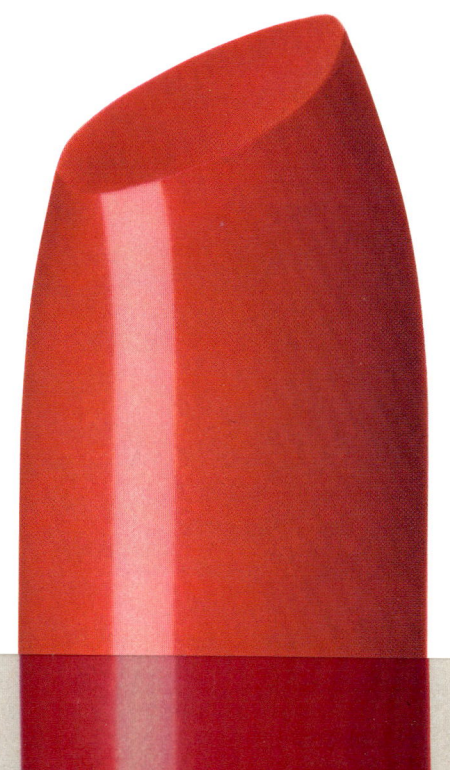

DER HERBST-TYP

Charakteristisch ist der gelblich-goldene, **warme Hautton** *Je nach Veranlagung ist die Haut blaß-durchsichtig und sonnenbrand-gefährdet, oder sie hat einen kräftigen Gold-Beige-Ton. Das* **rötliche Haar** *oder der Rot-schimmer in den mittel- bis dunkel-blonden Haaren ist so typisch wie die* **Augenfarbe:** *in-tensives Blau, Oliv oder Goldbraun*

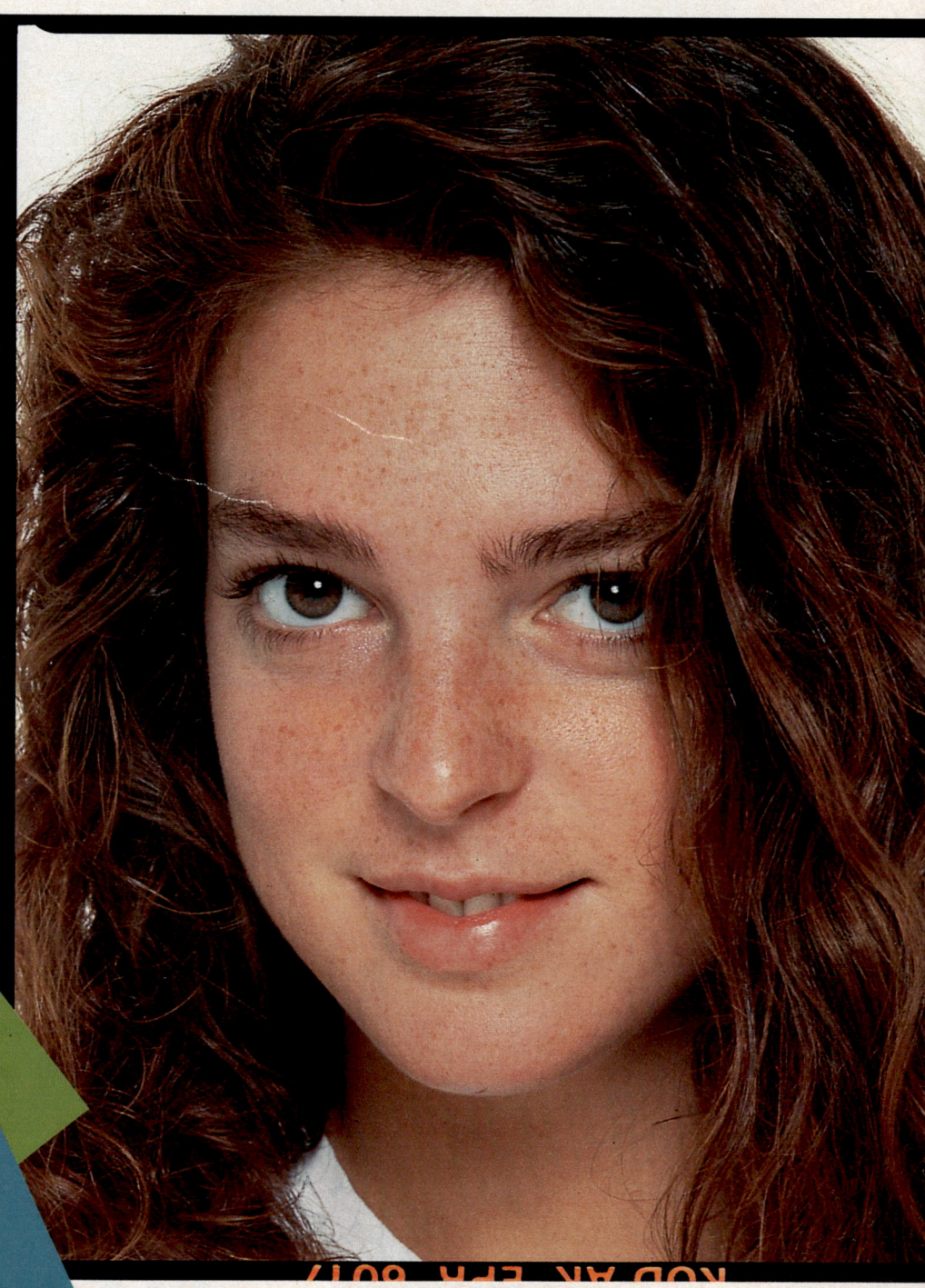

IHR PERSÖNLICHER FARBTEST

Ob Sie ein Herbst-Typ sind, erfahren Sie mit Hilfe der drei warmen Farben links: Wirkt Ihr Gesicht strahlender, sobald Sie ein Stück in einer dieser Farben anhalten? Wenn Sie auch die folgen-den Fragen überwiegend mit Ja beantworten, dürften Sie ein Herbst-Typ sein.

■ Bei heller Haut: Sind Wimpern und Augenbrauen fast farblos?

■ Bei dunkler Haut: Wird sie ohne Sonnenbrand knackig rötlich-braun?

■ Sommersprossen? Sind sie intensiv rötlich, rotgolden oder rotbraun?

■ Fehlt (im Gegensatz zum Frühlings-Typ) das natür-liche Wangenrot?

Machen Sie den Gegen-Check mit den Farben und Fragen von Seite 8, 10 und 16.

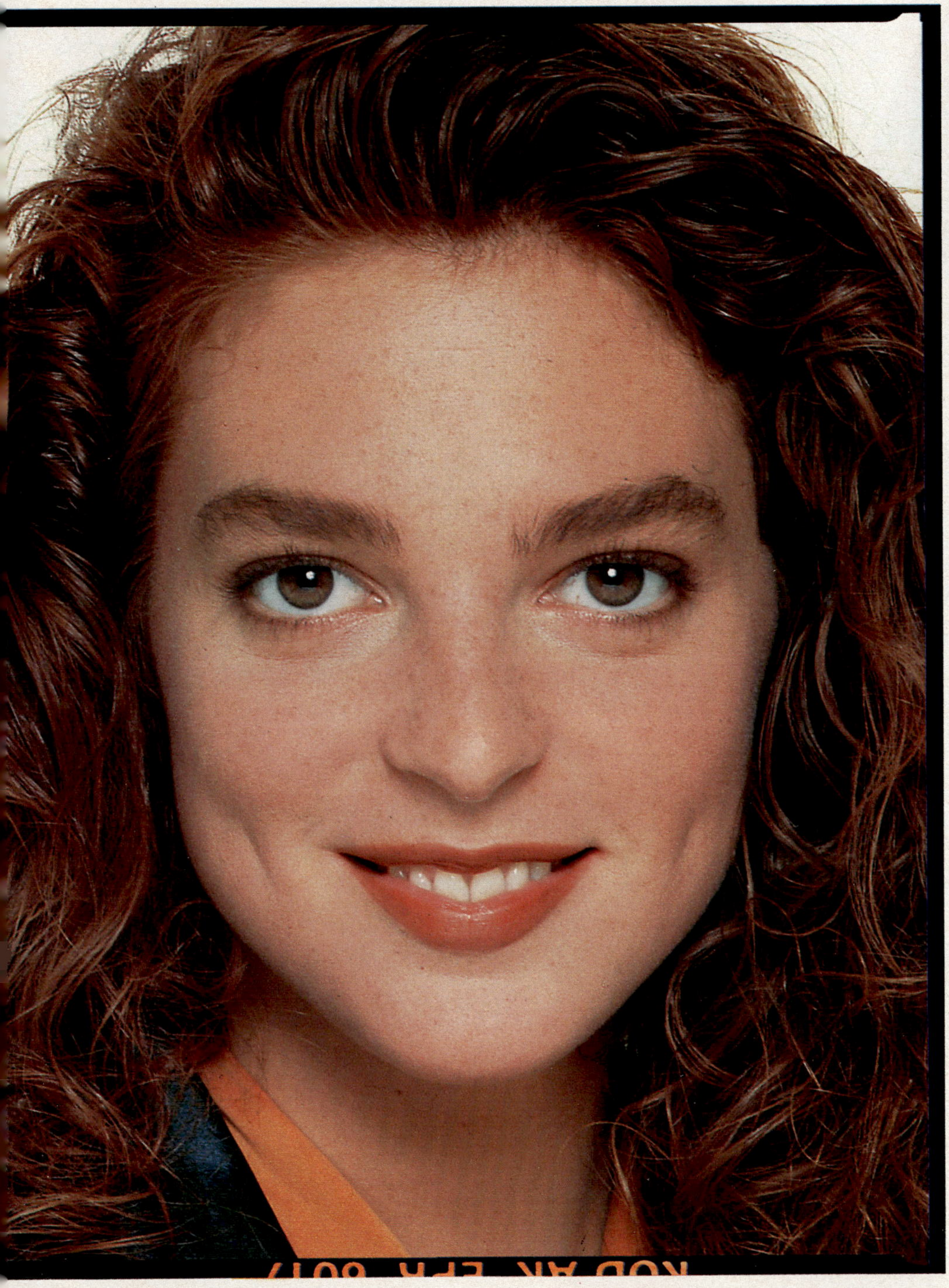

IDEAL: STARKE, WARME FARBEN

Natürlich oder raffiniert geschminkt – diesem Typ steht beides. Sie können auch mischen. Beispiel: bräunlicher Lidschatten, passend zur Irisfarbe, und sanftes Violett für die Lippen (Foto links). Immer schön: erdige Farben. Aufregend: Lippenstift in knalligem Orange, Tomatenrot oder Brombeer. Schminktips:

■ Grundierung und Puder sind meist nicht nötig, Rouge in Braun- oder Apricot-Nuancen ist empfehlenswert.

■ Kajal: Braun, Aubergine, Oliv.

■ Vorsicht: Lidschatten in hellen Perlmutt-farben und Lippenstifte in kaltem Pink oder eisigem Lila stehen Herbst-Typen nicht.

Für die Augen: Braun-töne von Kupfer bis Nou-gat können Sie mit leuchtenden Lidschattenfarben wie Blattgrün, Lavendel und Lachs aufpeppen. Toll für die Lippen: Brombeerrot, Kupferbraun, leuchtendes Orange und Lachs.

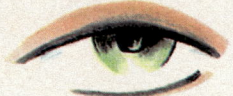
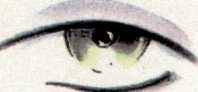
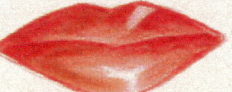
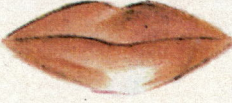
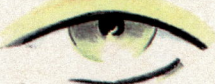
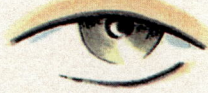
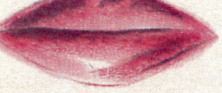
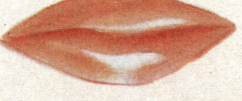

Lidschatten: kräftige Naturtöne

Lippenstifte: mal leuchtend, mal sanft

Gehören Sie auch zu den Schneewittchen-Typen? Dann machen Sie die Probe aufs Exempel mit Stoffen in den intensiven, kühlen Farben links. Unters Kinn gehalten, sollten sie Ihr unge-schminktes Gesicht optisch nicht erschlagen, sondern es klarer und glatter erscheinen lassen. Testfragen:
■ Bei heller Haut: Wirkt Ihre Porzellanhaut auch leicht gebräunt immer eher kühl, nie warm-golden?
■ Bei olivgetönter Haut: Werden Sie tiefbraun?
■ Sommersprossen? Sind sie eher grau als braun?
■ Neigen Sie zu bläulichen Augenrändern?
Machen Sie den Gegen-Check mit den Fragen und Farben von Seite 8, 10 und 14.

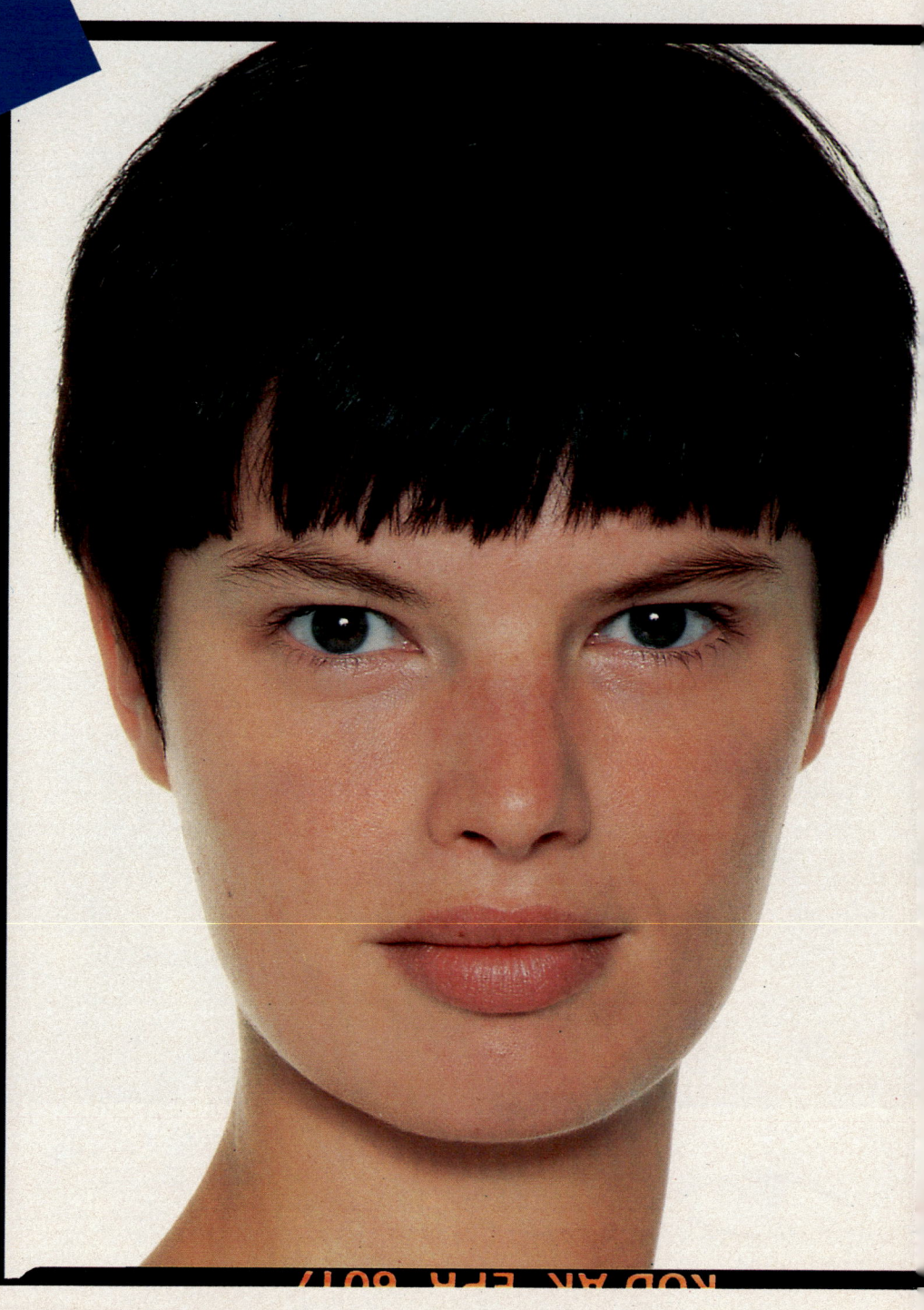

Dieser Typ fällt durch seine Kontraste auf: **Haut weiß** *mit bläulichem Unterton (nur in Ausnahmefällen olivgetönt, aber trotz-dem kühl),* **Haare schwarz** *oder dunkel- bis mittelbraun mit einem Aschton.* **Augen-farbe:** *Eisblau, Veilchenblau, Tief-blau, klares Grau oder Grün, Schwarz-braun; immer in Kontrast zum klaren Augenweiß*

DER WINTER-TYP

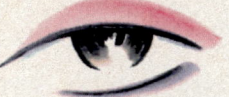
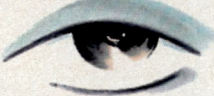
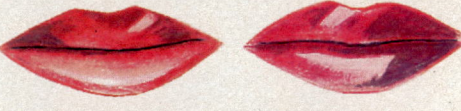

Lidschatten: klare Cool-Töne　　　**Lippenstifte: von Knallrot bis Pink**

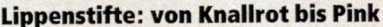

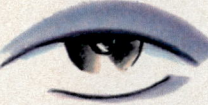
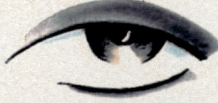
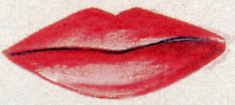
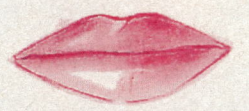

Pink, Grün, Nacht-blau und Anthrazit sind Ihre Lidschatten-farben. Nicht mehr als zwei kombinieren. Auf Mauschelfarben – auch bei den Lip-pen – verzichten. Toll: klare Blaurottöne.

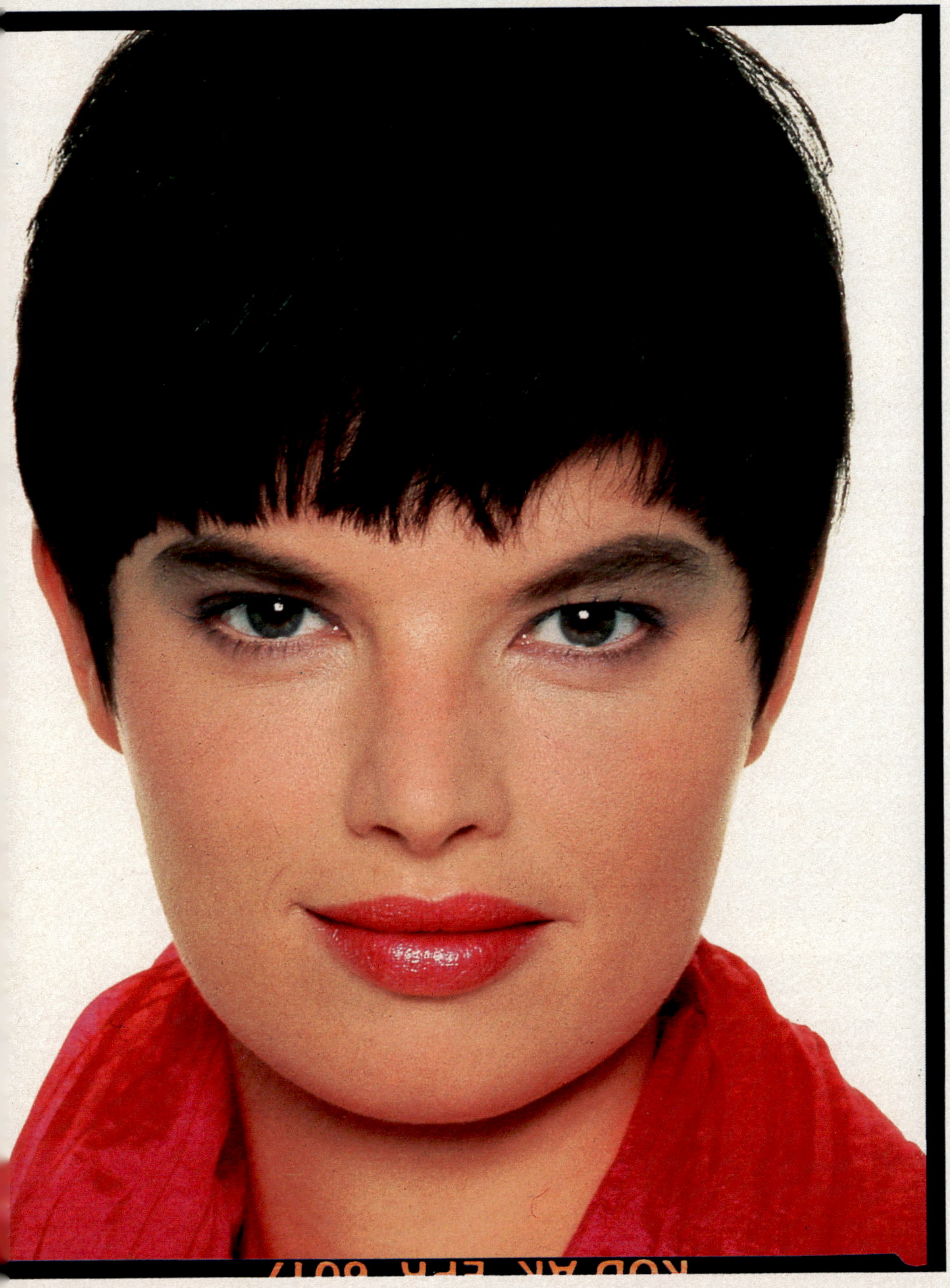

IDEAL: PURE, KÜHLE FARBEN

Besser nicht zu viele Lid-schattenfarben nebeneinander auftragen. Viel eindrucksvoller ist es, die Augen nur mit Hell-Dunkel-Kontrasten zu betonen. Und dazu ein Lippenstift in Knallrot oder leuchtendem Pink (Foto links). Schminktips:

■ Den Teint mit leichter Grundierung aus-gleichen und, wenn überhaupt, nur ganz wenig Rouge in dem Ton des Lippenstifts auftragen.

■ Dieser Typ verträgt starke (blaustichige) Lippenstiftfarben. Konturen exakt vor-zeichnen und ausmalen.

■ Das Augen-Make-up nicht übertreiben. Oft reicht schon ein schwarzer Lidstrich.

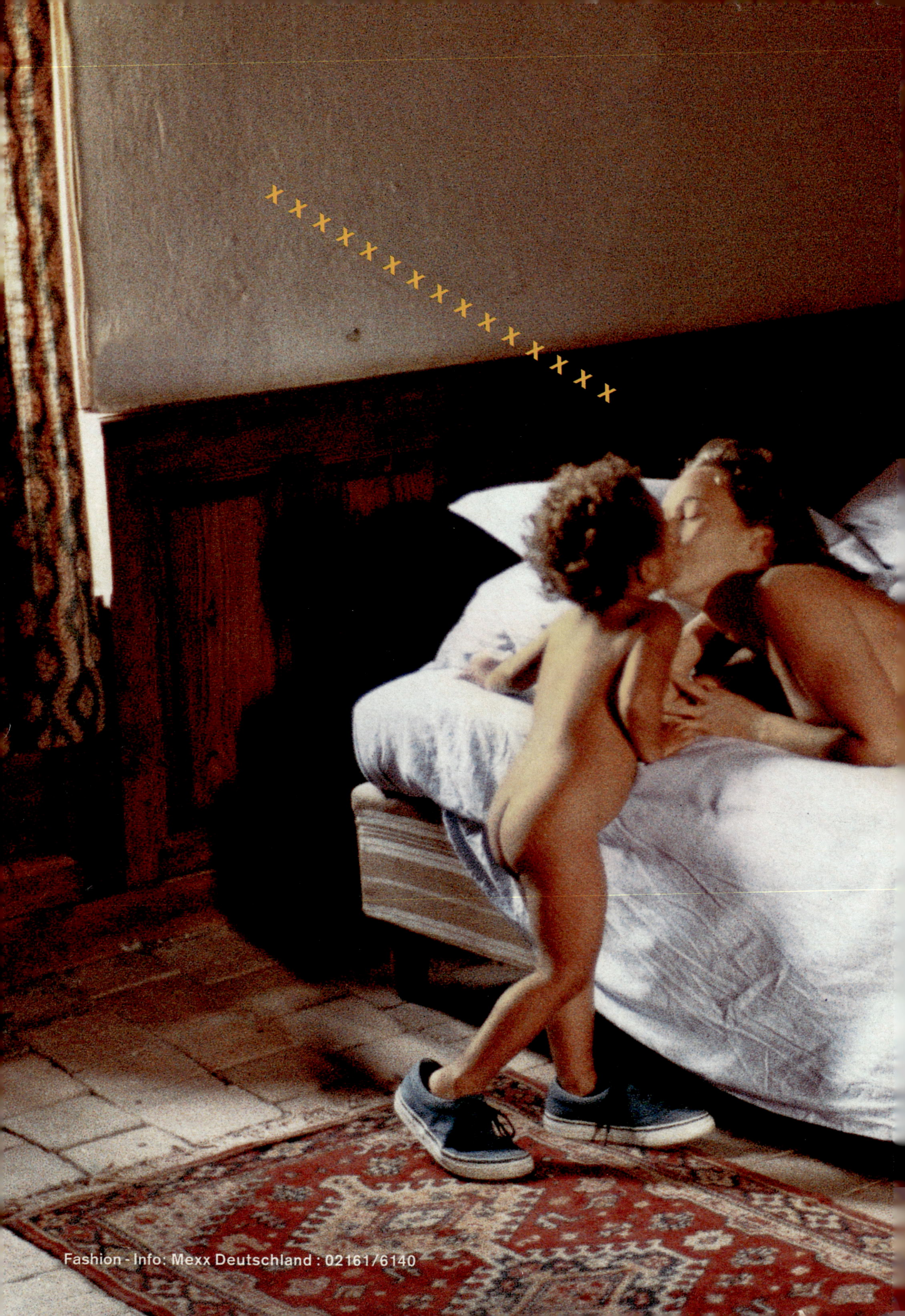

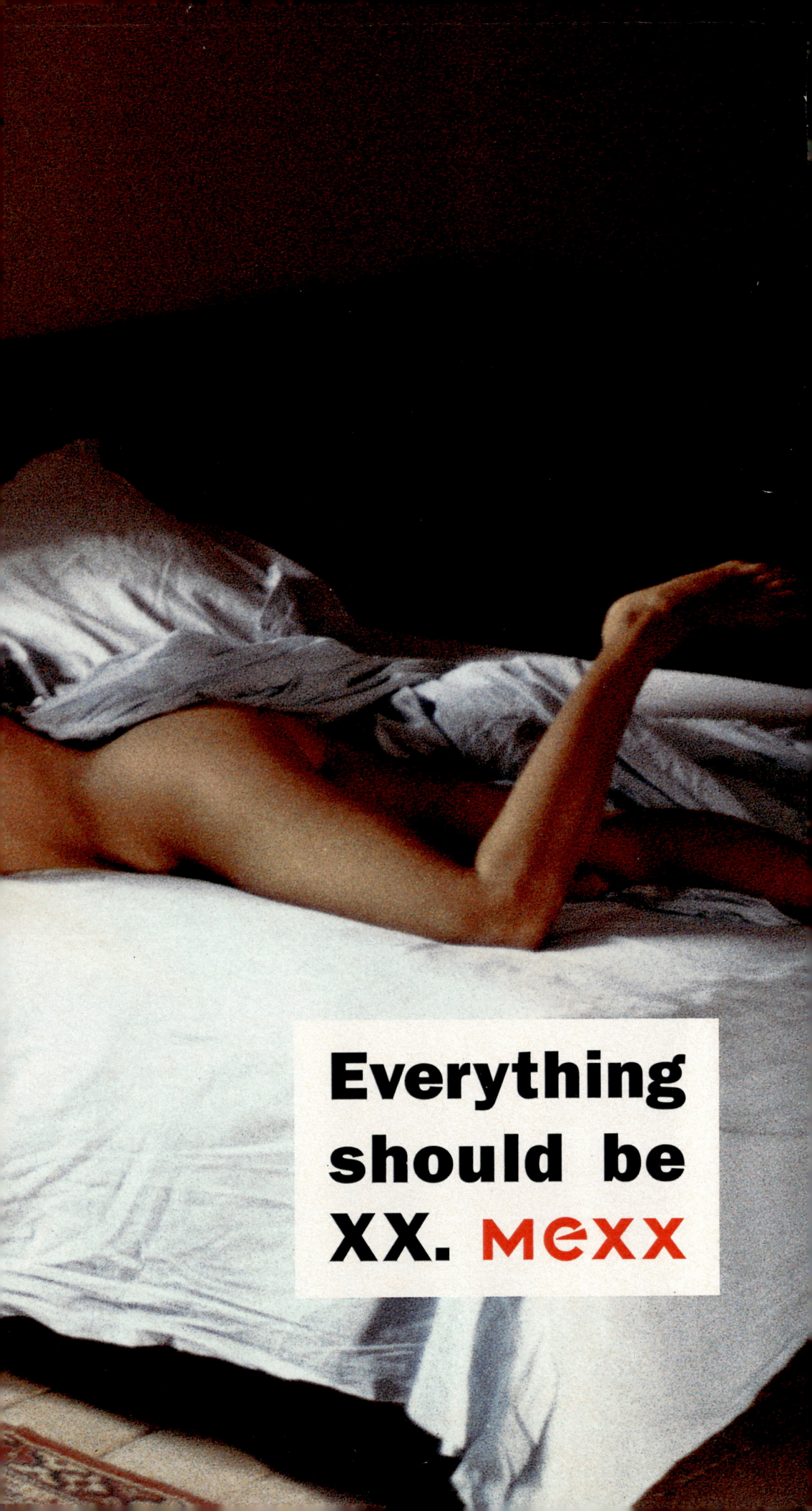

Everything should be XX. MEXX

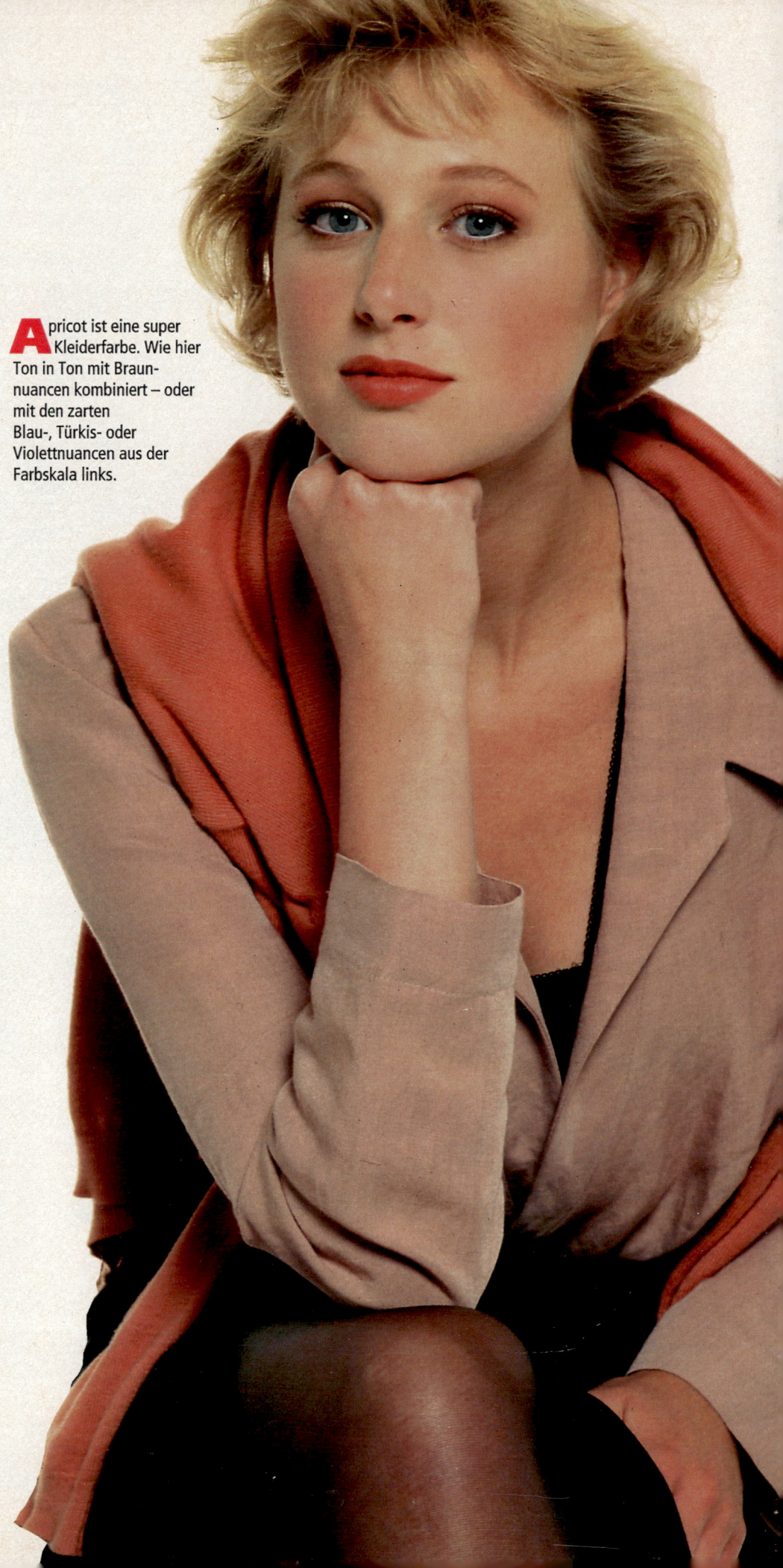

Skala der Frühlingstyp-Farben. Ausschneiden, einstecken und beim Einkaufen prüfen (im Tageslicht): Harmoniert das ausgewählte Kleidungsstück mit der warmen Skala oder nicht?

Apricot ist eine super Kleiderfarbe. Wie hier Ton in Ton mit Braun-nuancen kombiniert – oder mit den zarten Blau-, Türkis- oder Violettnuancen aus der Farbskala links.

DER FRÜHLINGS-TYP

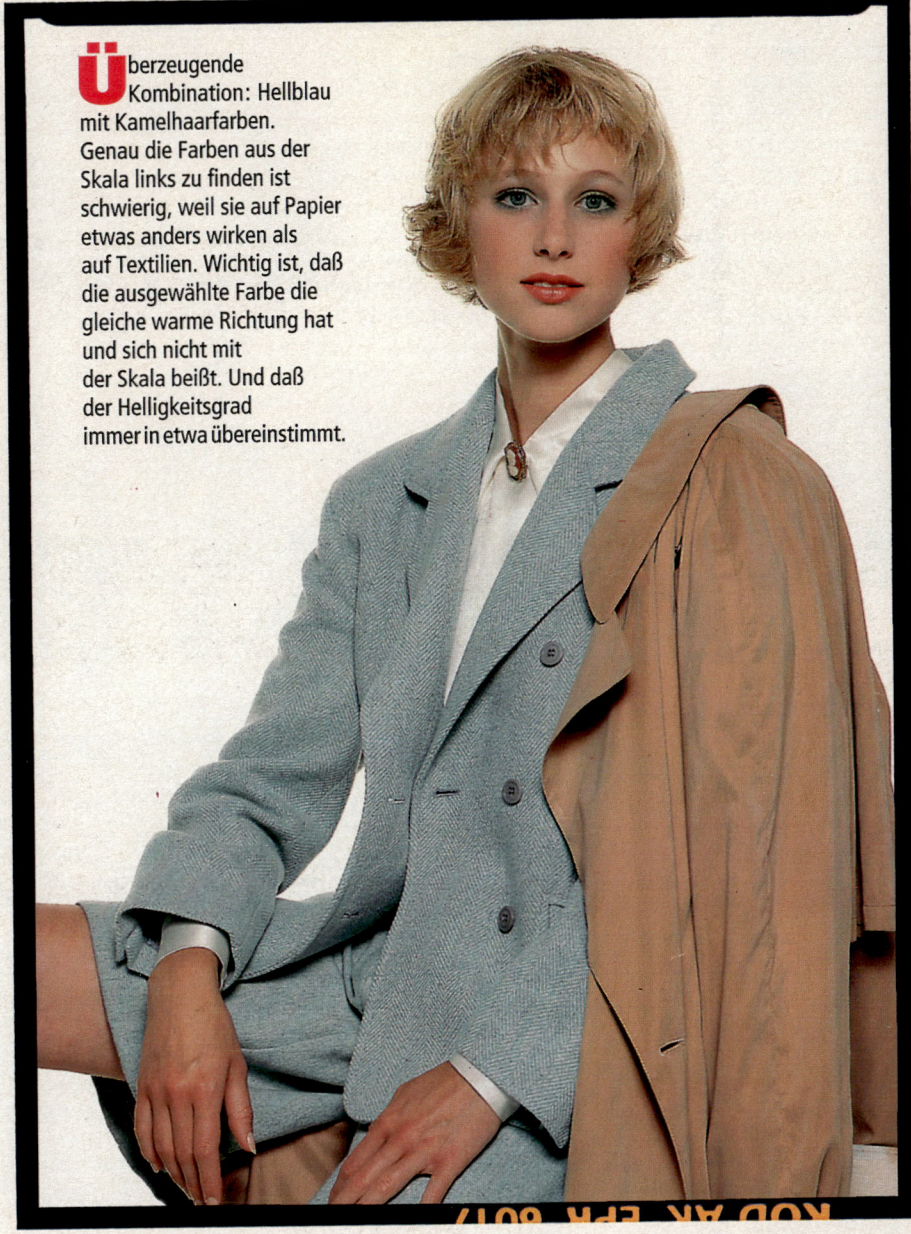

Überzeugende Kombination: Hellblau mit Kamelhaarfarben. Genau die Farben aus der Skala links zu finden ist schwierig, weil sie auf Papier etwas anders wirken als auf Textilien. Wichtig ist, daß die ausgewählte Farbe die gleiche warme Richtung hat und sich nicht mit der Skala beißt. Und daß der Helligkeitsgrad immer in etwa übereinstimmt.

STRAHLENDER DURCH LICHTE FARBEN

Wer zu diesem Typ gehört, tendiert oft zu leuchtenden Farben. Schmeichelhafter sind aber die wunderschönen zarten, warmen Nuancen der Skala links. Sie wirken auf keinen Fall langweilig, weil die hellen Haare und die feine Haut die Wirkung verstärken. Gesamteindruck: sehr feminin.

Tips für die Grundgarderobe:

■ Gute Basisfarben sind Hellblau, helles Graublau, Apricot und Goldbeige.

■ Soll es intensiver sein: Sonnengelb, gelblich-leuchtendes Apfelgrün und Lindgrün; alle Rosa- und Rottöne mit Gelbstich, zum Beispiel Pfirsich, Lachs, warmes Korallenrot.

■ Bei Weiß zu Cremeweiß oder einem Eierschalenton greifen statt zu hartem Reinweiß. Bei Grau ist ein helles Silbergrau deutlich besser als stumpfes Grau.

■ Ungünstig: sehr dunkle Farben und Mauscheltöne.

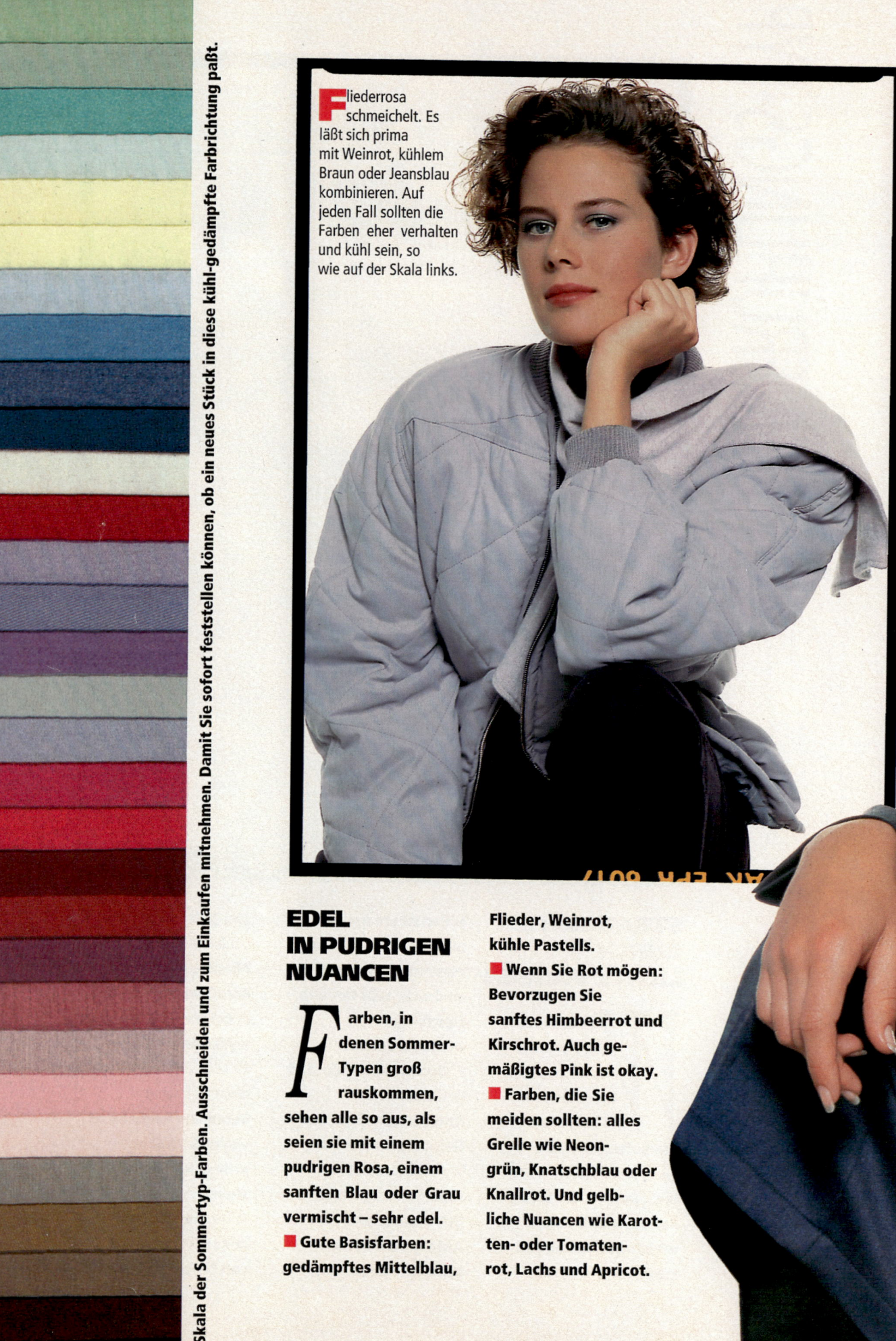

Fliederrosa
schmeichelt. Es
läßt sich prima
mit Weinrot, kühlem
Braun oder Jeansblau
kombinieren. Auf
jeden Fall sollten die
Farben eher verhalten
und kühl sein, so
wie auf der Skala links.

EDEL
IN PUDRIGEN
NUANCEN

Farben, in
denen Sommer-
Typen groß
rauskommen,
sehen alle so aus, als
seien sie mit einem
pudrigen Rosa, einem
sanften Blau oder Grau
vermischt – sehr edel.
■ Gute Basisfarben:
gedämpftes Mittelblau,
Flieder, Weinrot,
kühle Pastells.
■ Wenn Sie Rot mögen:
Bevorzugen Sie
sanftes Himbeerrot und
Kirschrot. Auch ge-
mäßigtes Pink ist okay.
■ Farben, die Sie
meiden sollten: alles
Grelle wie Neon-
grün, Knatschblau oder
Knallrot. Und gelb-
liche Nuancen wie Karot-
ten- oder Tomaten-
rot, Lachs und Apricot.

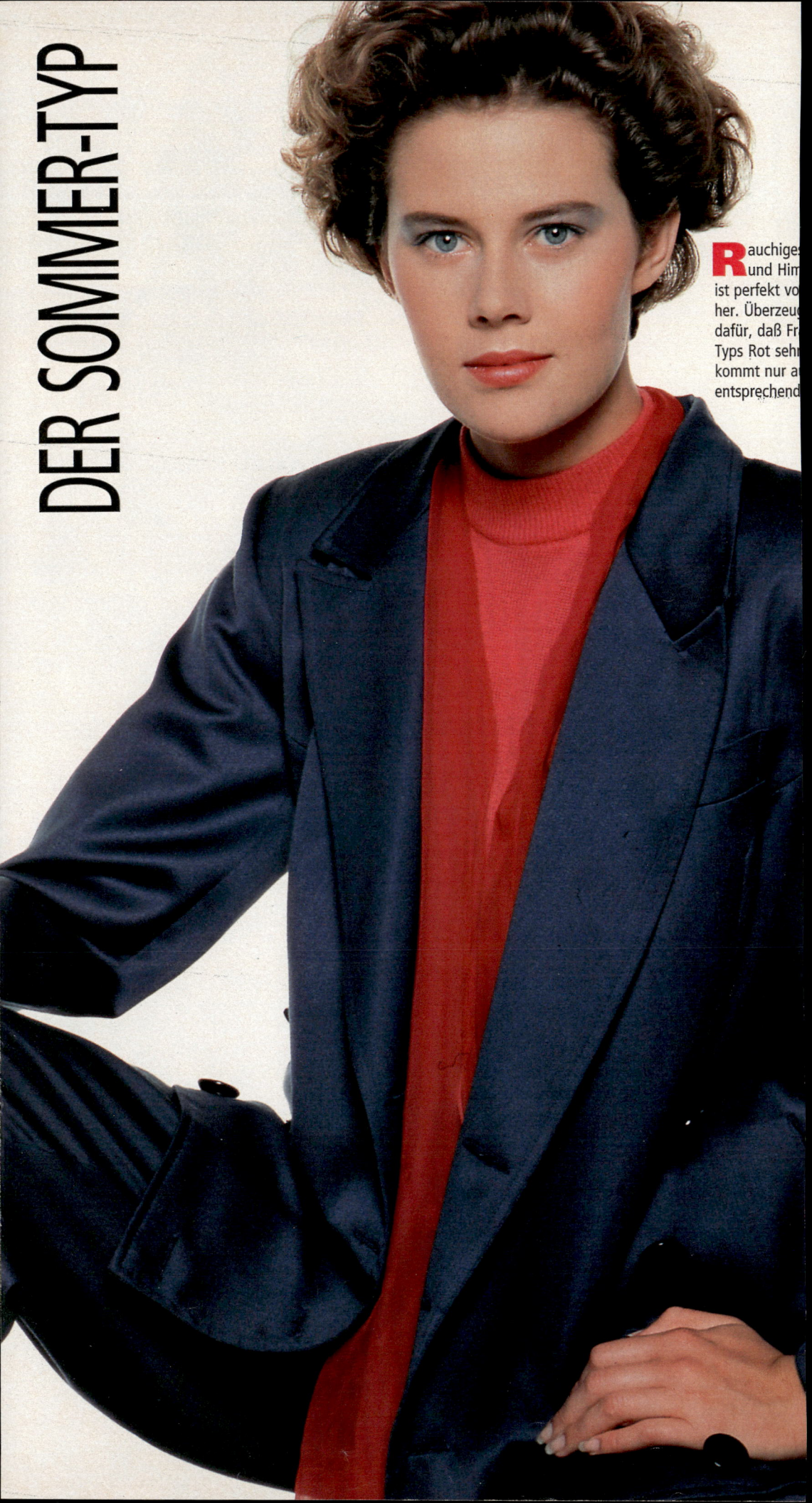

DER SOMMER-TYP

Rauchiges
und Him
ist perfekt vo
her. Überzeug
dafür, daß Fr
Typs Rot sehr
kommt nur a
entsprechend

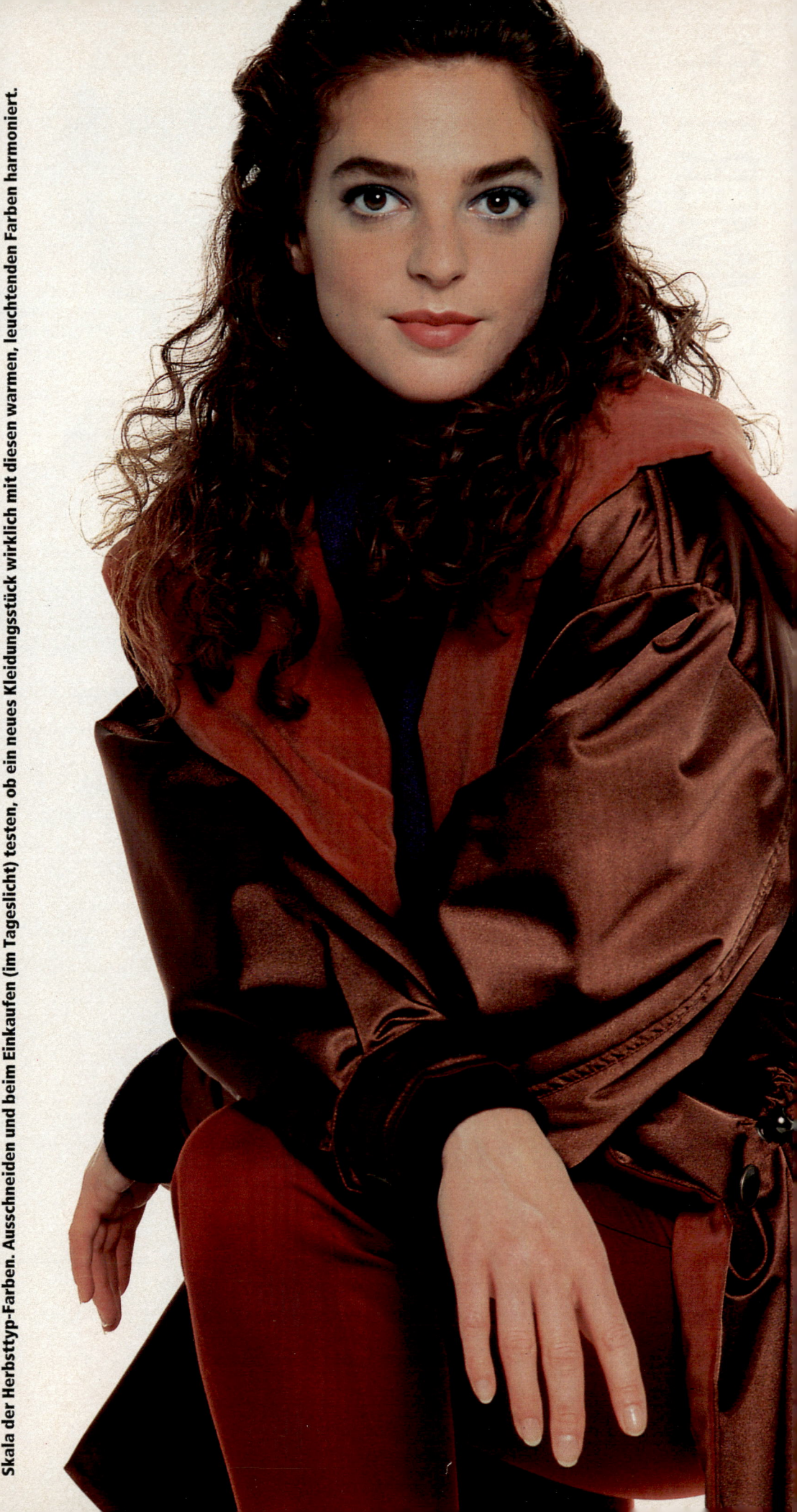

Skala der Herbsttyp-Farben. Ausschneiden und beim Einkaufen (im Tageslicht) testen, ob ein neues Kleidungsstück wirklich mit diesen warmen, leuchtenden Farben harmoniert.

DER HERBST-TYP

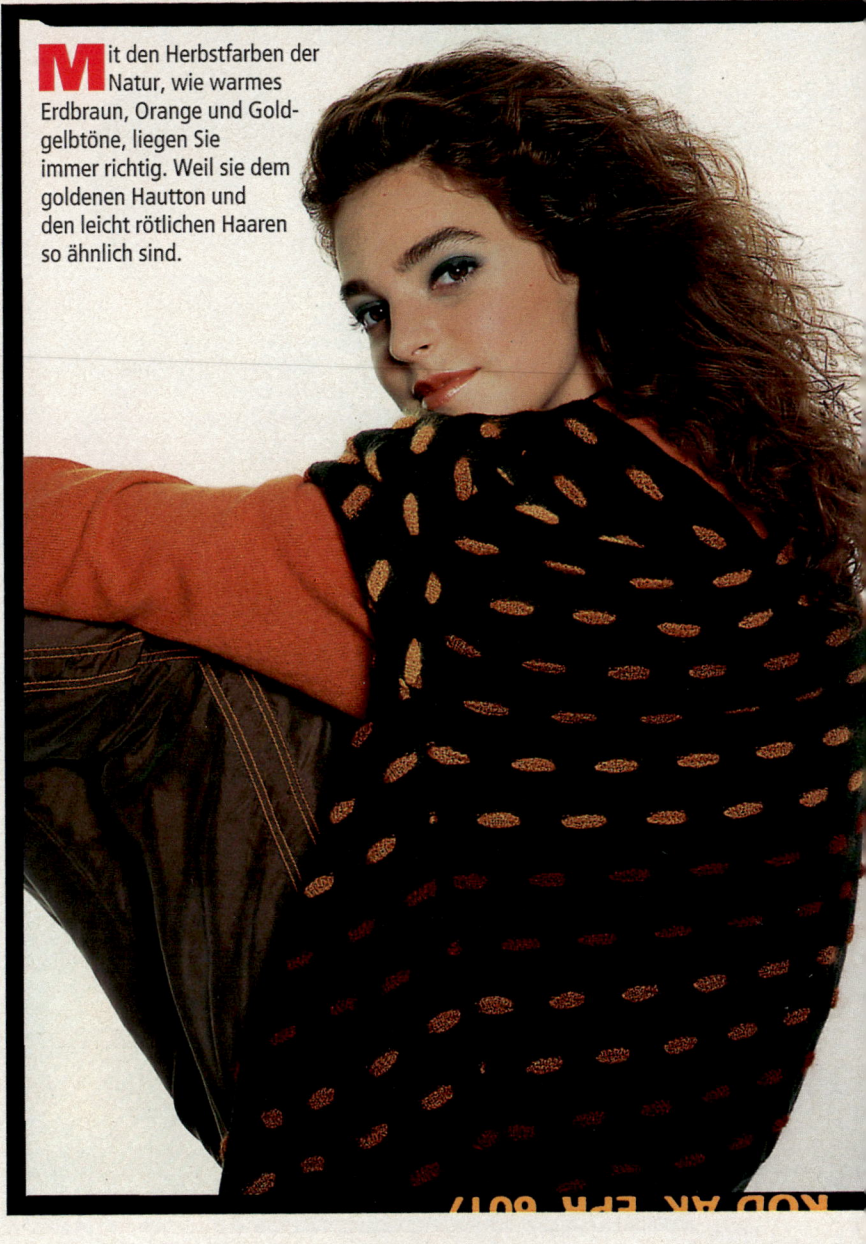

Mit den Herbstfarben der Natur, wie warmes Erdbraun, Orange und Goldgelbtöne, liegen Sie immer richtig. Weil sie dem goldenen Hautton und den leicht rötlichen Haaren so ähnlich sind.

Rost ist eine gute Basisfarbe. Je nachdem ob ein Stoff matt oder glänzend ist, ob Seide, Wolle oder Leder, fallen die Farben etwas anders aus. Darum beim Kauf immer wieder den Effekt zum Gesicht kontrollieren.

IN SATTEN FARBEN SCHWELGEN

Abhängig davon, ob sie eine helle oder dunkle Haut haben, können Herbst-Typen aus ihrer Skala die zarten oder die kraftvollen, leuchtenden Farben auswählen. Frauen dieses Typs sind die einzigen, die mit Mauscheltönen wie Ocker au blühen und nicht kränklich aussehen

■ Gute Basisfarben Khakitöne, Petrol, erdige und leuchte Herbstlaubfarben.

■ Absolut optimal: Orange, Tomatenro und Kupfer.

■ Farben, die Sie meiden sollten: all Pinktöne, kühles Graubraun und Bla

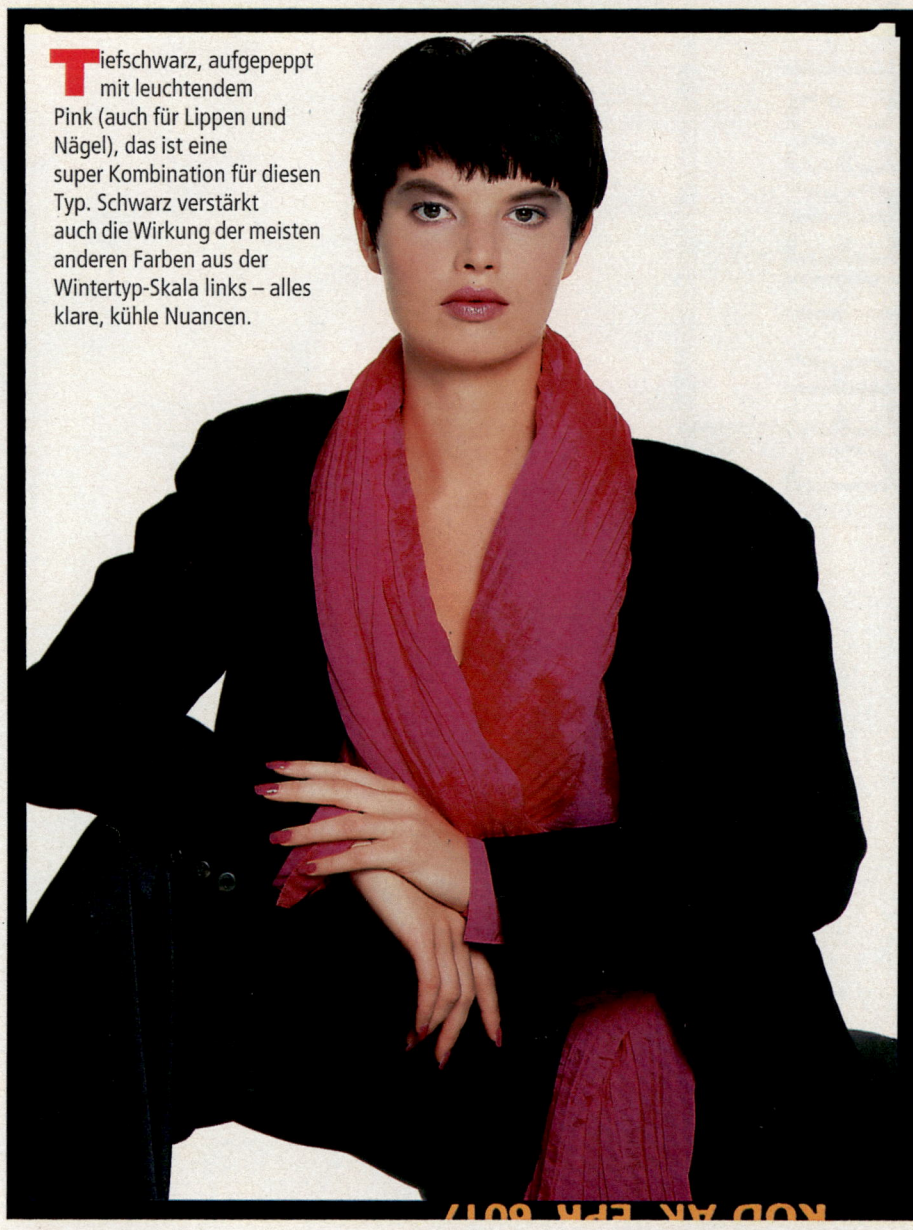

Tiefschwarz, aufgepeppt mit leuchtendem Pink (auch für Lippen und Nägel), das ist eine super Kombination für diesen Typ. Schwarz verstärkt auch die Wirkung der meisten anderen Farben aus der Wintertyp-Skala links – alles klare, kühle Nuancen.

AUFTRITT FÜR STARKE TÖNE

Schwarz ist Ihre Farbe, steht Ihnen umwerfend gut (während andere damit oft ein bißchen trist und farblos aussehen). Auch so starke Farben wie Rubinrot, Knallpink, Knatschblau und Giftgrün vertragen Sie spielend. Tips für die Grundgarderobe:

■ Schwarz oder dunkles Anthrazit sind ideale Basisfarben, nicht nur für den Abend.

■ Weitere Grundfarben, die man auch prima mit anderen Farben kombinieren kann, sind Marineblau, intensives Rot (kein Tomatenrot) und Schneeweiß.

■ Zarteren Winter-Typen stehen außerdem Pastelltöne – solange sie sich bei den sehr hellen, eisigen Tönen bedienen.

■ Bei warmen Herbstfarben und Mauscheltönen wie Senfgelb und Oliv zurückhaltend bleiben. Damit sieht die Haut meist gelblich-fahl aus.

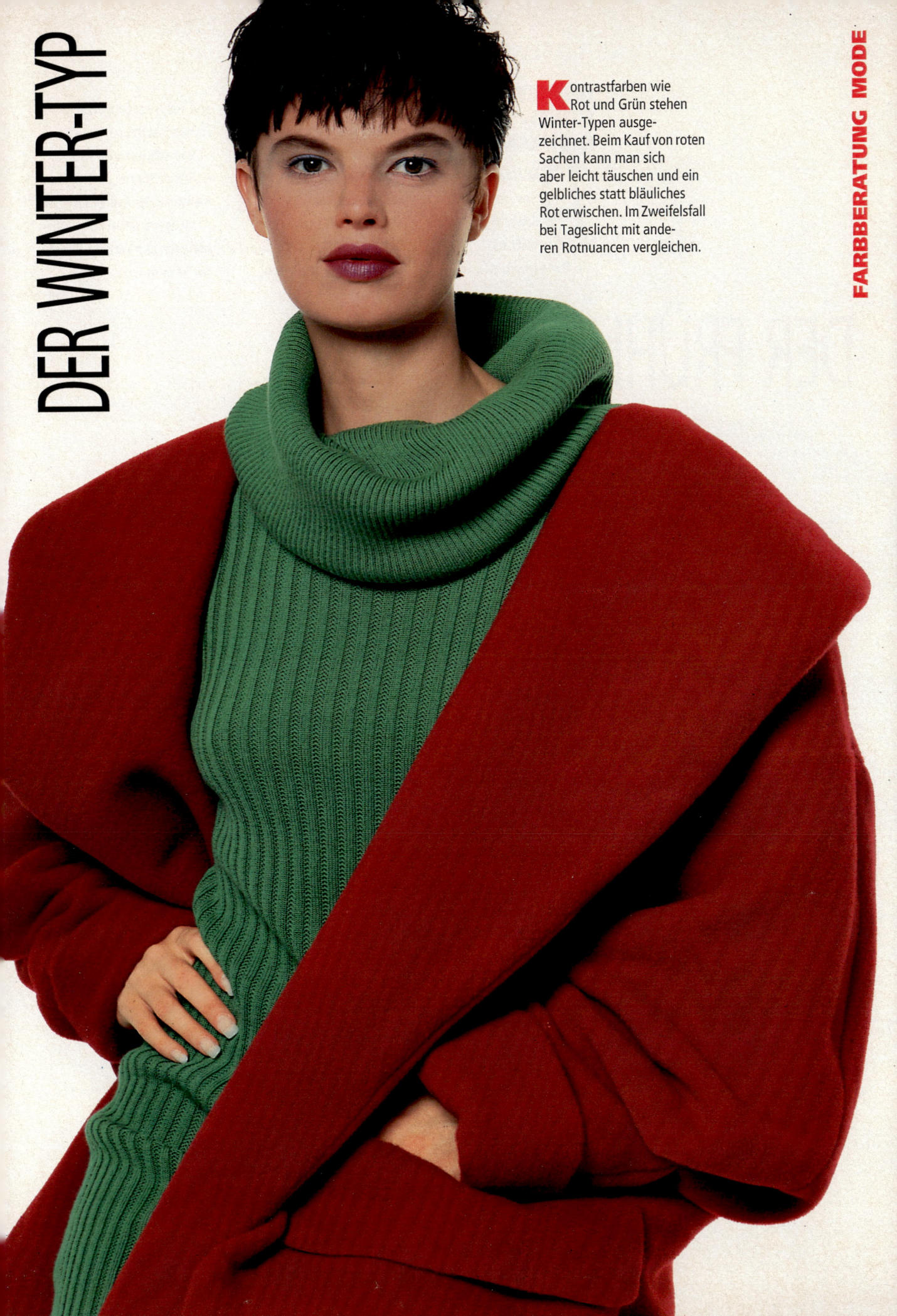

DER WINTER-TYP

Kontrastfarben wie Rot und Grün stehen Winter-Typen ausgezeichnet. Beim Kauf von roten Sachen kann man sich aber leicht täuschen und ein gelbliches statt bläuliches Rot erwischen. Im Zweifelsfall bei Tageslicht mit anderen Rotnuancen vergleichen.

IMMER MIT GOLD-SCHIMMER

Die Haarfarbe der meisten Frühlings-Typen fällt in die Kategorie Blond – von hellstem Kinderblond über Rotblond bis zu Dunkelblond. Immer mit goldenen Lichtern oder natürlichen gold-blonden Strähnchen.

Bei Farbveränderungen darauf achten:
- ■ Blondnuancen mit Goldreflexen nehmen. Keine Aschtöne.
- ■ Nicht zu dunkel tönen oder färben. Paßt nicht zum zarten Teint.

DER FRÜHLINGS-TYP

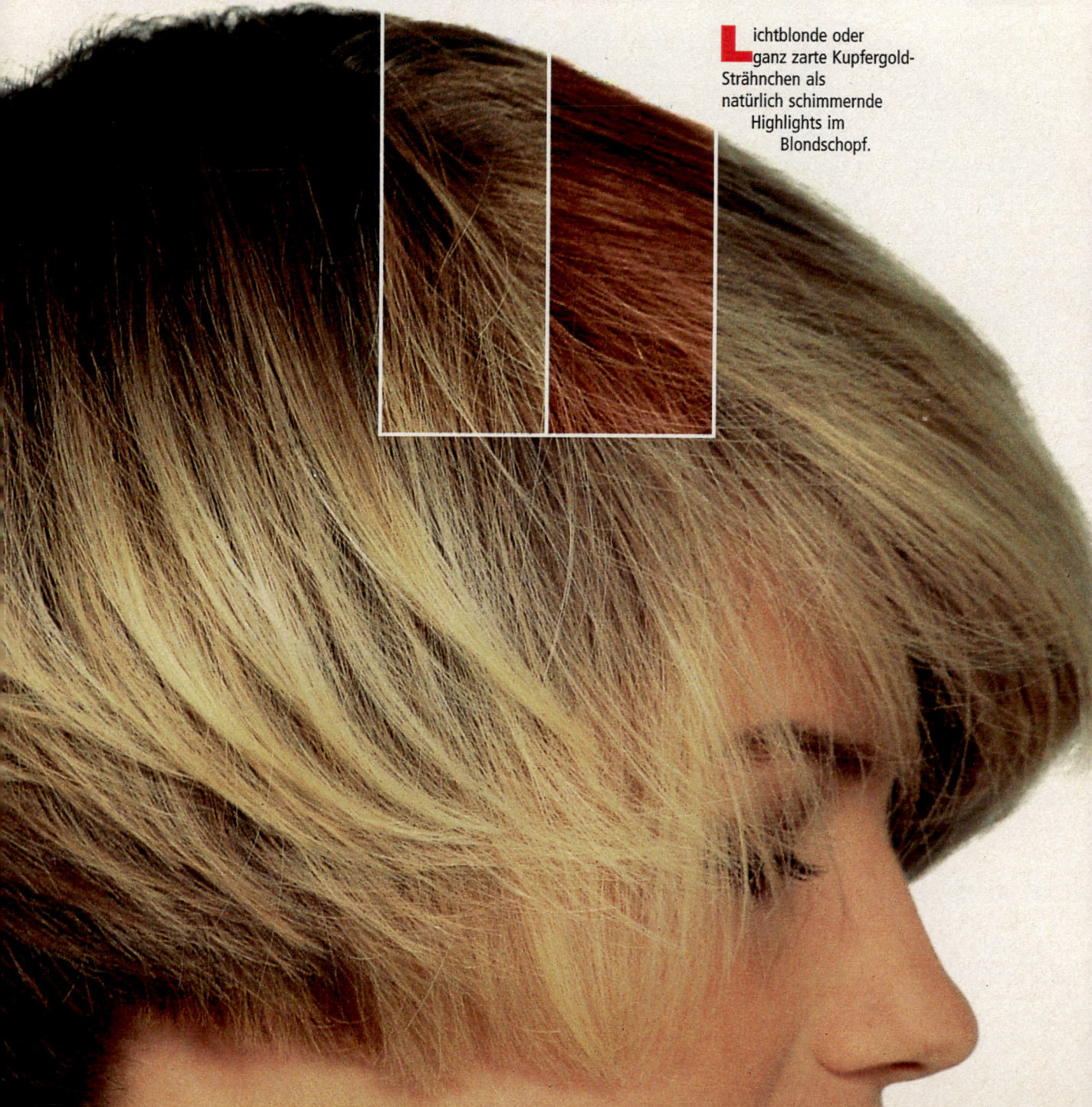

■ Lichtblonde oder ganz zarte Kupfergold-Strähnchen als natürlich schimmernde Highlights im Blondschopf.

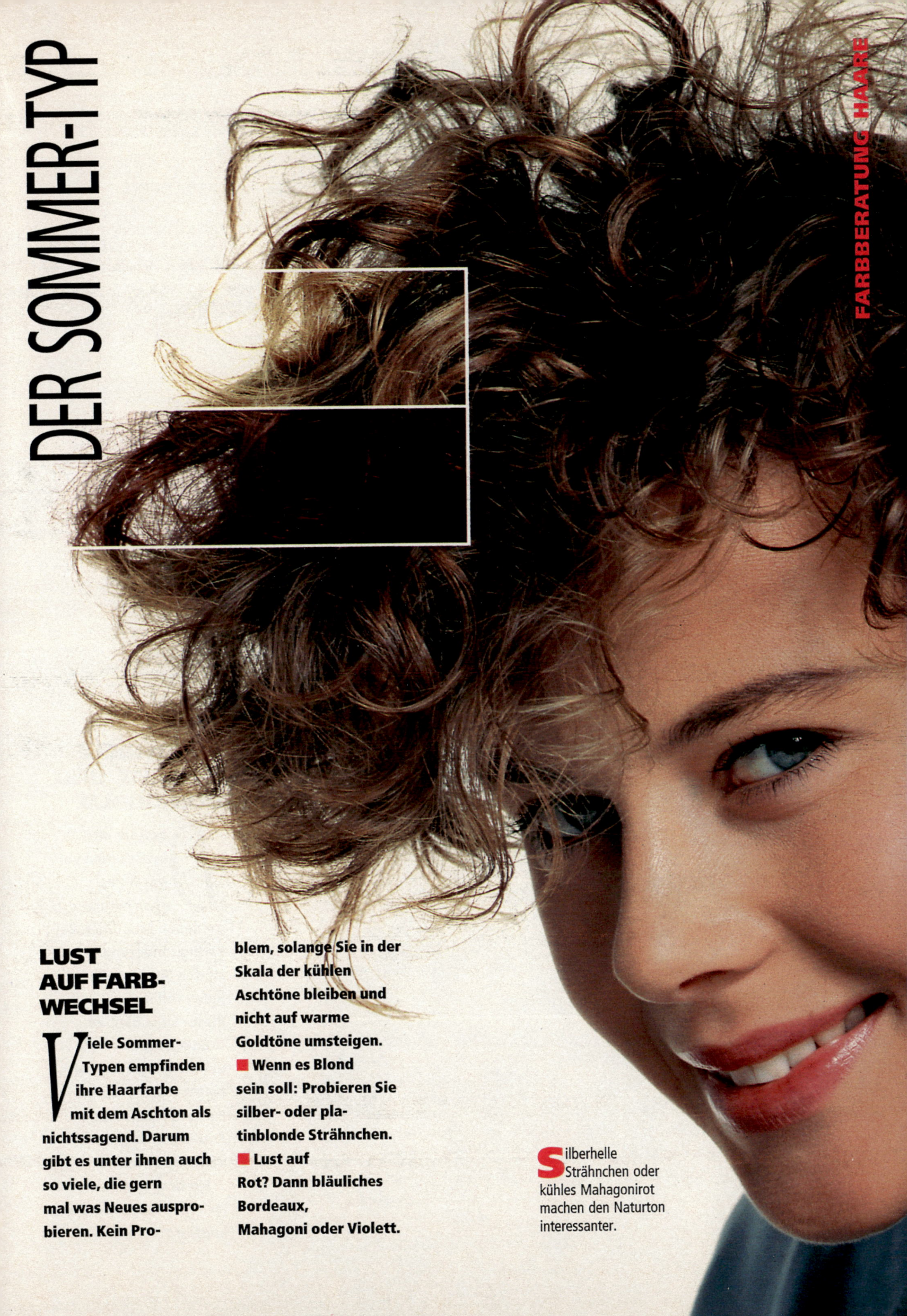

DER SOMMER-TYP

LUST
AUF FARB-
WECHSEL

Viele Sommer-Typen empfinden ihre Haarfarbe mit dem Aschton als nichtssagend. Darum gibt es unter ihnen auch so viele, die gern mal was Neues ausprobieren. Kein Pro- blem, solange Sie in der Skala der kühlen Aschtöne bleiben und nicht auf warme Goldtöne umsteigen.

■ Wenn es Blond sein soll: Probieren Sie silber- oder platinblonde Strähnchen.

■ Lust auf Rot? Dann bläuliches Bordeaux, Mahagoni oder Violett.

Silberhelle Strähnchen oder kühles Mahagonirot machen den Naturton interessanter.

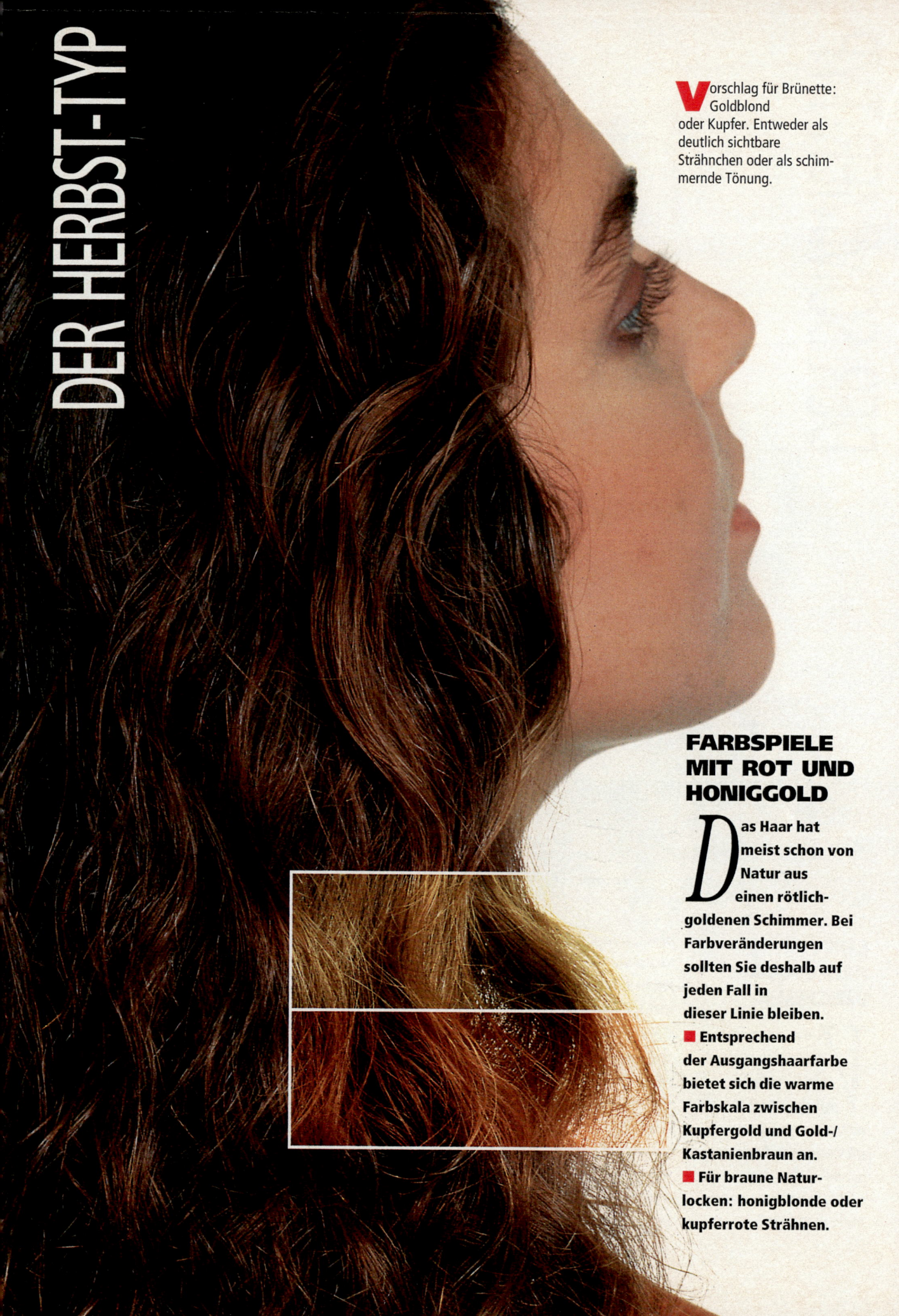

DER HERBST-TYP

FARBSPIELE
MIT ROT UND
HONIGGOLD

Das Haar hat
meist schon von
Natur aus
einen rötlich-
goldenen Schimmer. Bei
Farbveränderungen
sollten Sie deshalb auf
jeden Fall in
dieser Linie bleiben.

■ Entsprechend
der Ausgangshaarfarbe
bietet sich die warme
Farbskala zwischen
Kupfergold und Gold-/
Kastanienbraun an.

■ Für braune Natur-
locken: honigblonde oder
kupferrote Strähnen.

AM SCHÖNSTEN IN NATUR

Die meist dunklen Haare haben normalerweise schon von Haus aus einen sehr ansehnlichen Ton. Also eigentlich keine Notwendigkeit, etwas daran zu ändern. Typische Naturhaarfarben sind Schwarz bis Blauschwarz, Dunkelbraun, Mittelbraun – immer mit einem aschigen, nicht mit einem goldenen Einschlag.

■ Von drastischen Veränderungen – vor allem in Richtung Hell, Gold oder warmes Kupferrot – lieber die Finger lassen, denn das gibt meist eine Enttäuschung.

■ Wollen Sie eine andere Nuance ausprobieren, sollte sie immer den reizvollen Hell-Dunkel-Kontrast von Haut und Haar betonen.

DER WINTER-TYP

Gibt dunklen Haaren einen interessanten Farbschimmer: Kastanienrot oder Violettrot, also bläulich-kühle Nuancen.

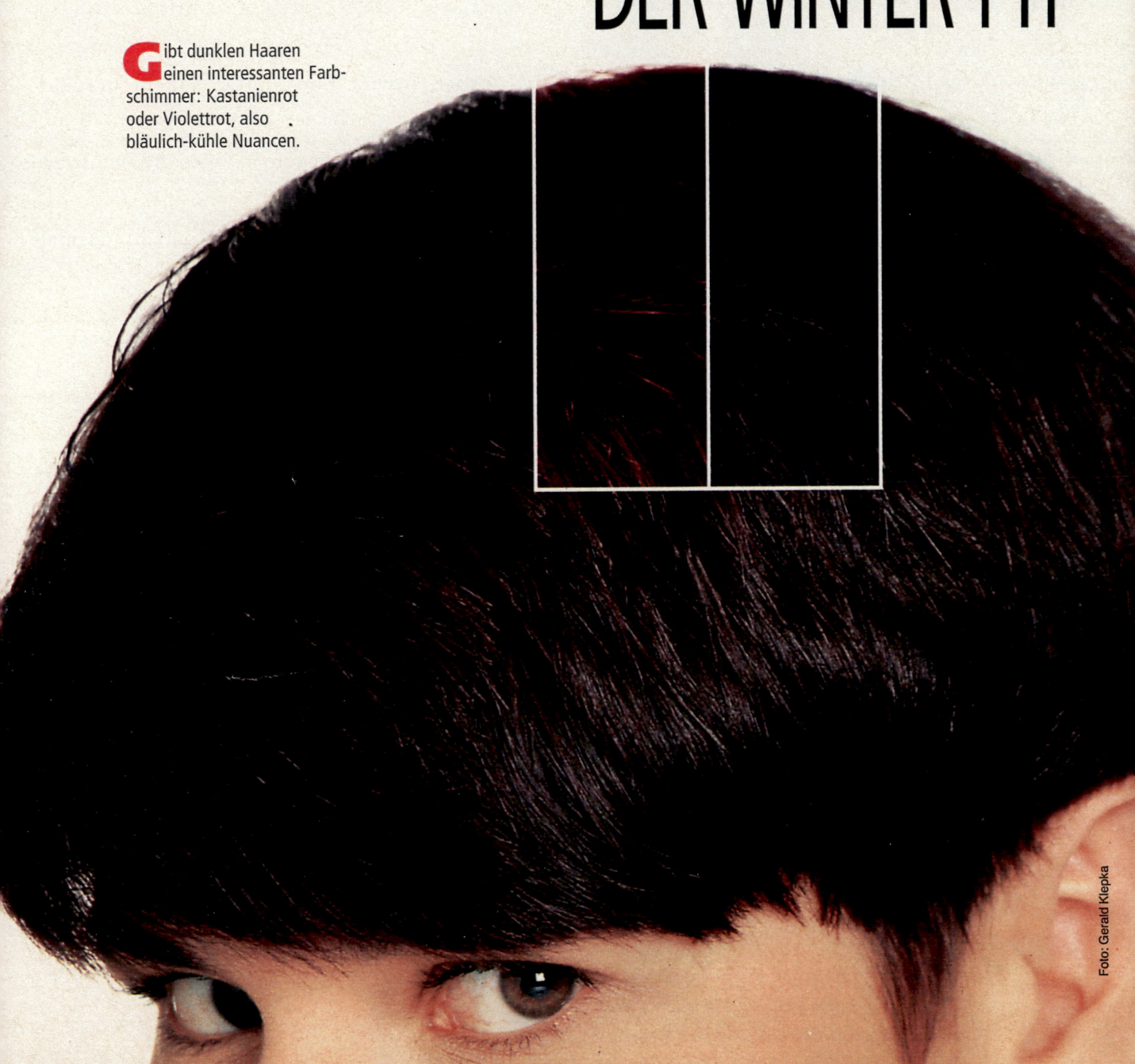

Foto: Gerald Klepka

DIESE FARBE GEWINNT.

Glückwunsch! Mit dieser Haarfarbe gewinnen Sie – auf äußerst sanfte Weise. Denn Soft Color von Wella Color ist so sanft wie eine Tönung und gleichzeitig so langanhaltend wie eine Farbe. Was klassische Haarfarben immer noch nötig haben, braucht diese Farbe nicht: Ammoniak. Somit entfällt auch der beißende Geruch bei der Anwendung. Soft Color ist die erste sanfte Farbe auf einer Cremebasis, deren Hautverträglichkeit dermatologisch getestet wurde. Und weil Soft Color so sanft ist, können Sie sich sogar direkt nach

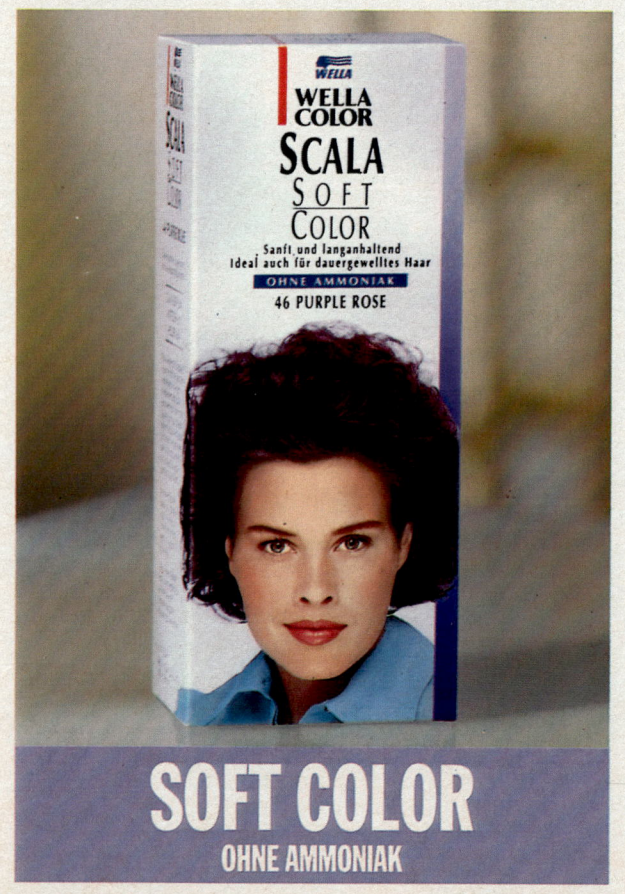

einer Dauerwellbehandlung für eine brillante Haarfarbveränderung entscheiden. Vielleicht möchten Sie mit einer modischen Haarfarbe glänzen oder mehr als nur die ersten grauen Haare abdecken. Mit Soft Color von Wella Color haben Sie immer einen brillanten Trumpf in der Hand. Jede der 15 Trend-Nuancen verschönert Ihr Haar auf sanfte und langanhaltende Weise.

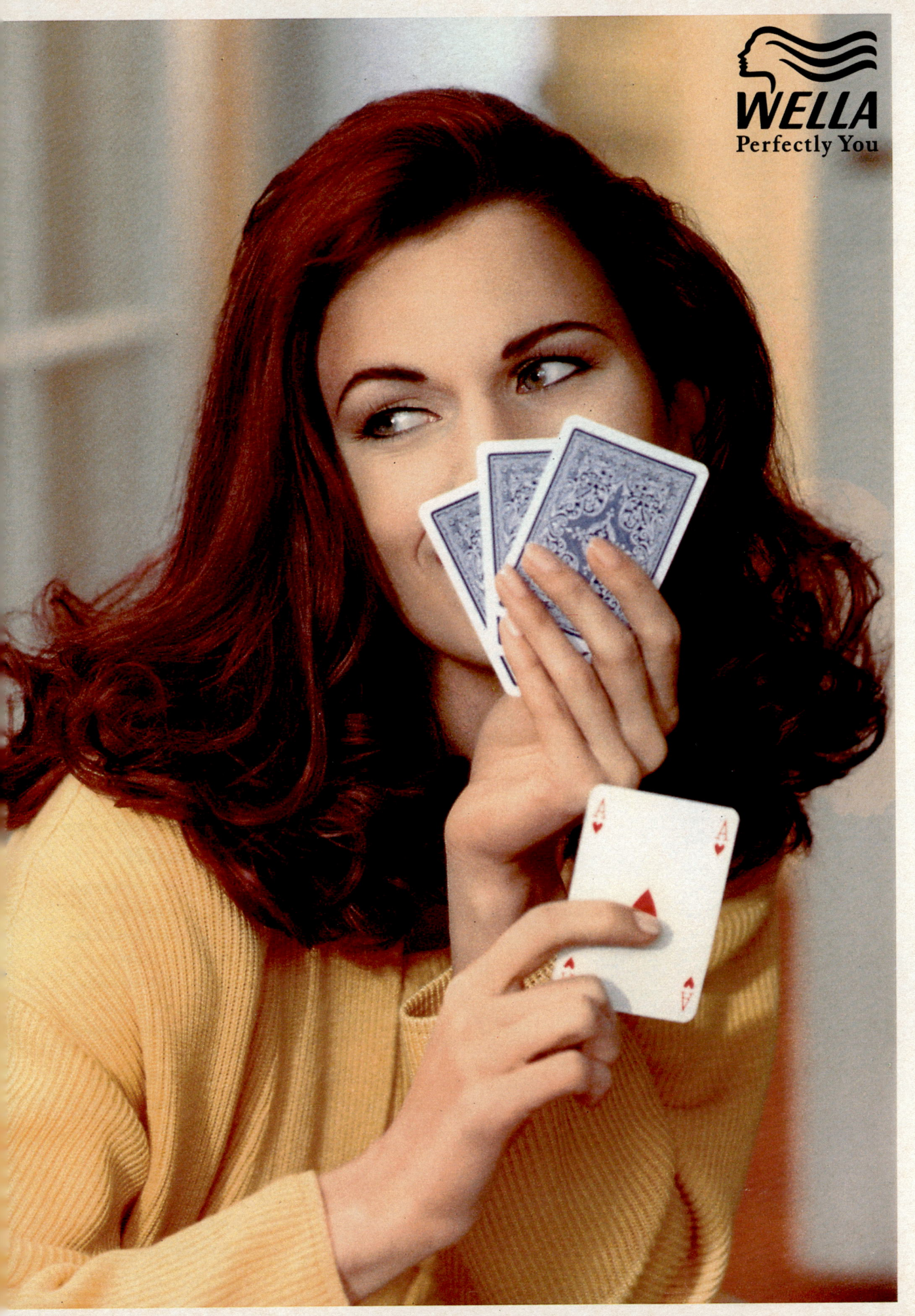

DER FRÜHLINGS-TYP

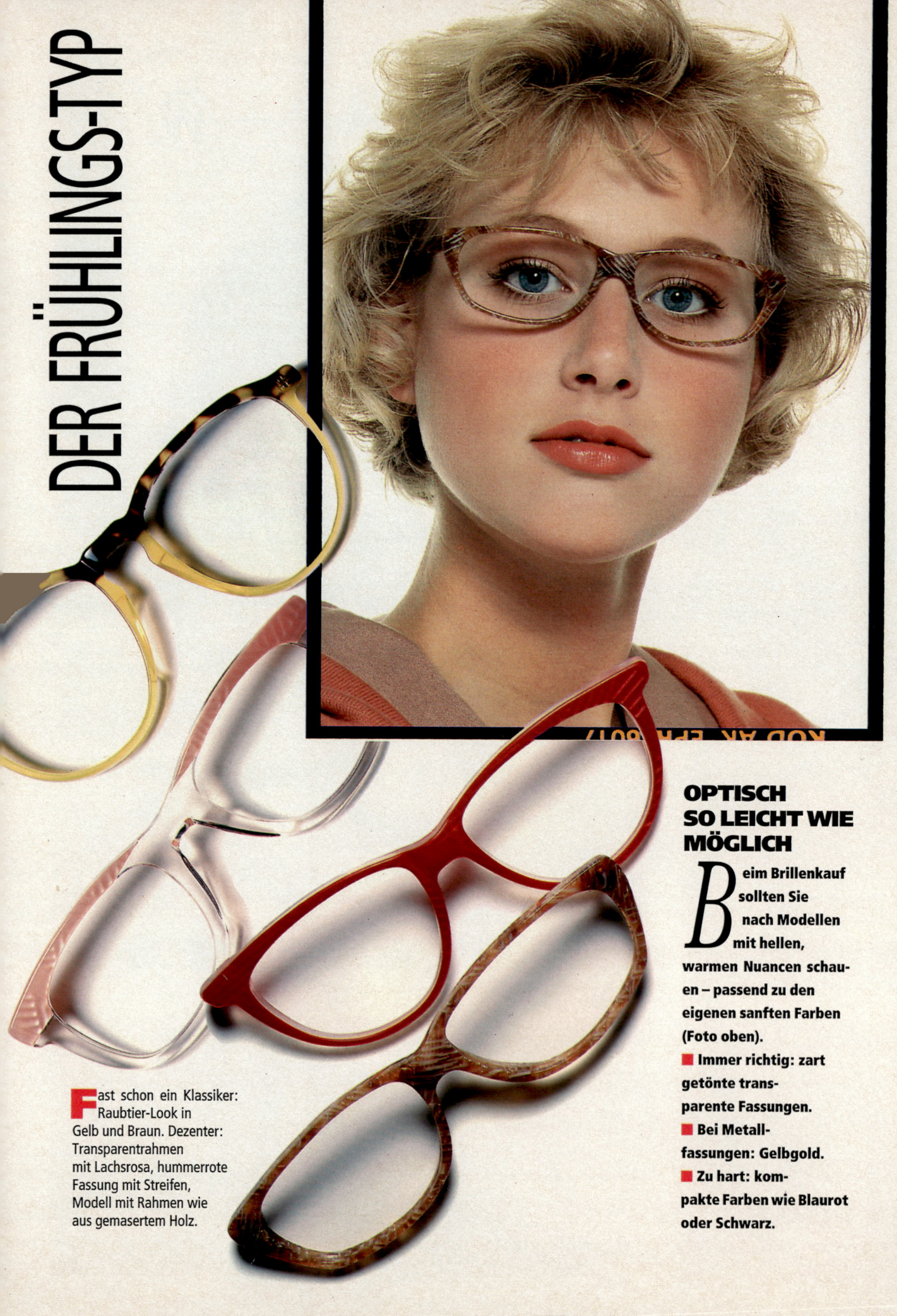

F ast schon ein Klassiker:
Raubtier-Look in
Gelb und Braun. Dezenter:
Transparentrahmen
mit Lachsrosa, hummerrote
Fassung mit Streifen,
Modell mit Rahmen wie
aus gemasertem Holz.

OPTISCH
SO LEICHT WIE
MÖGLICH

B eim Brillenkauf
sollten Sie
nach Modellen
mit hellen,
warmen Nuancen schau-
en – passend zu den
eigenen sanften Farben
(Foto oben).

■ Immer richtig: zart
getönte trans-
parente Fassungen.

■ Bei Metall-
fassungen: Gelbgold.

■ Zu hart: kom-
pakte Farben wie Blaurot
oder Schwarz.

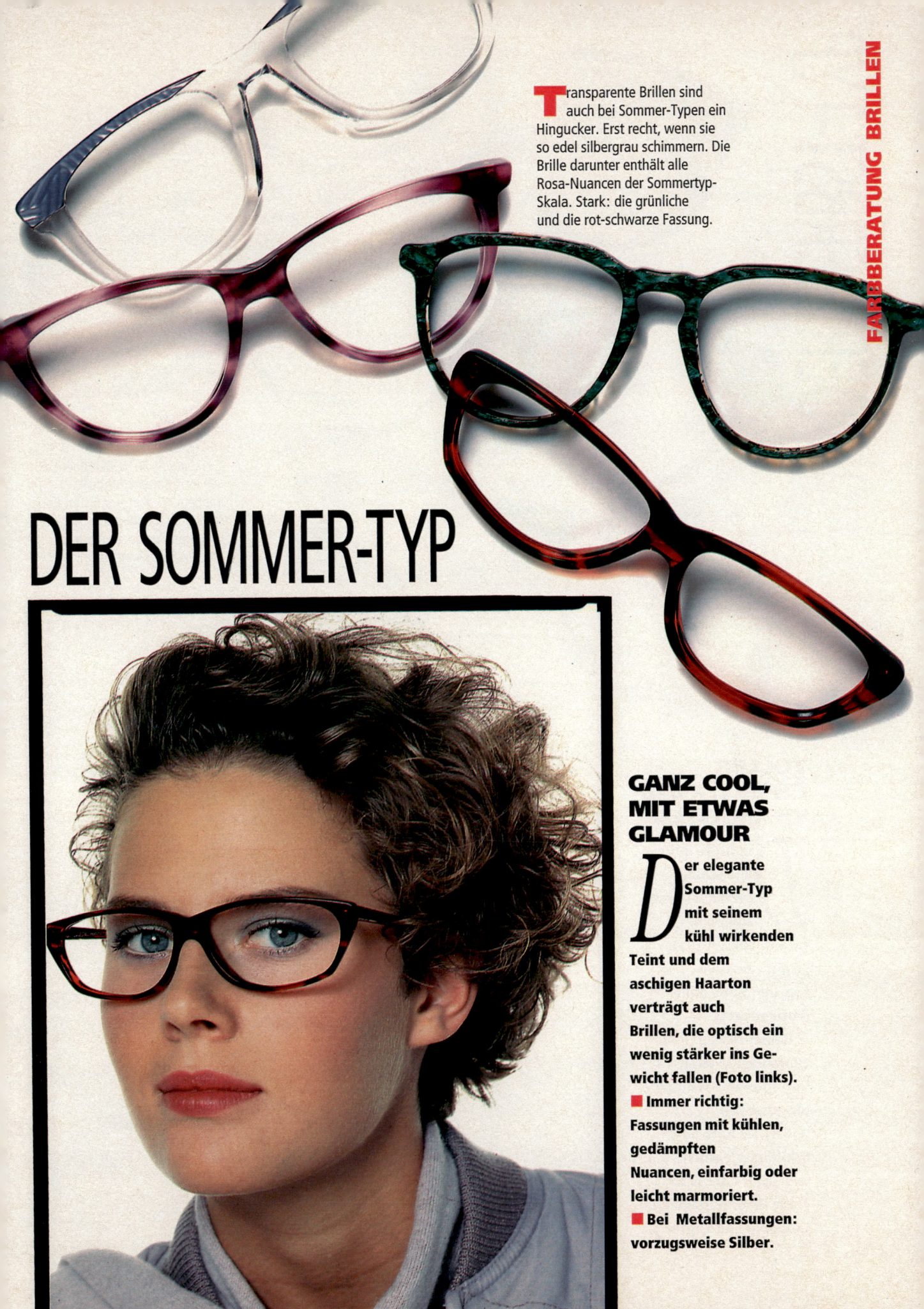

Transparente Brillen sind auch bei Sommer-Typen ein Hingucker. Erst recht, wenn sie so edel silbergrau schimmern. Die Brille darunter enthält alle Rosa-Nuancen der Sommertyp-Skala. Stark: die grünliche und die rot-schwarze Fassung.

DER SOMMER-TYP

GANZ COOL, MIT ETWAS GLAMOUR

Der elegante Sommer-Typ mit seinem kühl wirkenden Teint und dem aschigen Haarton verträgt auch Brillen, die optisch ein wenig stärker ins Gewicht fallen (Foto links).
■ **Immer richtig:** Fassungen mit kühlen, gedämpften Nuancen, einfarbig oder leicht marmoriert.
■ **Bei Metallfassungen:** vorzugsweise Silber.

DER HERBST-TYP

Blau oder Lavendel – wenn es nicht immer Ton in Ton sein soll. Zu Hellhäutigen paßt das transparente Modell mit dem Wildkatzenmuster. Bei stärker pigmentierter Haut und dunklem Haar reizvoll: kräftig gemustert.

TOLLER EFFEKT: RAUB-TIERMUSTER

Die Brille in Grün und schimmerndem Braun sieht einfach toll aus, weil sie so gut zum Goldton der Haut paßt (Foto rechts).

■ Immer richtig: Raubtiermuster in allen Variationen, Fassungen, die aussehen wie helles Horn oder Schildpatt, Farben wie Schilf oder Lachs.

■ Bei Metallfassungen: Gelbgold und Kupfer.

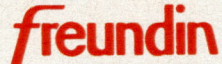
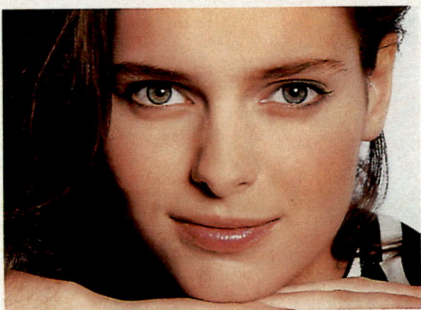
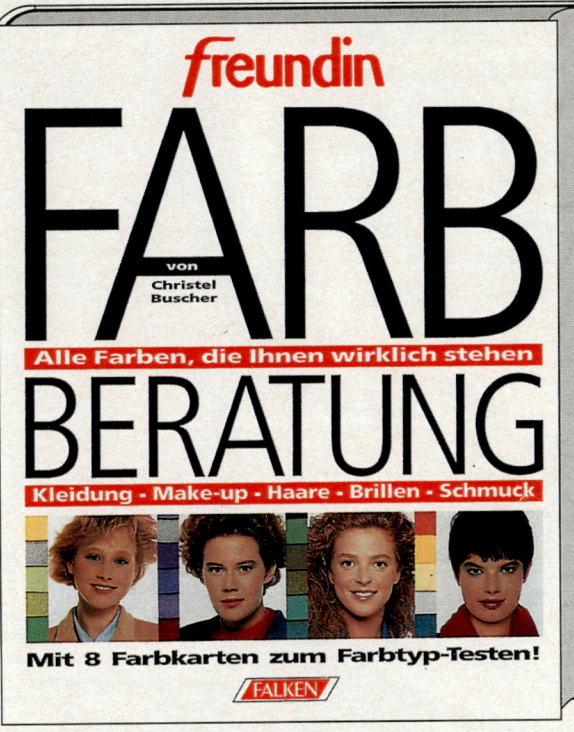
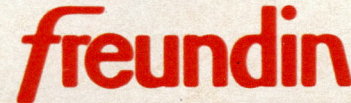

REIZVOLL: MUT ZU KONTRASTEN

Dieser Schnee-wittchen-Typ kann sich leisten, was für andere Frauen optisch oft zu massiv ist: Brillenfassung in Schwarz plus Knall-farbe, zum Bei-spiel Rot (Foto links).

■ Immer richtig: starke Farben, auf die Kleidung abgestimmt.

■ Interessant: auffallende Muster in vollen, kühlen Tönen.

■ Bei Metallfassungen: normales oder geschwärztes Silber.

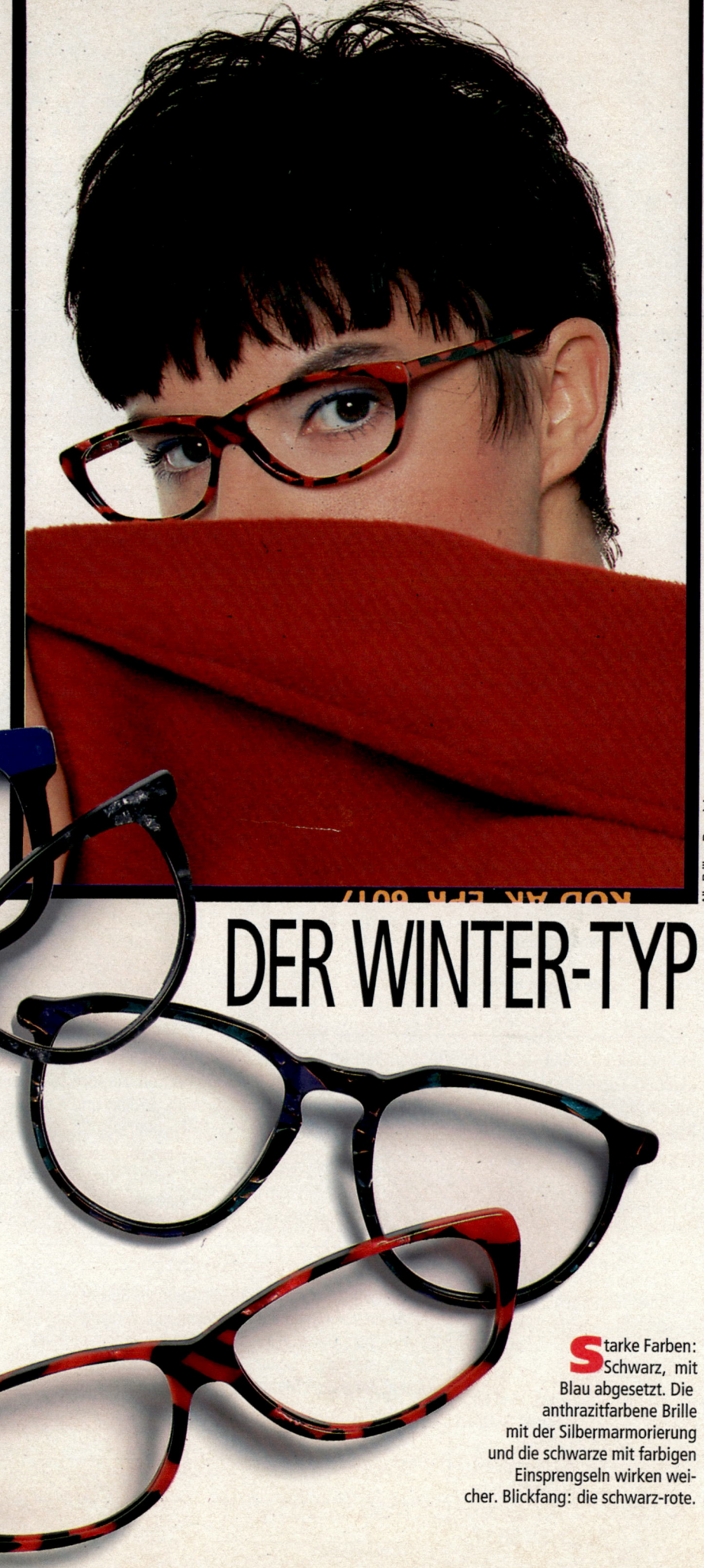

Alle Brillen: Brendel

DER WINTER-TYP

Starke Farben: Schwarz, mit Blau abgesetzt. Die anthrazitfarbene Brille mit der Silbermarmorierung und die schwarze mit farbigen Einsprengseln wirken wei-cher. Blickfang: die schwarz-rote.

DIE PASSENDEN FARBEN FÜR JEDEN TYP

Wirklich super! ARTDECO hat in seiner großen Farbpalette tolle Frühlings-, Sommer-, Herbst- und Winterfarben. Jeder Farbtyp findet bei ARTDECO mühelos die Farben, die ihm am besten stehen – von Lidschatten bis Nagellack.

Aber es kommt noch besser! ARTDECO hat Beauty-Boxen, die man sich selbst mit „seinen" Farben füllen kann. Die Rouge- und Lidschattenpfännchen gibt es einzeln zu kaufen. Sie haben einen magnetischen Boden und haften auf dem Metallboden der Box.

Absolut Spitze: Die Preise bei ARTDECO. Ein Lidschattenpfännchen kostet 6,50 DM, ein Rouge 9,50 DM, ein Lippenstift 12,50 DM, ein Nagellack 9,50 DM. Die Boxen, alle mit wunderschönen Motiven, kosten – je nach Größe und Dekor – ab 9,50 DM.

FÜR DEN WINTER-TYP

FÜR DEN HERBST-TYP

FÜR DEN SOMMER-TYP

FÜR DEN FRÜHLINGS-TYP

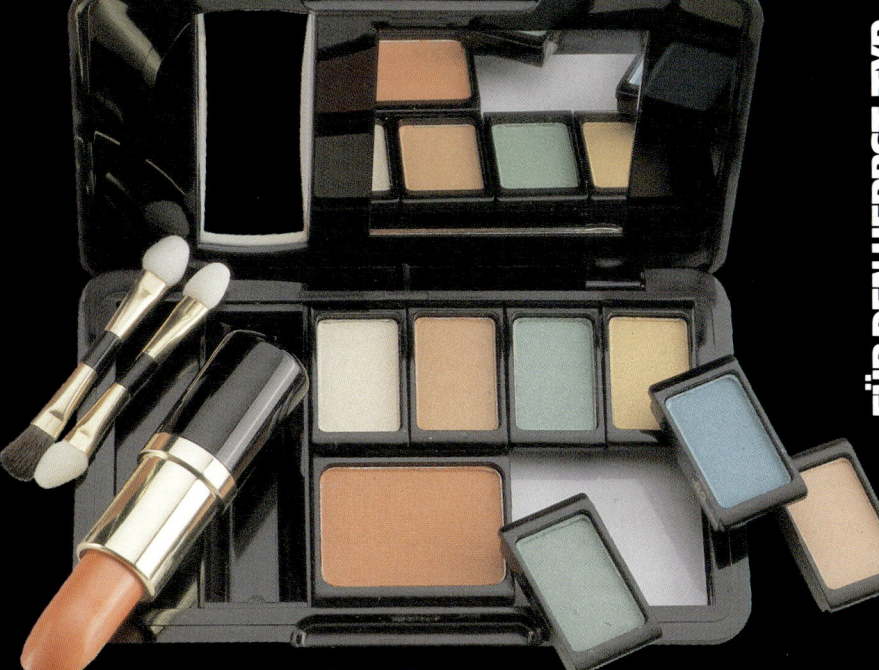

ARTDECO

Wo man ARTDECO kaufen kann? In fast allen Parfümerien und vielen Kosmetikinstituten. Dort wird man Sie auch gern fachkundig beraten.

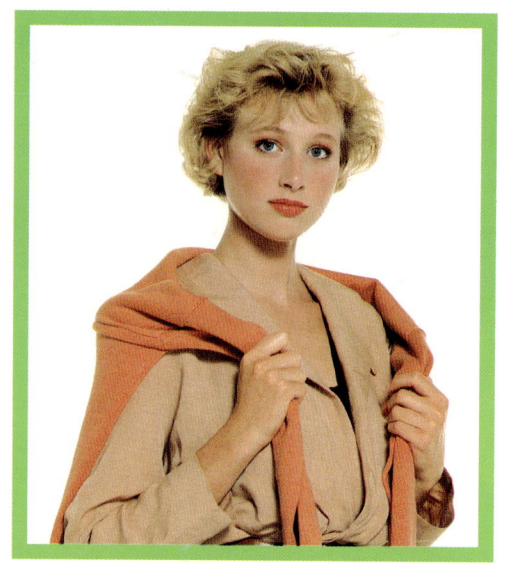
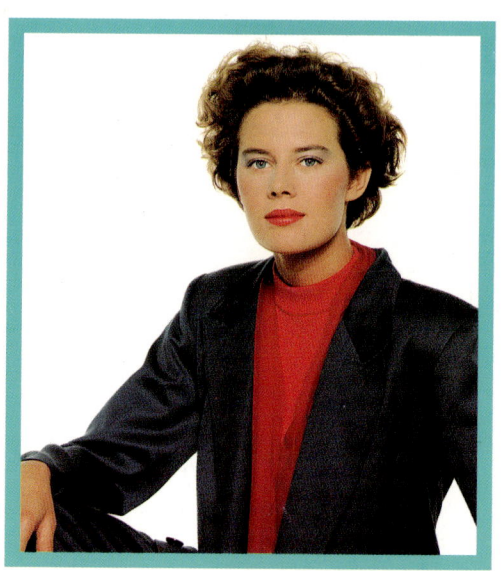
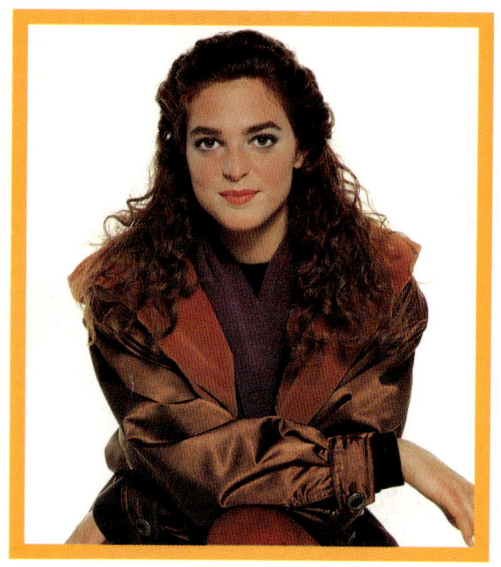
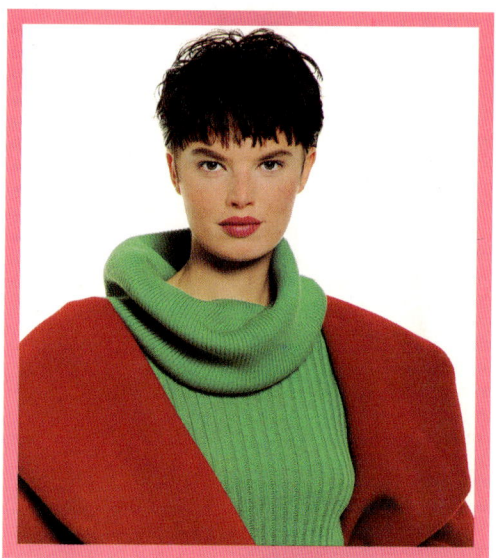

FARBBERATUNG

■ *Make-up, Mode, Haare, Brillen* ■ *Ihr spezieller Typ* ■ *Ihre Traumfarben* ■ *Ihr persönlicher Stil*